百治百验效方集

国医大师　颜正华　主审

张　勋　张湖德　主编

贰

中国科学技术出版社

·北　京·

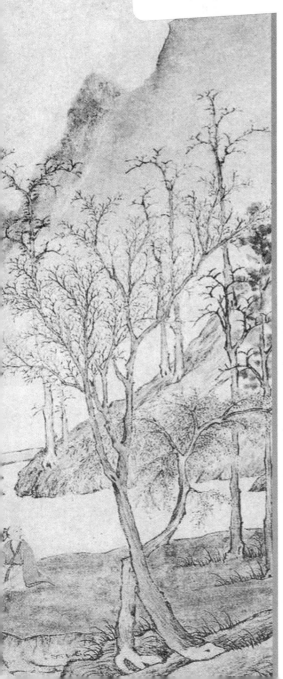

图书在版编目（CIP）数据

百治百验效方集 . 贰 / 张勋 , 张湖德主编 . — 北京 : 中国科学技术出版社 , 2020.1
ISBN 978-7-5046-8384-7

Ⅰ . ①百… Ⅱ . ①张… ②张… Ⅲ . ①验方—汇编 Ⅳ . ① R289.5

中国版本图书馆 CIP 数据核字 (2019) 第 214110 号

策划编辑	焦健姿　韩　翔
责任编辑	王久红
装帧设计	佳木水轩
责任印制	李晓霖

出　　版	中国科学技术出版社
发　　行	中国科学技术出版社有限公司发行部
地　　址	北京市海淀区中关村南大街 16 号
邮　　编	100081
发行电话	010-62173865
传　　真	010-62179148
网　　址	http://www.cspbooks.com.cn

开　　本	710mm×1000mm　1/16
字　　数	288 千字
印　　张	17.75
版　　次	2020 年 1 月第 1 版
印　　次	2020 年 1 月第 1 次印刷
印　　刷	北京长宁印刷有限公司
书　　号	ISBN 978-7-5046-8384-7 / R·2467
定　　价	35.00 元

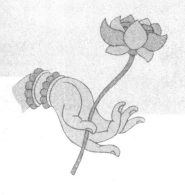

内容提要

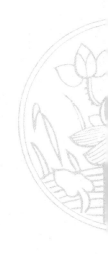

　　"工欲善其事，必先利其器。"方剂，是治病之利器，方从法出，法随证立，而方以药成，这其中蕴含着"实践—理论—再实践"的辩证过程。笔者多年来从大量图书札记中抽取前贤、近贤的方剂经验资料，汇聚成册。本书名为《百治百验效方集·贰》，为前书续作。"治"为制方者丰富的临床经验；"验"是千百人之医疗实践。千方易得，一效难求。本书收录了内科、外科、杂病的70余种病证效方近700则，均经著名医家反复实践，疗效高且重复性好，可谓屡试屡效。此外，书中还特别介绍了中药应用宜与忌的相关内容，供广大中医从业者及爱好者阅读参考。

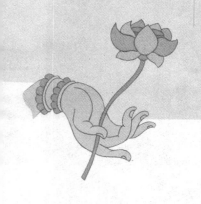

主审简介

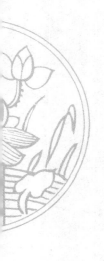

颜正华 北京中医药大学教授，博士研究生导师。从事中医药工作 70 余年，执教近 60 年，德高望重，学验俱丰，参与创建新中国高等教育中药学学科，为我国首批中医药学教授与研究生导师。2008 年，被评为国家级非物质文化遗产项目代表性传承人；2009 年，获全国首届"国医大师"称号，中华中医药学会终身成就奖。

主编简介

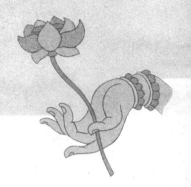

百治百验效方集 贰

张　勋　云南红河人，男，毕业于北京中医药大学，师承国医大师王绵之、吕景山。国内知名周易学家，李时珍研究会常务理事，药膳专家、营养专家。现为河北省中医药学会常务理事，广东中医药工程研究院一方制药药师。

张湖德　著名中医养生、营养专家，现任中央人民广播电台医学顾问，解放军卫生音像出版社特聘专家、顾问，中国老年营养与食品专业委员会顾问。中国著名医学科普作家，曾于多家纸媒平台开设医学保健科普专栏，出版著作百余部。

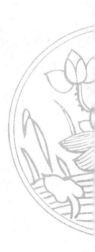

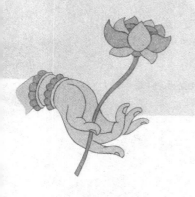

颜正华序

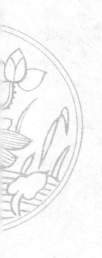

百治百验效方集 贰

　　中医药学，历史悠久，其所以能历经几千年的发展和临床检验，流传至今，皆因传承有方。中医经典《黄帝内经》中《灵枢》专列"师传"，《素问·金匮真言论》篇更言："非其人勿教，非其真勿授，是谓得道。"

　　"国医大师"根在"师"之一字，"师者，传道、授业、解惑者也"。我有幸被评为"国医大师"，肩上担负更多的是中医传承的责任。毕竟，我已行医七十余年，积累了不少临床经验，有很多中医心得，希望能将其留给后来者，成为他们在中医领域不断攀登的阶梯，这也是现存几十位国医大师的一致心愿。但是，我们毕竟年逾耄耋，虽然还想为发扬祖国的医药学事业做出更大的贡献，然而心有余力不足，所以我们特别希望学生、徒弟们，以及广大中医界的同仁们，能把我们的经验总结、归纳、整理，进而保存、传承下去。张勋、张湖德等中医专家，皆是我们不可多得的好学生，在中医药事业上，已颇有建树，由他们担任主编，将这些临床经验、验方秘方汇总编撰成书，是"得其人也"。相信本书的出版，将为中医药临床疗效的提高做出应有的贡献。

国医大师、北京中医药大学终身教授　颜正华

于北京中医药大学

前 言

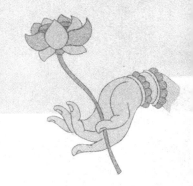

百治百验效方集 贰

2009 年 6 月 19 日，30 位从事中医药临床工作的老专家获得了"国医大师"的称号。这既是对他们从事中医药工作成绩的肯定，也为正在从事中医药学事业的人们提出了要求，即向他们的前辈学习，努力总结前辈的宝贵临床经验，使中医药学事业不断向前发展。

笔者在北京中医药大学从事教学、科研、临床 40 余年，有幸与多位国医大师朝夕相处，结下了深厚友谊。1976 年，颜师特意骑车来参加笔者婚礼，至今吾仍历历在目。刘渡舟（全国有名的伤寒大师）、印会河（时任中日友好医院副院长）逝年较早，未及参与国医大师评选，但两人皆为当时疗效最好的中医临床专家之一，而两位大师正是笔者在北京中医药大学时的第一任与第二任教研室主任。每当回想起他们的教诲，吾心满是感激之情。

本书除总结了国医大师的验方秘方外，还精选了当时影响颇大的中医临床大家（如北京四大名医、蒲辅周等）的方药资料。这些方剂经中医临床大家反复实践，不仅疗效高，而且重复性好。书稿编撰整理后，又呈颜师审阅，几经厘更、誊清，今予付梓，旨在将前贤、近贤之经验流传。

其名之《百治百验效方集》，"治"在制方者的丰富临床经验，"验"在诸方流传的千百人之医疗实践。

为了便于推广起见，是书选方皆为大众熟悉、易接受的常用方剂。为便于初涉医坛者学习，大部分选用了现代医学病名，偶尔冠以病机、病证称谓。如此小书，能予中医临床工作以小补，则幸莫大焉，诸端不妥，还望读者予以教正。

中央人民广播电台医学顾问　张湖德

于北京中医药大学

目录

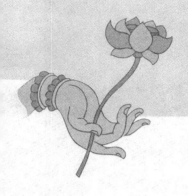

百治百验致方集贰

一　内科

（一）感冒

本病以鼻塞、流涕、喷嚏、头痛、咳嗽、发热、怕冷为主要症状。中医认为，本病是一种外感性疾病，病在肌表，属于表证；其发生原因是人体肌肤腠理疏松，抵抗力弱；再遇气候骤起变化，寒暖失常，稍不加注意，就会为外邪所乘，发生感冒。西医认为，此病主要是病毒感染，也可因细菌感染引起，发病主要部位在鼻和咽部；临床常用的一些偏方、验方主要如下。

方一（北京名医杨凤玲）

秋天到了，气候变冷，常导致感冒，还有一些鼻炎患者此时也频频发作，这造成鼻子不舒服，可以通过按摩达到一定的缓解。

按摩鼻子的方法是：用两手拇指外侧相互摩擦，在有热感时，沿鼻梁、鼻翼两侧上下按摩 30 次左右。接着，按摩鼻翼两侧的迎香穴 15 ～ 20 次。迎香穴在鼻翼外侧 0.5 厘米处，按摩时可用两拇指，也可用一手拇指、示指，一般揉搓 20 ～ 30 次，每天最好做 2 次。

按摩时手法应该由轻到重，注意不要损伤皮肤。除了早晨起床、晚间睡觉前应该各按摩一次外，其他空闲时间也可以进行。这种方法可以疏通经络，增强局部气血流通，大大加强鼻子的耐寒能力，可预防感冒和缓解鼻塞、流鼻涕等症状。

方二（北京名医杨凤玲）

根据病证用辛温或辛凉解表的中药方剂煎汁，趁热放入保温瓶（杯）内，适当距离用鼻孔吸入蒸气。若小孩畏闻药味，也可换用白开水。

研究证明，感冒病毒有耐寒怕热的特点。体外试验表明，将病毒加热至56℃持续30分钟可将其完全杀灭。吸入蒸汽，可杀灭存在于鼻黏膜上的病毒，且可防止继发呼吸道感染。如对症加用中药煎汁吸入，疗效显著。

方三（北京名医杨凤玲）

[组成] 连根青葱1根　生姜1块　淡豆豉1汤匙

薄荷3克（干品，如果用新鲜薄荷分量改为10克，没有可免）

将豆豉、葱、拍碎的姜一并放入锅里免油略炒，闻到香味后加两碗凉水，水开后再煮5分钟，最后下薄荷待水重新烧开即可，趁热喝。

方四（北京名医杨凤玲）

[组成] 山药20克　猪肉末适量

取山药切片，与猪肉末、大米粥同熬即可。

[按语] 中医认为，山药不燥不腻，入肺、脾、肾经，既可健脾助消化、又有益肺止咳的作用。尤其适合平常体质较弱、易疲劳、口淡、大便稀、面色白等有气虚表现的人，既补充营养又增强体质。

方五（蒲辅周）

[组成] 苏叶1钱　陈皮8分　香附1钱　甘草3分　防风1钱

葛根8分　羌活5分　荆芥5分　僵蚕1钱　桔梗5分

枳壳5分　豆豉2钱　葱白3寸

[加减法] 头痛甚，加川芎5分，白芷1钱；咽痛甚，加射干1钱5分；冬日感寒重者，可合三拗汤。

方六（北京名医印会河）

[组成] 荆芥9克　防风9克　羌活9克　苏叶9克　生姜9克

[方解] 因本病为伤寒邪在太阳之一，故治疗原则必须辛温解表，取其辛以开散，温以祛寒，因势利导，使在表之病邪，仍从表、从皮毛、汗孔中散去，这

就是发汗散邪的一种方法。

[**加减法**]咳嗽痰多，加半夏 9 克，橘红 6 克，以温化痰饮；语音嘶哑，加蝉蜕 9 克，凤凰衣 3 克，以散风邪，出声音；头痛，加藁本 9 克，白芷 9 克，以散风湿，治头痛。若患者气虚，即改用再造散治之（但必须注意凡上呼吸道急性炎症明显，如咽喉肿痛，咳嗽痰黄，鼻流黄浊涕等症状出现，则辛温之剂或补气散寒之品应慎用，因用温补之药，能助长火热之邪，而使急性炎症加剧）。

方七（北京名医印会河）

[**组成**]党参 9 克　　黄芪 15 克　　炙甘草 6 克　　桂枝 9 克　　熟附子 9 克
　　　　　羌活 9 克　　防风 9 克　　细辛 4.5 克　　川芎 6 克　　白芍 9 克
　　　　　生姜 9 克　　大枣 5 枚

[**功效**]辛温解表。

[**主治**]风寒感冒。症见：恶寒发热、以恶寒为主、鼻塞流清涕、打喷嚏、头痛无汗、四肢疼痛、口渴、咳嗽吐稀痰，苔白薄，脉浮或紧。

方八（北京名医印会河）

[**组成**]桑白皮 9 克　　桑叶 9 克　　　菊花 9 克　　黄芩 12 克
　　　　　山豆根 30 克　　鱼腥草 30 克　　生石膏（先煎）30 克
　　　　　枇杷叶 9 克　　芦根 30 克

[**功效**]清解表热。

[**主治**]风热感冒。症见：发热重恶寒轻、头胀痛、口渴、鼻塞流涕、咳嗽、嗓子痛，舌边尖红、苔白或微黄，脉浮数。

[**方解**]本方实质上是桑菊饮、银翘散的合方。湿热之邪在表，亦须从皮毛开散。桑叶、菊花，既有开散皮毛、微发汗的作用，且性属凉润，力能散热，故宜用于清散表热；桑白皮、黄芩，能清泄肺与上焦之热；山豆根、鱼腥草，同为清热解毒之品，用以治上呼吸道感染，其作用较金银花、连翘为优；生石膏本为解肌清热之药，但表热较甚时使用之，亦奏良效，因石膏能清肺热，而肺与皮毛相结合；芦根、枇杷叶，宣肺润肺，兼顾肺与皮毛之间的关系。

[加减法] 咽痛，加桔梗9克，牛蒡子9克；咳嗽甚者，加杏仁9克；无汗恶寒甚者，加荆芥9克，薄荷8克；身痛明显，加羌活9克，苏叶9克。

[按语] 凡感冒发热以及上呼吸道炎症明显者，即可用此方。一般收效甚捷。

方九（北京名医印会河）

[组成] 羌活9克　生苍术9克　藁本9克　防风9克　升麻9克

[功效] 升阳除湿。

[主治] 风湿感冒。症见：恶寒重、发热轻微或不发热、一身重痛、头痛如裹、腰痛有下坠感，苔白，脉濡。

[方解] 羌活、藁本、防风，散风寒以除湿；升麻、苍术，升阳散湿。

[加减法] 便溏，加炮姜6克，以温中化湿；浮肿，加浮萍9克，以发汗散湿。

方十（北京名医印会河）

[组成] 葱白30克　豆豉12克　桔梗6克　薄荷（后下）3克
　　　　栀子8克　连翘6克　竹叶6克　生甘草3克

[功效] 解表清里。

[主治] 表寒里热感冒。症见：恶寒无汗、发热、口渴心烦，可伴有鼻塞、咽喉肿痛。

方十一（北京名医印会河）

[组成] 柴胡9克　黄芩15克　半夏9克　生石膏（先煎）30克
　　　　鱼腥草30克　山豆根30克　生姜9克

[功效] 两解寒热。

[主治] 感冒寒热往来。症见：寒后热作、热后汗出、频频嬗递、周而复始、甚者咽喉干痛、口苦胁痛、呕吐苦液，苔白，脉弦。

[方解] 柴胡、黄芩，性寒以清解少阳之热；半夏、生姜，性温以发散少阳之寒；山豆根、鱼腥草，清热解毒，消上呼吸道之感染；生石膏，解肌清热、保津生液。

[**加减法**] 便实，加大黄9克。

[**按语**] 凡感冒以寒热往来的热型出现，基本即用此方，一般疗效甚捷。

方十二（广州名医卢时杰）

[**组成**] 干山楂片15克　金银花30克　蜂蜜4匙　水适量

将山楂片洗净、去核，放入砂锅中，加水煮开，改用文火煨，加入金银花，共炖10分钟。加入蜂蜜，调匀即可。

[**服法**] 去渣饮汁。

[**主治**] 适用于风寒感冒者。

[**方解**] 山楂有破气散瘀之功，金银花有清热解毒之效。

方十三（广州名医卢时杰）

[**组成**] 新鲜生姜、葱白各30克　冷水1000毫升　红糖100克

取新鲜生姜及葱白，切成细丝或薄片放锅中，加冷水，烧开后煎至剩800～900毫升时，弃去姜和葱，然后将红糖加入汤内再熬3～5分钟。

[**服法**] 熬好后趁热将汤服下，儿童减半。服后立即盖被睡觉，最好晚上临睡前饮用，可更好地达到发汗、解表、退热、止咳效果。

[**按语**] 生姜可解表发汗、退热消炎，能治头痛、鼻塞、咳嗽等。新鲜姜所含的姜辣素还能刺激胃肠黏膜上的感受器，促进胃液、肠液的分泌和肠蠕动，从而增加食欲，帮助消化，使身体对病菌的抵抗力得到提高。葱白中含有一种"葱油"，具有强大的杀菌、消炎、止咳等作用，还有发表、通阳、活血的功效，以及治疗寒热头痛、鼻塞等。生姜与葱白两者合用，药理作用会更大，民间流传着"三片生姜一根葱，不怕感冒和伤风"的谚语，也说明了生姜、大葱治疗伤风感冒的作用。

红糖可以供给热量，增加营养，补充体内的消耗，增强机体的抵抗力，还有营养心肌及利尿的功用，在生姜、葱白中加入红糖后，其甜味也使患者易于喝下去。

在伤风感冒以后，必须多喝此汤，既能及时补充体内丢失的水分，起到降温、退热和杀菌的作用，又能帮助发汗和排尿，有止咳、止痛的效果。每天1次，连服两次，只要是普通感冒即可见效。

（二）哮喘

哮喘皆因虚与邪所致。中医认为"喘无善症"，久喘必耗肺气，外邪易袭，使肺失清肃，痰恋于肺，阻塞气道，痰气上逆发为哮喘。哮喘不独在肺，亦常与脾肾相关。"虚喘者无邪，元气虚也"（《景岳全书》），其病在脾肾。"肺为贮痰之器，脾为生痰之源"，痰湿内盛，实喘在肺。哮喘久病多为虚损，虚实夹杂。脾胃居中焦，"饮食入胃，而精气先输脾归肺，上行春夏之令，以滋养周身，乃清气为天者也"（《脾胃论》）。脾之升清，上输心肺，可生血化气，培元益肺。脾主运化，能化饮，绝生痰之源。

方一（北京名医方和谦）

[组成] 炙麻黄 4 克　　太子参 15 克　　生黄芪 20 克　　麦冬 10 克
五味子 6 克　　炙甘草 6 克　　陈皮 10 克　　茯苓 15 克
百合 15 克　　白果 6 克　　炒苏子 6 克　　苦桔梗 6 克
白前 10 克　　炙紫菀 10 克　　炙杷叶 6 克　　荆芥 6 克
生姜 2 片　　大枣 4 枚

[方解] 方中太子参、茯苓、炙甘草、姜、枣，行四君之功，培中益气；生黄芪，补脾、益肺、升阳气；炙麻黄、白果、桔梗，宣肺平喘；陈皮、炒苏子、白前，降气化痰；炙紫菀、杷叶、百合，润肺化痰；麦冬、五味子，益阴敛肺；荆芥，辛温升散，升举清气，上输于肺。合方而用，培中益气、升清于肺、升中寓降，以复肺宣开肃降之机，气道通利，哮喘缓解。

方二（北京名医焦树德）

[组成] 炙麻黄 10 克　　杏仁 10 克　　化橘红 12 克　　半夏 10 克
茯苓 15 克　　炒苏子 10 克　　莱菔子 10 克　　白芥子 6 克
茶叶 6 克　　诃子 6 克　　甘草 5 克

[服法] 每日 1 剂，水煎服，日服 2 次；病情较重者，每日 1.5 剂，日服 3 次。

方三（北京名医焦树德）

[组成]生白矾 10 克　　醋适量

取生白矾，研末，加醋，做成两块硬币大小的饼，分别贴在两足心涌泉穴的位置。外面可以用纱布固定，睡前贴上，如果无不适可以连续敷，一般都会有好转。

方四（北京名医焦树德）

[组成]麻黄 12～15 克　　桂枝 10～20 克　　细辛 6～12 克

干姜 9～15 克　　龙胆草 9～15 克　　黄芩 12～30 克

甘草 9～15 克　　五味子 9～15 克　　桃仁、杏仁各 12 克

制半夏 15 克　　紫菀 15 克　　前胡 12 克　枳壳 15 克

[服法]每日煎 1 帖。

[功效]温肺化饮、清化痰浊。

[主治]各种急慢性支气管炎及哮喘。

方五（蒲辅周）

[组成]麻黄 3 克　杏仁 6 克　生石膏 12 克　甘草 3 克　炒苏子 3 克

[主治]症见：发热喘憋、口渴或不渴、烦躁、无汗或微汗。

[加减法]喘重痰多，加葶苈子 3 克；津伤口渴，加玉竹 6 克，花粉 6 克；正虚神昏，加西洋参 3 克，菖蒲 3 克；表闭抽风，加钩藤 6 克，僵蚕 4.5 克，蝉蜕 2 克。

方六（蒲辅周）

[组成]纯白雄性稚鸡（即未啼鸣的公鸡）1 只　黄荆子、枸杞子各 30 克

莱菔子、紫苏子、五味子各 15 克　水 3000 毫升

雄性稚鸡用细线勒死，去内脏，洗净，取黄荆子、枸杞子、莱菔子、紫苏子、五味子，用布包好置于鸡腹内，棉线缝好切口。放入瓦锅内，加水，煮至 1000 毫升。

［服法］吃鸡喝汤，隔日 1 次，14 日为 1 个疗程。

方七（北京名医印会河）

［组成］射干 9 克　麻黄 9 克　半夏 9 克　紫菀 9 克　细辛 3 克　生姜 9 克

［功效］散寒平喘。

［主治］冷哮。症见：喘哮突然发作、全身怕冷、脊梁发凉、口干不欲饮、咳吐稀痰或为水泡痰、面色青晦，苔白滑，脉弦滑。

［方解］射干，利咽喉、豁痰消肿而治哮鸣；麻黄，开肺平喘、降肺气；细辛、生姜，辛散风寒；半夏，温化痰饮；紫菀，宣肺排痰。

［加减法］发作时，加地龙 9 克，全蝎 6 克，蜈蚣 2 条（任选一、二味）以定风。

方八（北京名医印会河）

［组成］麻黄 9 克　桂枝 9 克　半夏 9 克　细辛 6 克　五味子 9 克
　　　　干姜 6 克　白芍 9 克　甘草 6 克　生石膏 30 克

［功效］温化水饮。

［主治］冷哮。症见：痰多清稀、咳吐甚爽、倚息不能仰卧。

［方解］麻黄、桂枝，散寒平喘；细辛、干姜，温中消除痰饮；甘草，缓和诸药的辛燥作用；石膏，配合温药以降肺平喘。

［加减法］胸闷，加炒白芥子 9 克、炒莱菔子 12 克。

［按语］凡喘咳痰多清稀，或咳吐水泡痰甚爽者，均可用此，效果良好。

方九（北京名医印会河）

［组成］白果肉 9 克　　麻黄 9 克　　款冬花 9 克　半夏 9 克
　　　　桑白皮 12 克　炒苏子 9 克　杏仁 9 克　　黄芩 9 克

［功效］宣肺平喘。

［主治］热哮。症见：咳吐痰黄白相兼者。

［方解］麻黄，宣肺平喘；桑白皮、黄芩，清降肺热；半夏，除痰降气。

方十（北京名医印会河）

[组成] 桑白皮 12 克　葶苈子 10 克　白果肉 9 克　麻黄 9 克
款冬花 9 克　半夏 9 克　炒苏子 9 克　杏仁 9 克
黄芩 9 克

[加减法] 有上感症状及肺炎者，加鱼腥草 30 克，山豆根 30 克，以清热解毒消炎。

[按语] 见咳嗽不能平卧、喉间痰鸣、吐痰少者，即可投用此方，效果良好。

方十一（北京名医印会河）

[组成] 沙参 9 克　麦冬 9 克　石斛 9 克　生石膏 30 克　杏仁 30 克
阿胶 9 克　生甘草 6 克　桑叶 9 克　枇杷叶 9 克　黑芝麻 9 克

[功效] 清肺润燥。

[主治] 热哮。症见：喘哮兼咽干、口燥、咳吐白沫者。

[加减法] 如咳喘阵发，可加僵蚕 6 克，全蝎 6 克，蜈蚣 2 条，地龙 15 克（任选一、二味）以定风脱敏。

[按语] 凡见咳喘吐白痰者一般即投用此方，效果良好。

方十二（北京名医印会河）

[组成] 熟地黄 9 克　山茱萸 9 克　五味子 9 克　肉桂 2.5 克
补骨脂 9 克　胡桃肉（连衣）9 克

[功效] 补肾纳气。

[主治] 适用于肾虚气喘，症见：呼长吸短、腰酸耳鸣、手足不湿、下肢浮肿，甚者二便不禁，舌青紫。

[方解] 熟地黄、山茱萸，补肾养阴；五味子，敛气使气归于肾；肉桂，引气下行；胡桃肉、补骨脂，补肾阳以纳气。

[加减法] 喘甚，加黑锡丹（冲服）3 克；二便不禁，加桑螵蛸 15 克，益智仁 9 克。

方十三（北京名医印会河）

[组成] 沙参 12 克　麦冬 9 克　五味子 9 克

　　　　杏仁 9 克　玉竹 9 克　贝母 9 克

[功效] 补气生津。

[主治] 肺虚喘。症见：喘促短气、咳声低微、精神疲乏、自汗恶风、咽喉不利、口干颧红，苔少，脉细弱。

[方解] 沙参、麦冬、玉竹，生津补气；贝母，润肺化痰；五味子，敛肺止汗治喘；杏仁，宣降肺气。

[加减法] 咯血，加阿胶珠 9 克，蛤粉 9 克，以润肺止血。

方十四（北京名医印会河）

[组成] 金荞麦 50 克　　鱼腥草 30 克　金钱草 20 克　丹参 20 克

　　　　桃仁 15 克　　　杏仁 15 克　　蜂房 10 克　　化橘红 8 克

　　　　全瓜蒌 30 克　　沉香曲 20 克　谷芽 15 克　　麦芽 15 克

　　　　天浆壳 15 克　　苍耳子 15 克　炙枇杷叶 15 克

[功效] 化痰、清热、祛瘀，补肺、养肾、健脾。

[主治] 肺脾肾俱虚、痰热瘀肺所致喘哮。

方十五（北京名医印会河）

[组成] 蜜炙麻黄 6 克　桂枝 6 克　　细辛 3 克　　淡干姜 3 克

　　　　法半夏 10 克　白前 10 克　　杏仁 10 克　橘皮 6 克

　　　　紫菀 10 克　　款冬花 10 克　苏子 10 克　炙甘草 3 克

[功效] 温肺、散寒、平喘。

[主治] 因寒邪袭肺所致哮喘。

方十六（北京名医印会河）

[组成] 黑苏子 9 克　橘皮 9 克　半夏 9 克

厚朴 9 克　　沉香末（冲）2.5 克　　肉桂 2.5 克

前胡 9 克　　杏仁 9 克　　　　　当归 9 克

[功效] 降气除痰。

[主治] 实喘。症见：痰多胸闷、咳喘痰稀、遇寒冷则重、严重时可见痰中带血或大量咳血，苔白腻，脉细而弦。

[方解] 苏子、前胡，降肺气而治痰喘；半夏、橘皮，理气化痰；厚朴、杏仁，宣肺气、除胸满；肉桂、沉香，引气下行而平喘咳；当归，去痰止血。

[加减法] 大量咯血者，加血余炭 1 克。

方十七（上海名医姜春华）

[组成] 佛耳草 15 克　　碧桃干 15 克　　老鹳草 15 克　　旋覆花 10 克
　　　　全瓜蒌 10 克　　姜半夏 10 克　　防风 10 克　　　五味子 6 克

[服法] 每日 1 剂，水煎服。

[功效] 降逆纳气、化痰平喘。

[主治] 咳嗽痰多、气逆喘促（慢支、肺气肿、支气管哮喘）。

[加减法] 气虚者，加白参 3 克，黄芪 80 克；肾虚者，加肉苁蓉 15 克，巴戟天 15 克，补骨脂 15 克，亦可加蛤蚧 3～6 克；阴虚有热者，加黄柏、知母、玄参、生地黄各 9 克；咳甚引起喘促无痰或痰不多者，可加南天竹子 6 克，马勃 6 克，天浆壳 3 只；热喘，加石膏 15 克，知母、黄芩各 10 克；寒喘，加炮附片 9 克，肉桂 3 克，并以鹅管石 9 克研粉服或加服紫金丹（须特制，砒石 5 克，明矾 10 克，豆豉 100 克，糊丸绿豆大小，每服七八丸，日服 2 次，有肝肾病勿服，有效与否 1 周为止，切勿多服常服）；痰多咯出不爽者，加苏子、白芥子、莱菔子各 10 克；胃家实便秘者，加服调胃承气汤 1 剂；喘止后常服河车大造丸、左归丸或右归丸，每服 3 克，每日 2 次。

方十八（上海名医姜春华）

[组成] 麦冬 10 克　　五味子 10 克　　山茱萸 10 克　　紫石英（先煎）10 克
　　　　熟地黄 10 克　　山药 10 克　　牡丹皮 10 克　　茯苓 10 克

泽泻 10 克 　　　　　　 肉桂 3 ~ 6 克

[服法] 每日 1 剂，文火久煎，分温两服。

[功效] 补肾、纳气、平喘。

[主治] 老年性喘咳。

[按语] 本方用麦冬，养阴润肺、清热止咳；五味子，补肾固精、收敛肺气；紫石英，温补肾阳；肉桂，引火归元、纳气归肾，与六味地黄丸相配，既能收敛肺气，又能双补肾之阴阳。经此纳气平喘之法，每获良效。

方十九（重庆名医张锡君）

[组成] 灵磁石（先煎）4 钱　　空沙参 3 钱　　肥知母 3 钱　　川贝母 3 钱

嫩白前 3 钱　　　　杜牛膝 3 钱　　苦桔梗 3 钱　　苦杏仁 3 钱

牡丹皮 4 钱　　　　北五味 1 钱　　射干 2 钱　　　云茯苓 4 钱

冬瓜子 4 钱　　　　橘子络 3 钱　　淡竹茹 3 钱　　生甘草 2 钱

生梨皮 1 具　　　　生藕节 5 枚

[主治] 哮喘证属肺肾两虚而有热者。

方二十（重庆名医张锡君）

[组成] 灵磁石（先煎）4 钱　　空沙参 3 钱　　苦桔梗 3 钱　　法半夏 3 钱

苦杏仁 3 钱　　　　冬瓜仁 4 钱　　射干 3 钱　　　云茯苓 3 钱

天花粉 4 钱　　　　炙百部 3 钱　　北五味 2 钱　　野百合 3 钱

肥知母 3 钱　　　　川贝母 3 钱　　西防风 2 钱　　生甘草 2 钱

干藕节 5 枚　　　　鲜生姜 1 片　　大红枣 3 枚

[主治] 哮喘证属肺胃炽热、外袭寒风者。

方二十一（重庆名医张锡君）

[组成] 灵磁石（先煎）4 钱　　老黄芩 5 钱　　潞党参 4 钱

土炒苍术 3 钱　　　川贝母 3 钱　　茯神 4 钱

嫩白前 2 钱　　　　炙百部 3 钱　　野百合 4 钱

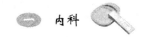

制乳香、没药各 3 钱　　北五味 2 钱　盐砂仁 2 钱

生甘草 2 钱　　　　　　干藕节 3 枚

[主治] 哮喘证属肺肾两虚、肝胃不和者。

方二十二（重庆名医张锡君）

[组成] 砒霜 8 克　白矾 9 克　　杏仁 30 克　蝉蜕 9 克

陈皮 9 克　马兜铃 15 克　甘草 9 克　　沉香 6 克

白果 20 枚

[主治] 适用于慢性支气管炎急性发作期。

方二十三（重庆名医张锡君）

[组成] 麻黄（后下）5 克　射干 9 克　　杏仁 9 克　　厚朴 4.5 克

苏子 9 克　　　　葶苈子 9 克　陈皮 4.5 克　制半夏 9 克

茯苓 10 克　　　甘草 4.5 克　枳实 4.5 克　胆南星 9 克

鹅管石（煅杵包）9 克

[功效] 宣肺化痰。

[主治] 适用于慢性支气管炎急性发作期。

方二十四（重庆名医张锡君）

[组成] 生晒参 60 克（党参，剂量加倍）　蛤蚧 2 对

麻黄（去节）60 克　　　　　　杏仁 100 克

生姜 60 克　　　　　　　　　红枣（去核）120 克

白果肉 20 枚　　　　　　　　炙甘草 50 克

[主治] 适用于慢性支气管炎伴有肺气肿。

方二十五（重庆名医张锡君）

[组成] 南沙参 120 克　北沙参 120 克　麦冬 120 克　　生甘草 30 克

炙甘草 30 克　　五味子 15 克　细辛 15 克　　炙麻黄 30 克

熟石膏 240 克　　射干 30 克　　　炙款冬花 90 克　　炒防风 60 克

生黄芪 120 克　　蒸茅术 60 克　　竹沥 90 克　　　　半夏 90 克

橘红 60 克　　　　乌梅肉 10 枚　　白果肉 50 枚　　　炙桑皮 120 克

炙枇杷叶（去毛、包煎）120 克

上药清水浸泡半小时，在火上煎 1 小时，煎 2 次去渣，滤净，浓缩加白蜜 500 克，收膏备用。

[主治] 适用于支气管炎缓解期，伴发肺气肿。

（三）慢性咽炎

慢性咽炎中医称为喉痹，分为 3 型：① 阴虚肺炽型，治法以滋阴清热、清利咽窍，用养阴咽汤或养阴清肺汤。② 肺脾气虚型，治法以补中益气固表，用补中益气汤合玉屏风散。③ 痰热蕴结型，治法以养阴清热、化痰活血、舒利咽窍，用清痰润咽汤或养阴清肺汤合消瘰丸。

方一（北京名医刘渡舟）

[组成] 南沙参 12 克　　桑果 15 克　　冰糖和水各适量

隔水炖后饮汁食桑。

[按语] 桑果，性寒味甘，有补肝肾、滋阴液、降虚火、润咽喉的效用。南沙参性凉味甘，《罗氏会约医镜》赞其能"清肺热，凉肝养血，兼益脾肾"，《中药大辞典》亦载：治"咽干喉病"，为润利咽喉之上品。二品配缓润咽喉的冰糖炖服，味浓甘醇可口，具有滋阴降火、补养肝肾、润利咽喉的功效；适用于证属肝肾阴亏、虚火上炎所致的咽喉慢性炎症。

方二（北京名医刘渡舟）

[组成] 豆浆 250 毫升　　鸭蛋 1 枚　　冰糖适量

将浆煮沸后，冲蛋加冰糖饮用。

[按语] 鸭蛋，性凉味甘，有清肺滋阴、润利咽喉之功。《医林纂要》载：用

其"治喉齿痛，百沸汤冲食，清肺火"。豆浆，味甘性平，鲜美、滑润适口，有清肺化痰、补虚润燥、缓利咽喉之效。《纲目拾遗》载：能"清咽，祛腻。"冰糖，味甘性平，有润肺生津、止咳化痰、缓润咽喉的效用。《食物疗法》载："冰糖多在清热，消炎，去火气时应用，如咽喉肿痛"。三品为饮，味甘鲜美滑润适口，具有清肺降火、养阴润燥、润利咽喉的功效。适用于证属阴虚肺燥所致的咽喉慢性炎症。

方三（北京名医刘渡舟）

[组成] 桑叶 10 克　菊花 10 克　杏仁 10 克　冰糖适量

将杏仁捣碎，与桑叶、菊花、冰糖共置于保温杯中，加沸水冲泡，盖闷 15 分钟后，代茶饮。

方四（北京名医刘渡舟）

[组成] 马蹄 10 个　白萝卜 1 个　槟榔片 12 克　猪血 320 克　生姜 1 片

马蹄、白萝卜、生姜，用水洗净。马蹄、白萝卜，去皮，切块；生姜去皮，切 1 片。槟榔片、猪血分别用水漂洗干净。砂锅中加适量水，猛火煲至水开，然后放上述材料，用慢火煲至萝卜熟透，加细盐调味，即可以食用。

[功效] 此汤清热解毒、消积通肠，可防止燥热性之疾病发生。

[按语] 如果见饮食积滞、肚腹胀、大便秘结、咽喉疼痛、皮肤红疹者，都可以用此汤作食疗。孕妇、肚痛泄泻的人不宜饮用。

方五（当代名医干祖望）

[组成] 太子参 10 克　茯苓 10 克　白术 10 克　白扁豆 10 克
　　　　山药 10 克　　马勃 3 克　　桔梗 10 克　玄参 10 克
　　　　金银花 10 克　甘草 3 克

[功效] 健脾渗湿。

[主治] 脾虚湿蕴、湿郁化热、上扰清道所致的慢性咽炎。

（四）扁桃体炎

扁桃体炎属于中医乳蛾、喉蛾范畴，致病特点是因邪客喉核，核内血肉腐败所致，日久则毒热壅肿水消，肿大的扁桃体以"肿、痛、痈"为毒热蕴结的标志，极易并发中耳炎、颈颌部淋巴结炎，故反复急性炎变，不易根治，还可引起肾炎、心肌炎等疾病。

方一（佚名）

[组成] 夏枯草 10 克　半枝莲 10 克　大贝 10 克　板蓝根 10 克　　败酱草 10 克　天花粉 10 克　橘皮 5 克　野菊花 10 克　　酒大黄 5 克

[功效] 散结消肿、清热解毒、养阴利咽。

[主治] 急性化脓或非化脓性扁桃体炎及慢性扁桃体炎急性发作者，中医辨证属胃热炽盛，毒热蕴结咽喉，壅肿不消的病证。症见：咽喉肿痛、吞咽有异物感、严重者进食困难，发热高、头痛恶心、口渴欲饮、大便干、尿短赤。查扁桃体在Ⅱ度以上，部分有脓点，严重者为小脓肿，颈部或颌下淋巴结肿大。此病儿科多见，尤多发于秋冬季。

[方解] 本方以夏枯草、半枝莲、大贝为君药。夏枯草，味辛、苦，性寒，辛能散结气、苦寒能泄热；半枝莲，清热解毒、化瘀消肿；大贝，苦寒降泄、开郁散结；板蓝根、败酱草，清热解毒、活血行瘀；天花粉，则清肺育阴润燥、消肿排脓，板蓝根、败酱草、天花粉共为臣药。橘皮，辛散苦降，温和反佐于寒凉而理气，气行则肿消。野菊花、酒大黄为使药，善清上部火热、解疔疮肿毒，并缓泻助蛾消。诸药合用共奏散结消肿、清热解毒、养阴利咽之功放。该方突出了消肿散结功效，不同于单纯应用清热、解毒、利咽的治法。

[加减] 如发热较高者，选加生石膏、羚羊粉；头痛甚者，加钩藤、僵蚕；音哑者，加蝉蜕；扁桃体紫赤者，加牡丹皮、赤芍等；恶心甚者，加竹茹；伤阴者，加玄参、麦冬；脓未溃者，加穿山甲等。

方二（佚名）

[组成] 橄榄 2 个　明矾 1.5 克

先将橄榄用冷开水洗干净，用刀将每个橄榄制 4～5 条纵纹，将明矾研末掺入纵纹内，每 1～2 小时吃 2 个，细嚼慢吞，有痰吐痰，无痰将汁咽下，吐出橄榄渣以免妨碍消化。

[主治] 本方对咽喉肿痛、小儿扁桃体炎有较好疗效。

方三（北京名医杨凤玲）

[组成] 蒲公英 30 克　夏枯草 20 克　白花蛇舌草 20 克

　　　　鱼腥草 20 克　陈皮 10 克　　生地黄 20 克　牛膝 30 克

　　　　甘草 8 克　　黄芩 10 克　　僵蚕 10 克　　金银花 15 克

[服法] 连服 5 剂，每日 1 剂，同时配服聪明丸，每日服 2 次，每次服 6 克，连服 1 周。忌食辛辣刺激物，忌熬夜、唱歌。

[功效] 解毒利咽、凉血调经。

[主治] 适用于经行咽喉肿痛、化脓性扁桃体炎或喉头炎。

（五）大叶性肺炎

大叶性肺炎是由肺炎双球菌感染所致。中医认为，其病机为温热在肺，临床表现为突然发病，寒战高热、咳嗽胸痛、吐铁锈色痰、呼吸急促及肺实变体征。

本病可分为肺热咳喘、咳吐脓血、肺燥喘咳、热陷神昏和正气虚脱五种证型。

方一（北京名医印会河）

[组成] 麻黄 9 克　　杏仁 9 克　　生石膏（先煎）30 克

　　　　生甘草 6 克　大青叶 15 克　山豆根 30 克　鱼腥草 30 克

[功效] 宣肺清热。

[主治] 大叶性肺炎的肺热咳喘。症见：高热微寒、咳喘少痰，胸满口渴，苔薄白或黄，脉浮数。

[方解] 麻杏石甘汤宣降肺热，因有恶寒表证未罢，故加鱼腥草、山豆根，清解热毒；加大青叶以加强清热解毒作用。

[加减法] 喘促甚者，可加入葶苈子9克，桑白皮15克，以降肺平喘。

[按语] 凡外感热病，咳喘鸣而痰不甚多者，基本都是使用本方治疗，效果较为满意。

方二（北京名医印会河）

[组成] 桃仁泥9克　　生薏苡仁30克　　冬瓜子（打）30克
　　　　鱼腥草30克　　大青叶30克　　芦根30克

[方解] 苇茎汤去瘀清肺排脓，加鱼腥草、大青叶清热解毒。

[功效] 祛瘀清肺。

[主治] 大叶性肺炎中咳吐脓血。症见：发热咳嗽、胸痛，吐痰初为铁锈色或为血痰，继则痰味变腥、变臭，吐出脓痰。

[加减法] 大量吐痰，加桔梗9克，生甘草6克，以助排脓解毒；肺热甚，加桑白皮15克，地骨皮15克，以清热肺热；胸痛甚者，加广郁金9克，橘络3克，以活瘀通络。

[按语] 凡外感热病，咳痰痰腥，引胸作痛者率多用之，效良好。

方三（北京名医印会河）

[组成] 沙参9克　　麦冬9克　　石斛9克　　生石膏30克
　　　　阿胶9克　　生甘草6克　　枇杷叶10克　　杏仁9克

[功效] 清热润肺。

[主治] 大叶性肺炎中的燥热咳喘型。症见：咳喘无痰、咽喉干痛或咳吐白沫不爽、咯血，舌红少苔，脉虚数。

[加减法] 咽痛明显，可加山豆根30克。

[按语] 凡外感热病或非发热为主的杂病，只要见有咳喘吐白沫不爽者，基

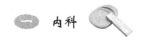

本上都是使用本方进行治疗，一般能收到良好效果。

方四（北京名医印会河）

[组成] 生石膏（先煎）30 克　　玄参 15 克　　金银花 15 克

　　　　大青叶 30 克　　　　　菖蒲 6 克　　　连翘 9 克

　　　　黄连 4.5 克　　　　　　麦冬 9 克　　　钩藤 12 克

　　　　鱼腥草 30 克

[功效] 清热开窍。

[主治] 大叶性肺炎中的热湿神昏证。症见：神昏嗜睡、谵语狂躁或抽搐动风、目直视，舌红少津，脉数。

[方解] 生石膏、黄连，清气热；金银花、连翘、鱼腥草、大青叶，清热解毒；玄参、麦冬，清热生津；菖蒲，开窍治神昏；钩藤，定风除抽搐。

方五（北京名医印会河）

[组成] 麦冬 9 克　　　　　　　　　　五味子 9 克　　太子参 15 克

　　　　煅龙骨、牡蛎（先煎）各 30 克　　熟附子 9 克　　肉桂 3 克

[功效] 回阳救逆。

[主治] 大叶性肺炎中的正气虚脱证。症见：肺炎后期，突然出现体温下降、颜面苍白、四肢厥冷、呼吸迫促、身凉汗出，脉微细。

[方解] 麦冬、太子参，生津补气；龙骨、牡蛎、五味子，固脱敛气；熟附子、肉桂，回阳救逆。

方六（北京名医印会河）

[组成] 鸭跖草 60 克　　小蓟 30 克　　虎杖 30 克　　蒲公英 30 克

　　　　平地木 30 克　　黄芩 24 克　　鱼腥草 30 克　　败酱草 30 克

[服法] 每日 1 剂，水煎服，每日服 2 次。

[功效] 清热解毒、活血化瘀、祛痰止咳。

[主治] 适用于风湿犯肺、瘀热内蕴、肺失宣降所致的系列症状。

方七（蒲辅周）

[组成] 射干 1.5 克　细辛 1.5 克　　炙甘草 1.5 克　麻黄 0.9 克

紫菀 2.5 克　五味子 10 粒　半夏 3 克　　　茯苓 3 克

化橘红 3 克　炒苏子 2.1 克　生姜 2 片　　　大枣 2 枚

[主治] 大叶性肺炎证属风寒犯肺者。

方八（蒲辅周）

[组成] 射干 2.1 克　麻黄 1.5 克　细辛 1.5 克　五味子 30 粒

生姜 0.9 克　紫菀 2.5 克　法半夏 3 克　大枣 4 枚

[主治] 大叶性肺炎证属风寒夹饮者。

方九（蒲辅周）

[组成] 射干 1.5 克　　麻黄 1.5 克　甘草 1.5 克　杏仁 3 克

生石膏 6 克　紫菀 2.5 克　细辛 0.9 克　生姜 2 片

五味子 10 粒　大枣 2 枚

[主治] 大叶性肺炎证属里热闭肺者。

方十（蒲辅周）

[组成] 玉竹 9 克　　生玳瑁 9 克　香豉 9 克　麦冬 4.5 克

郁金 4.5 克　金银花 6 克　竹叶 6 克　天竺黄 6 克

石菖蒲 3 克

[主治] 大叶性肺炎证属温邪入营者。

方十一（蒲辅周）

[组成] 杏仁 4.5 克　　桑白皮 4.5 克　麦芽 4.5 克　　薏苡仁 12 克

白蔻仁 2.5 克　法半夏 6 克　连皮茯苓 6 克　冬瓜仁 6 克

炙枇杷叶 6 克　芦根 9 克　　竹茹 3 克　　　象贝 3 克

[**主治**] 大叶性肺炎证属湿热郁闭、肺气不宣者。

（六）冠心病

冠心病是冠状动脉粥样硬化性心脏病的简称，是四十岁以上人群的常见病、多发病。由于冠状动脉硬化的速度不一，受侵血管的范围不一，狭窄的程度不同，各人的代偿能力不同，故此冠心病患者的表现也千变万化。有些中年人虽然也存在冠状动脉硬化，但动脉狭窄的程度较轻，或有较好的侧支循环代偿，所以，他们平时并没有什么不舒服的感觉，即使进行心电图检查，也只有一部分能发现有异常。而另外一部分人要通过一定的运动试验才能表现出来，这类患者称为隐性冠心病。随着冠状动脉狭窄的加重，使心肌血液供需矛盾激化，发生暂时性的心肌缺血缺氧，此时患者可感到胸前区闷痛，或重压紧缩感，在医学上称为心绞痛。当冠状动脉狭窄进一步加重，管腔完全闭塞，那么，由这支冠状动脉供应的心肌范围，由于血液供应中断而发生心肌坏死，称为心肌梗死。当心脏长期供血不足，可能使心肌发生萎缩退化，引起心律失常，心脏扩大及心力衰竭，少数患者可因为缺血心肌的"心电"不稳定，产生严重心律失常而突然死亡，医学上称为猝死。

方一（佚名）

[**组成**] 太子参 10 克　茯苓 10 克　菖蒲 8 克　远志 8 克
炙甘草 5 克　桂枝 8 克　小麦 10 克　大枣 5 枚
丹参 10 克　佛手 8 克　龙骨 15 克　珍珠母 15 克

[**服法**] 每日 1 剂，水煎服，日服 2 次。

方二（北京名医岳美中）

[**组成**] 当归尾 15 克　川芎 9 克　牡丹皮 9 克　苏木 9 克　红花 9 克
延胡索 9 克　桂枝 9 克　桃仁 9 克　赤芍 9 克　番降香 3 克
炒麦芽 6 克　通草 3 克　穿山甲 9 克

[服法] 水煎，入童便及酒、韭汁饮之。以上为1日量。也可制成冲剂或流浸膏，分3次服。

[功效] 活血化瘀、通畅行气。

[主治] 血瘀引起的心绞痛。

方三（国医大师陈可冀）

[组成] ① 黄芪、党参、黄精，制成注射液。
       ② 赤芍、丹参、郁金，制成注射液。

[功效] 益气活血。

[主治] 心肌梗死。

方四（河北名医范新发）

[组成] 瓜蒌30克　　丹参20克　三七粉6克　党参15克
       延胡索10克　赤芍15克　白芍15克

[服法] 每日1剂，水煎服，分2次早晚口服。

[功效] 理气、清热、化痰、宽胸、益气、活血。

[主治] 冠心病、心肌缺血、心绞痛，症见：胸痛闷、气短乏力、心悸等。

[方解] 方中瓜蒌，味甘、苦，性寒，入肺、胃、大肠经，具有清热化痰、宽胸散结之功，为君药。丹参，味苦，性凉，入心、肝经，活血祛瘀、安神宁心。三七，味甘、微苦，性温，入肝、胃经，有化痰止血、散瘀定痛之功效，为臣药。党参，味甘，性平，入脾、肺经，补中益气、生津。延胡索，味苦、微辛，性温，活血理气止痛，为佐药。赤芍，止痛活血、凉血祛瘀；白芍，养血敛阴、柔肝止痛，配合为使药。诸药配合，共奏祛痰理气、益气、活血止痛之功，对治疗痰湿阻络、气虚血瘀型的冠心病、心绞痛有良好的疗效。

[加减法] 本方可作为治疗痰湿阻络、气虚血瘀、胸阳不振型的基础方。失眠多梦者，加柏子仁、远志、寒水石；头晕耳鸣者，加钩藤、磁石、黄精、川芎、牛膝；胸痛脘闷，舌苔黄厚垢腻、大便秘结数日不行，脉象滑数有力的痰热互结者，加黄连、半夏、厚朴、枳实、大黄；兼胸满，胁下逆抢心者，中焦阳气亦虚，

阴邪得留踞，加桑枝、薤白；支动悸，脉结代者，加槲寄生、刘寄奴、甘松；发憋气短，活动加重者，加葶苈子、桂圆肉、大枣、太子参；单纯脾虚以消化功能减退和乏力为主要症状、气虚下陷者，并非只表现为脏器下垂，而心下空虚、气短等亦是气虚不能升发之象，对比如果单纯补气则不足以升阳举陷，需佐以升阳之品，如升麻、柴胡、葛根等补肾之药，方可取效。

方五（四川名医李斯炽）

[组成]党参9克　　茯神9克　　柏子仁12克　女贞子12克

　　　　刺蒺藜9克　牡蛎12克　　麦冬9克　　山药12克

　　　　丹参9克　　墨旱莲12克　郁金9克　　川贝母6克

　　　　甘草3克

[功效]祛心火、养阴、疏肝。

[主治]心气不足、阴亏肝郁所致的冠心病。

方六（国医大师郭子光）

[组成]黄芪50克　丹参30克　　川芎20克　　葛根20克

　　　　薤白20克　制何首乌20克　法半夏15克　郁金15克

　　　　降香15克　延胡索20克　　全瓜蒌15克　茵陈20克

[服法]每日1剂，水煎服。

[功效]补气化瘀、行气化痰。

[主治]气虚血瘀、痰瘀所致冠心病。

[方解]黄芪，味甘，性温，归脾、肺经，能益脾补肺、振奋元阳；何首乌，味苦、甘、涩，性温，归肝、肾经，苦甘而涩、温而不燥、化阴生血、固涩精气、善补肝肾，为补血益精之良药。丹参，味苦、性微寒，归心、肝经，降而行血、善入血分，能通血脉、化瘀滞、消癥积。川芎，味辛，性温，归肝、胆、心包经，入血分，性最疏通，善行血中之气滞，能行十二经脉。在方中配伍延胡索、降香、郁金这三味药物，延胡索，味辛、苦，性温，归心、肝、胃经，辛润走散，既可行血中之气滞，亦可通气中之血瘀，其性和缓，不甚猛峻，为止痛之要药。郁金，味

辛、苦，性凉，归心、肺、肝、脾经，辛开苦降，清扬善窜，上达高巅，下行下焦，能行滞气、散肝郁、降逆气、泻壅滞，为行气解郁之要药。降香，味辛，性温，归入肝经，气香清烈，善入血分，其性下驱，走表达里，善宣五脏郁气，利三焦郁热，能理气滞、行瘀血、止血溢、消郁结、散瘀肿、通经脉。瓜蒌，味甘、苦，性寒，归肺、胃、大肠经，一可清热宣肺、润燥通便、降浊祛痰、利膈宽胸，为治痰要药；二可开胸除痹、利气导痰、清热解毒、散结消肿、宣通胸阳。薤白，味辛、苦，性温，归心、肺、胃、大肠经，辛温通畅，体性滑利，既能通阳气、宽胸膈、破寒凝、止气痛，又可上行下达，能宣壅滞、止痰浊。半夏，味辛，性温，归脾、胃、肺经，辛散温通燥湿行气，能祛痰散结、宽胸消痞。

方七（北京名医高辉远）

[组成] 太子参 15 克　茯神（茯苓）10 克　菖蒲 10 克　远志 10 克
丹参 10 克　　桂枝 8 克　　　　　炙甘草 5 克　麦冬 10 克
川芎 10 克

[服法] 每日 1 剂，水煎服。

[功效] 益心气、补心阳、养心阴、定心志。

[主治] 冠心病。

[按语] 本方为定志丸，用太子参益心气，茯神（茯苓），佐参调心脾；菖蒲，开心窍以定志；远志，镇静以安心神，立意有补心强志作用；桂枝、甘草，辛甘化阳以补心之阳，总合有治虚为本的功效。再加丹参、川芎，以活血化瘀，收治标之用。

[加减法] 胸闷憋气、胸阳痹阻较甚者，加瓜蒌、薤白；心痛剧烈、痛引肩、背、气血瘀滞重者，加三棱、川楝子；心烦易怒、心慌汗出、心肝失调者，加小麦、大枣；若高血压性心脏病，亦可用此方去远志，加决明子、川牛膝、杜仲；肺源性心脏病，可加银杏、天冬、生地黄、杏仁，去川芎等。

方八（北京名医董建华）

[组成] 黄芪、党参各 10 克　甘草 5 克　旋覆花、广郁金、丹参各 10 克

三七粉 3 克　　　　　薤白 10 克　全瓜蒌 20 克

香橼、枳壳、佛手各 10 克

[功效] 益心气、疏调气机、活血通脉。

[主治] 心气不足、气机不利、血行不畅所致冠心病。

[按语] 胸背疼痛或满闷，是冠心病心绞痛的主要症状。其病因、病机：或寒凝胸中、胸阳失展，或忧思恼怒、气机郁滞，或饮食失节、聚湿生痰，或心脾两虚、心失所养，或肝肾亏虚，阳微阴弦，但气滞血瘀，不通则痛却是共性。董老治疗冠心病心绞痛，可一法独进，也可数法交用，但均以疏调气机、化瘀通脉为基本治则，寓于各法之中，或通阳，或益气，或豁痰，或滋阴，或清火。行气药常以旋覆花、广郁金配伍；活血药多以三七、丹参合用。旋覆花，苦降辛散、温以宣通；广郁金，苦寒泄降、行血中之气，两药合用，行气散郁，寒热相宜。丹参，微寒凉血，祛瘀生新；三七，甘缓温通，散瘀活血，二药合用，活血通脉，阴虚均可应用。临证偏于阳虚可伍用薤白、桂枝、降香、川芎等温性的理气活血药，偏于阴虚可伍用赤芍、枳壳、金铃子、延胡索等凉性、平性的理气活血药。

方九（北京名医董建华）

[组成] 桂枝、甘草各 5 克　　党参、薤白各 10 克

全瓜蒌 20 克　　　　旋覆花、广郁金、川芎各 10 克

丹参 15 克　　　　　降香、红花各 10 克

[功效] 宽胸理气、通阳活血。

[主治] 心阳不振、瘀血为停所致冠心病。

[按语] 胸为清旷之地，宗气之源，血脉赖阳气鼓动，运行不息。胸阳之气，温则通，寒则凝，而痰为阴邪，其性黏滞，胸阳有振，则阴邪上乘，脉道阻遏，酿成是证。董老认为：冠心病心绞痛，心阳不振是常变；阴虚火旺是阶段性变化，因此，治疗宗旨要以温通为主，顺乎生理，使气血通畅，阳通营和，心绞痛才能得以缓解。常用药物为薤白、瓜蒌、桂枝、甘草。薤白、瓜蒌，化痰通阳、行气止痛；桂枝、甘草，温阳化气通脉，养阳之虚，得以逐阴。

方十（北京名医董建华）

[组成] 党参 10 克　黄芪 15 克　炙甘草 6 克

丹参、红花、川芎、当归各 10 克　全瓜蒌 15 克

薤白、旋覆花、水牛角、生牡蛎各 10 克

[功效] 宽胸化痰、益气活血。

[主治] 心气不足、挟痰挟瘀所致冠心病。

[按语] 冠心病心绞痛虽然以疼痛为主证，气滞、血瘀、痰结是普遍存在的。但本病均以年老体虚弱者多，因其脏腑功能失调，且经年累月，心气最先受累，心气不足，运化无力，血脉滞涩，以至瘀血、痰浊阻遏，心气不足虽是本源，易受掩盖。鉴此，董老临证注重补养心气，通补兼施，补亦有节，不以碍邪，疼痛缓解后，再通补兼施。常用药物有人参、黄芪、党参、丹参、三七粉、广郁金、旋覆花、檀香，治以益气、宽胸、通络，正本清源，疗效才能持久。

方十一（北京名医董建华）

[组成] 人参须 3 克　　　　　麦冬 10 克　　五味子 15 克

生地黄、石斛、黄芪各 10 克　甘草 6 克　　三七粉 3 克

丹参 15 克　　　　　　　　广郁金 10 克　珍珠母 20 克

沉香 5 克　　　　　　　　　佛手 10 克

[功效] 益气养阴、活血通络。

[主治] 气阴两亏、脉络阻滞所致冠心病。

[按语] 冠心病以心阳不振最为常见，但是有患者由于忧思恼怒，暗耗心阴，虚火内炽，营阴固涩，心脉不畅，而心前区刺痛。另外，由于阴不敛阳，心神不宁，而出现心烦不寐，面红升火之象。此时，董老则予滋阴清火，巧配温通，使其滋阴而不寒凝，温通而不助火，对于痰热阻络，肝火偏亢之征，亦在清热化痰，滋阴潜阳的同时，佐以温通之品，心绞痛才能尽快缓解。常用药为生地黄、天花粉、玄参、丹参、三七、广郁金、枣仁、檀香、赤芍等。

方十二（北京名医方药中）

[组成] 制附子 6 克　　茯苓 15 克　　白术 12 克　　赤芍 15 克

　　　　桂枝 10 克　　炙甘草 10 克　泽泻 20 克　　丹参 20 克

　　　　郁金 10 克　　生龙骨、牡蛎各 80 克

[功效] 重气、温肾，辅心、补心，温肝、健脾、活血。

[主治] 冠心病心绞痛。

（七）肺源性心脏病

本病是指由肺组织或肺动脉及其分支的原发性病变，引起肺循环阻力增加，因而产生肺动脉高压，致使右心室扩大和心力衰竭的一组疾病。

方一（北京名医曹名富）

[组成] 咖啡豆适量

将咖啡豆炒过。

[服法] 每日用 10 克，浓煎；饮服。

方二（北京名医曹名富）

[组成] 猫眼草（泽漆）茎叶 30～60 克　　鸡蛋 2 个

把猫眼草洗净切碎，加水 500 毫升，再加鸡蛋同煮，蛋熟去壳，针刺小孔数个，续放入药锅中煮数沸，去渣。

[服法] 先食鸡蛋，后服药汤，每日 1 剂。

方三（北京名医曹名富）

[组成] 梨子 1 个　　杏仁 9 克

将梨子切盖挖洞去核，将杏仁捣烂塞入洞内，以原盖封口。

[服法] 水煮，每日 1 次。

方四（北京名医曹名富）

[组成] 猪胰脏 3 具　大枣 160 枚　酒 3 ～ 5 斤

浸泡数日，捞去渣。

[服法] 每次服 20 毫升，每日 2 ～ 3 次。

方五（北京名医曹名富）

[组成] 鱼腥草 60 克　金银花 6 克　蒿草 20 克　丹参 8 克

将上述各药制成注射液，每支 30 毫升，加入 5% ～ 10% 葡萄糖注射液中。

[用法] 静脉滴注，成人每日 1 次，10 ～ 15 天为 1 个疗程。

方六（北京名医曹名富）

[组成] 太子参 9 克　　黄芪 15 克　　玉竹 9 克　　黑附片 6 克　　补骨脂 9 克

　　　　淫羊藿 15 克　　丹参 9 克　　赤芍 9 克　　红花 6 克　　　虎杖 15 克

制成糖衣片。

[服法] 每片 0.3 克，每次 6 片，每日 3 次；3 个月为 1 个疗程，连服 2 个疗程。

方七（北京名医曹名富）

[组成] 党参 9 克　　当归 24 克　　丹参 15 克　　生乳香 15 克

　　　　百部 15 克　　琥珀 9 克　　肉苁蓉 15 克　　紫河车 9 克

　　　　鼠妇虫 24 克

共研细末，分成 90 包。

[服法] 每日 3 次，每次 1 包，温开水送服，30 日为 1 个疗程。

[主治] 本方用于慢性肺源性心脏病缓解期。

方八（北京名医曹名富）

[组成] 款冬花 10 克　杏仁 10 克　百部 10 克　甘草 10 克　麦冬 10 克

紫菀 10 克　桔梗 10 克　　地龙 12 克　黄芩 15 克　丹参 12 克

赤芍 12 克　蒲公英 15 克　知母 15 克　瓜蒌 20 克

[服法] 水煎服。每日 2 次，每 15 ～ 20 日为 1 个疗程。

（八）风湿性心脏病

本病病因为急性风湿热，常发生于链球菌感染后 2 ～ 3 周，主要侵犯心脏及关节，心脏受侵率约 41%。

方一（北京名医李介鸣）

[组成] 黄芪 20 克　玉竹 15 克　　五味子 10 克　麦冬 10 克

沙参 20 克　太子参 20 克　茯苓 30 克　　白术 12 克

葶苈子（包）10 克

[功效] 补气益阴。

[主治] 对风湿性心脏病有良效。

[加减法] 气虚甚者，加生晒参 9 克另浓煎兑入；浮肿甚者，加车前子（包）30 克，泽泻 15 克；阳虚浮肿者，加制附片（先下）9 克，桂枝 9 克；咳嗽者，加旋覆花（包）10 克，海浮石 12 克，橘红 10 克；咯血者，加仙鹤草 15 克，大小蓟炭各 10 克；纳少者，加焦三仙各 9 克，鸡内金 9 克。

方二（浙江名医潘澄濂）

[组成] 桂枝 3 克　　　防己 14 克　炙黄芪 15 克　茯苓 12 克

炒薏苡仁 20 克　当归 10 克　川芎 6 克　　旋覆花（包）10 克

代赭石 10 克　　炙甘草 4.5 克

[方解] 用桂枝、防己、黄芪、甘草，乃振心阳、利湿之气外达；桂枝，以解肌舒心；茯苓、炒薏苡仁，除内湿；当归、川芎，养血活血，血气畅通，湿气自行；旋覆花、代赭石，以消中脘痞满、除噫气，脾胃安和，水湿调畅，治当取效。

（九）心律失常

本病是指心律起搏部位，心搏频率与节律，以及冲动传导方向的任何一项异常。心律失常自己可以发现，方法很简单，用手指摸腕部脉搏，可发现跳的次数是否过快过慢，跳的间隔是否相等，是否规律，这样就可初步发现心律失常。

方一（国医大师郭子光）

[组成] 红参 15 克　　　五味子 15 克　　麦冬 20 克　　黄芪 40 克
制何首乌 20 克　　当归 15 克　　　丹参 20 克　　炒酸枣仁 15 克
苦参 15 克

[服法] 每日 1 剂，水煎服。

[功效] 益气养血、清心安神、活血。

[主治] 虚热上扰心神所致心律失常。

[按语] 在方中配用生脉散（红参、麦冬、五味子）可气阴双补、强心复脉、安神定悸。尤其是红参一味，用意尤深，气味俱轻，味甘纯正，温而不燥，苦而强阴，能大补元气、拯危救脱，且味甘能守，温则助阳，为扶阳益阴之良品。

方中黄芪，味甘性温，归脾、肺经，能益脾补肺、振奋元阳。当归，气轻味浓，能走能守，归心、肝、脾经，入心肝能生阴化阳、养血活血，走脾经能行滞气、散精微、化生补血。苦参，苦、寒，归心、肝经，属纯阳纯降之品，不仅可清心热、利小肠，而且能安神志。何首乌、丹参，这两味药物经活血养血、化瘀通脉。方中何首乌，补血生精；丹参，活血化瘀且又有安神定悸作用，故《滇南本草》曰："神心定志，安神宁心，治健忘怔忡惊悸。"尤其是何首乌一味，用之尤为贴切。

方二（北京名医曹名富）

[组成] 酸枣仁 30～45 克　　粳米 100 克

把枣仁捣碎，浓煎取汁，再粳米加水适量同煮，待米半熟时，兑入的枣仁汁再煮为粥。

[服法] 晚餐时温服食。

方三（北京名医曹名富）

[组成] 乌豆 50 克　桂圆肉 15 克　大枣 50 克
加清水 3 碗煎至 2 碗。

[服法] 早晚分服。

方四（北京名医曹名富）

[组成] 当归、生姜各 75 克　羊瘦肉 1000 克　大料、桂皮各少许
文火焖到肉烂熟去药渣。

[服法] 食肉服汤，每次适量。

[按语] 对于心动过缓、病窦、传导阻滞者效果好。

方五（北京名医曹名富）

[组成] 人参末 3 克　冰糖少量　粳米 100 克
同入砂锅煮粥。

[服法] 早晚空腹分服。

[功效] 治疗各种心律失常。

方六（北京名医曹名富）

[组成] 柏子仁 10 ～ 15 克　猪心 1 个
纳柏子仁于猪心内，隔水炖熟。

[服法] 中午饭服食。

方七（北京名医曹名富）

[体针] 主穴：心俞、厥阴俞、内关、膻中；
配穴：关元、气海、足三里、三阴交、阳陵泉、太溪、合谷、外关；

每次选 2 ～ 4 穴，中强手法针刺或温和灸，每日 1 ～ 2 次。

[**耳针**] 皮质下、肾上腺、交感、内分泌、神门、肾、心，每次酌选 3 ～ 4 穴，针刺或用王不留行子敷贴，保留 5 ～ 7 天。

方八（北京名医曹名富）

[**组成**] 莲子 30 克　糯米 50 克

先将莲子煮烂，加入糯米成粥。加冰糖 5 克溶化，早、晚餐服食。

[**功效**] 补虚益气、通心气、益精髓。

[**按语**] 莲芯对高血压、冠心病、心律不齐、心肌缺血都有满意效果。

（十）心力衰竭

冠状动脉粥样硬化，使冠状动脉狭窄，心肌供血不足。长期心肌缺氧、供血不足，则心肌发生广泛纤维化，心腔扩大，心力衰竭。急性心肌梗死时，若左心室心肌坏死面积大于左室总面积的 20% ～ 25%，心肌坏死、心肌收缩细胞减少，则导致心力衰竭。心肌梗死形成室壁瘤时，心肌收缩不协调，也将导致心力衰竭。冠心病可通过多种途径引起心力衰竭。冠心病心衰，以 40 岁以上男性较多，主要症状为心慌、气短、乏力，夜间睡眠中突然憋醒、呼吸急促，坐起来气短减轻，称为阵发性夜间呼吸困难，严重时剧烈呼吸困难、面部青紫，有大量粉红色泡沫样痰咳出或从口腔流出，形成急性肺水肿。若不紧急抢救，可迅速导致死亡。

方一（国医大师颜德馨）

[**组成**] 炙麻黄 9 克　　　熟附子 6 克　　细辛 4.5 克　茯苓 15 克

桂枝 4.5 克　　　白术 30 克　　　生半夏（先煎）9 克

生蒲黄（包煎）9 克　橘红 6 克　　　益母草 30 克

车前草 12 克　　　泽泻 15 克

[**服法**] 每日 1 剂，水煎服。7 剂。

[**功效**] 温阳利水。

[**主治**] 阳气耗损、血脉失畅所致心力衰竭。

[**按语**] 颜老在方中首先配用了熟附子、细辛、桂枝、炙麻黄这四味药物。熟附子，味辛、甘，性大热，归心、脾、肾经，善补命门之火，益五脏之阳，为温补命门之主帅，回阳救逆之要药。其性善走，无处不到，也是温通十二经脉之要药。细辛，味辛，性温，归肺、肝、肾经，一则可宣散郁滞、开通结气，二则可温肺化饮。桂枝，味辛、甘，性温，归肺、脾、心、膀胱经，一则善于通心阳、暖脾胃、行气血、通经络，二则善于温运阳气，通达三焦，化痰饮、行水气，为治痰饮、水气之要药。麻黄，味辛、苦，微温，归肺、膀胱经，善于散风寒、宣肺气、平喘咳、化寒饮。在方中用炙麻黄，是取其专于宣肺平喘，通利州都，利水消肿之功。如此相伍，使肾阳得温，心、脾、肺之阳得助，水气得化，阳复饮除，气化正常，诸证自解。

白术，味甘、苦，性温，归脾、胃经，一可健脾补气，二则可温运脾胃、化湿醒脾。茯苓，味甘、淡，性平，归心、肺、脾、肾经，一则能补养渗湿，二则能补中益气。橘红，味辛、苦，性温，归肺、脾经，上则泻肺邪、降逆气，中则燥脾湿和中气，下则疏肝本、润肾燥。半夏，味辛，性温，归脾、胃、肺经，运脾燥湿、散结除痞。蒲黄，味甘，性平，归心、肝经，善入血分，能活血化瘀、行气止痛。

在方中又配用了益母草、车前子、泽泻这三味药物。益母草，味辛、苦，性微寒，归心、肝经，一则专入血分，能行血而不伤新血，养血而不留瘀滞；二则能消血热、解热毒、利水道、消水肿。车前子，味甘，性寒，归肝、肾、肺、膀胱经，善走气分，为清热利尿之上品。泽泻，味甘、淡，性寒，归肾与膀胱经，善泻伏水，宣通湿热。三味相伍，共奏淡渗利湿、行水消肿、驱邪外出之功，且3味均具寒凉之性，可制约附子、细辛等温燥之性，使全方温润爽利，和缓通畅，湿去肿消，气化得复，诸证自愈。

方二（国医大师郭子光）

[**组成**] 黄芪90克　　防己15克　　桂枝15克　　泽泻20克
茯苓20克　　白术20克　　猪苓15克　　制附片（先煎）20克

红人参 20 克　五味子 15 克　麦冬 20 克　丹参 20 克
当归 15 克

[服法] 每日 1 剂，水煎服。

[功效] 通利小便，以温阳、益气、活血。

[主治] 水停血瘀所致心力衰竭。

[按语] 在方中重用黄芪 90 克，目的即在于益气通阳，以振奋元气。方中用附子，味辛、甘，大热，气味俱厚，回阳退阴，彻内彻外，能通阳散结、祛寒止痛。辅以桂枝，味辛、甘，性温，长于温通经脉，透达营卫，善于通心阳、暖脾胃、通达三焦，化痰饮，行水气。辅以防己，归肺、脾、肾及膀胱经，其药力峻猛，善走下行，能祛湿邪、宣壅滞、通经脉、利二便，尤以泻膀胱水湿见长，取其利水消肿。重用人参 20 克，气味俱轻，味甘纯正，温而不燥，苦而强阴，能大补元气，拯危救脱，且味甘能守，温则助阳，为扶阳益阴之良品。生脉饮（红参、麦冬、五味子）本身即是益气养阴复脉的良方。

方三（北京中医学院赵绍琴等）

[组成] 黄芪 10～15 克　　党参 10 克　　益母草 10～12 克
北五加皮 4～10 克　泽兰 10 克　　炙附片 6～10 克
制半夏 10 克

[服法] 水煎服。

[功效] 益气活血、温阳利水。

[主治] 心力衰竭。

[加减法] 吐甚，加竹茹、生姜；咳嗽喘息不得卧，加苏子、白果、炙麻黄等；水肿明显伴咳吐稀白泡沫痰，加白术、茯苓、车前子、苏子、白芥子等；阳虚明显，加菟丝子、补骨脂等；阴虚明显，去附子，加麦冬、五味子。临床应用多例，一般 3～5 剂后，心力衰竭诸症基本缓解。五加皮的用量宜由小到大；泽兰一味，活血行水除肿，其入脾行水，入肝治血。药理研究认为，本方剂有强心作用。

方四（北京中医学院赵绍琴等）

[组成] 太子参 30 克　茯苓 15 克　　　泽泻 12 克　　车前子 10 克

　　　　白茅根 9 克　炙葶苈子 10 克　炙杏仁 6 克　当归 12 克

　　　　川芎 12 克　　甘草 6 克

[服法] 每日 1 剂，水煎服。

[方解] 太子参益心气；茯苓、泽泻、车前子、白茅根，健脾利水渗湿；炙葶苈子，宽胸、泻肺、利水；当归，活血养血；川芎，行血中之气；甘草为使。

[按语] 本病的基本病理变化是心气虚弱，同时可伴发心阳虚、心阴虚。在病变过程中因心气虚，推动无力，血行迟缓，血脉瘀滞，脏器瘀阻，气虚日久，损及心阳，火不生土，脾失温煦，不能运化水湿，心阳受损，温化失司，水津失布，水湿泛滥，或溢于身，或射于肺，或凌于心，从而形成血瘀、水湿。反之，血脉脏器瘀阻，水湿泛滥，又会遏阻心气，损及心阳。因此，气虚、阳虚、血瘀、水湿为心衰的主要病机，四者互为因果，以致病证错综复杂，顽固难愈。针对上述病机，以扶正祛邪，标本同治为原则，治以益气养心、健脾利水、活血化瘀为主。

方五（北京中医学院赵绍琴等）

[组成] 葶苈子 10～20 克　大枣 5～10 枚

[服法] 每日 1 剂，水煎服，每日分 2～3 次服。

（十一）高血压

高血压病的早期症状，有头昏、头痛、睡眠差、烦躁、健忘、耳鸣，颇似神经官能症。随着病情发展，血压明显而持久升高，若祸及心脏，便成为高血压心脏病；若影响肾脏，轻者尿可有少量蛋白、红细胞、白细胞，重者肾功能减退，甚至发生尿毒症。此外，脑动脉亦可因持续高血压而引起脑血管痉挛，长期痉挛缺血致脑动脉硬化，久之会致脑血栓形成及出现脑出血。应警惕的是，有 1/3 的高血压患者可以没有症状，仅在体检时或发生脑血管意外时才被发现。

据调查，按照收缩压≥140毫米汞柱或舒张压≥90毫米汞柱标准计算，目前我国人群中临界以上高血压患病率为13.58%，全国临界以上高血压患者近9000万。10年来我国高血压患病率增加了25%，其中以临界高血压人群增加最为明显。改用新的诊病标准，旨在警示人们应尽快放弃不良生活方式。

目前，临床上使用较多，且有一定疗效的偏方主要如下。

方一（广州名医卢集森）

[组成] 花生仁　食醋

将花生仁煮熟冷却后，放在有盖的玻璃器皿中，用优质食醋浸泡8～10天，就可以做成老醋花生。

[按语] 除了花生以外，醋也有一定的保健意义，又能起到耐储存和保鲜的作用。每天吃10粒老醋花生，对高血压和冠心病有一定的辅助疗效。

方二（广州名医卢集森）

1. 耳穴贴压法

取穴：肾上腺、降压沟、降压点、心、神门。

辅助穴：内分泌、太阳、额、肝、肾。

方法：每次选4～5穴，找出所选穴位最痛点，用中药王不留行子（生用）置于0.8厘米×0.8厘米见方的胶布块上，耳郭穴位皮肤消毒，把王不留行子对准穴位最痛点贴压固定，按揉使之出现酸、麻、胀、痛感。亦可单用降压沟穴，用中药王不留行子按顺序均匀置于0.8厘米×4厘米的胶布条的中央，排列整齐，然后贴压在降压沟上。并嘱患者每晚睡前自行按压2～4次，每次1～2分钟。一般每周更换1次，夏天汗多每周更换2次，可长期坚持。若配合服用降压药则效果更好。临床发现，高血压一期单用此法效果很好，高血压三期疗效较差。

2. 耳穴放血法

这是用三棱针或小手术刀在耳郭穴位及静脉处进行点刺、切割放血的一种治疗方法。高血压病放血的部位在降压沟、耳尖处。为使出血顺利，施术前先揉按耳郭使其充血。消毒后，用三棱针对准施术部位迅速刺入约2毫米深。每次根据患者的具体情况放血 5 ～ 10 滴，隔日 1 次。

3.强化耳穴按摩法 这是采用弹簧压力棒（或指针）按摩耳穴，以达到治病的目的的方法。常用的有点按、掐按、揉按 3 种方法，高血压病宜将 3 种方法结合起来，取穴同耳压法。

方三（广州名医卢集森）

[组成] 黑木耳 10 克　嫩豆腐 250 克　胡萝卜 30 克　水发香菇 150 克

黑木耳用温水泡发，去杂质后洗净；豆腐切成小块，胡萝卜、香菇洗净切成小丁。先在烧锅内加入鲜汤 1 碗，把黑木耳、胡萝卜、香菇倒入，加姜、葱、盐，烧沸后放入豆腐、味精，用湿淀粉勾稀芡，淋上麻油即可。

方四（广州名医卢集森）

中药足浴是足疗的一种，足部有人体"第二心脏"之称，是人体的阴晴表，能够准确地反映人体的疾病及健康状况。

高血压病属中医学的眩晕、头痛范畴，发病机制与肾、肝两脏有关。中药足浴可使药物透过皮肤、孔窍、腧穴等部位直接吸收，药力进入脉络后循经而上，可以起到调气血、降血压的作用，对改善高血压症状、控制血压有很好的效果。一般来说，高血压根据症状、病程可分为肝肾阴虚、肝阳上亢、痰湿中阻、瘀血阻络四个证型，治疗时需要辨证论治。在采用中药泡足时，药液的温度保持在 40 ～ 45℃之间，避免烫伤，连续治疗 1 周，便能收效。

肝阳上亢型在高血压患者中较多见，主要症状是眩晕、头痛、急躁易怒、失眠、多梦、口苦、肢体麻木，舌质红、苔黄，脉弦。选药治疗：将钩藤 20 克，桑叶 15 克，菊花 20 克，夏枯草 30 克，加水 2000 毫升煎煮取液，等温度适宜后足浴，每次 30 ～ 60 分钟，每日泡足 3 次，可平肝潜阳、清热安神。

肝肾阴虚型以虚为主，表现为腰膝酸软、头晕、耳鸣、眼睛干涩、口咽干燥，因有内热，所以舌质红、苔少，脉细数。选药治疗：吴茱萸 30 克，白芍 30 克，熟地黄 30 克，刺蒺藜 30 克，夏枯草 30 克，益母草子 15 克，上药水煎后去渣取汁 200 毫升，以 1 ∶ 10 比例对入热水中，每日早晚泡脚，每次 30 分钟，可滋阴柔肝，平肝降逆。

痰湿中阻型常见于偏胖、血糖偏高的高血压患者。患者的表现也是头晕，但与前两者不同，是一种头被蒙起来的昏沉沉的感受，还有胸脘痞满，胸口好像有东西塞住，胃不受纳、甚至恶心、浑身疲倦，舌体比较胖且有齿印、苔腻，脉弦滑。选药治疗：半夏 20 克，生白术 20 克，竹茹 20 克，石菖蒲 20 克，加水 2000毫升煎煮取药液，等温度适宜后足浴，每次 30～60 分钟，每天 3 次，每日 1 剂，可健脾祛湿、清热化痰。

血脉瘀阻型主要指高血压合并冠心病或高血压合并心脏病的患者，表现为胸闷胸痛、痛为刺痛、痛处固定，还伴有心慌、心悸、四肢发麻，口舌青紫、舌质暗或有紫色，脉细涩或者有早搏。选药治疗：吴茱萸 15 克，川牛膝 15 克，丹参30 克，桑枝 20 克，上药水煎取汁 1500 毫升，倒入盆内，待药液稍降温，先用清洁毛巾蘸药液擦洗双脚数分钟，温度适宜后再将双脚浸泡在药液中 30 分钟，每日1～2 次，每剂可用两次，洗后卧床休息 1～2 小时，可有活血通络、降压作用。

方五（北京名医刘渡舟）

[组成] 夏枯草 10 克　龙胆草 3 克　益母草 10 克　白芍 10 克
　　　甘草 6 克

[服法] 每日 1 剂，水煎服，日服 2 次。

方六（蒲辅周）

[组成] 茯苓 9 克　清半夏 9 克　　白术 6 克　　白芍 6 克
　　　附片 6 克　生龙骨 12 克　生牡蛎 12 克　生姜 4.5 克

[服法] 每日 1 剂，水煎服，日服 2 次。

方七（北京名医杨凤玲）

自我按摩可调节大脑皮质功能，改善大脑血液循环，使微血管扩张，血液增加，血压降低，防止动脉硬化。采用自我按摩疗法防治高血压效果明显。

① 浴面分抹法：搓热双手，从额部经颞部沿耳前抹至下颌，反复 20～30 次。

然后再用双手四指指腹从印堂穴沿眉弓分抹至双侧太阳穴，反复多次，逐渐上移至发际。手法轻松柔和，印堂穴稍加压力以局部产生温热感为度。本法可降低血压，增进面部光泽。

②六字按摩法，不仅易学，而且有较好的降压作用。

擦：用两手掌摩擦头部的两侧各36次。

抹：用双手的示指、中指和无名指的指腹，从前额正中向两侧抹到太阳穴各36次。

梳：双手十指微屈，从前额发际开始，经过头顶，梳至后发际36次。

搓：双手握拳，拳眼对着相应的腰背部，上下稍稍用力滚动36次，滚动的幅度尽可能大一些。

揉：两手掌十字交叉重叠，贴于腹部，以脐为中心，顺时针、逆时针各按揉36次。

摩：按摩风池穴（枕骨粗隆直下凹陷与乳突之间，斜方肌与胸锁乳突肌的上端之间）、劳宫穴（手心中央）、合谷穴（手背面第1、2掌骨之间，近第2掌骨中点）、内关穴（前臂内侧、腕上2寸）等穴位各36次。

③按摩指甲根部法：在手的大拇指的指甲根部，以另一只手的大拇指与示指夹住，转动揉搓，然后，自指甲边缘朝指根方向慢慢地揉搓下去，勿用力过度，吸气时放松，呼气时施压，尽可能于早起、午间、就寝前做3次，这样可使血管扩张，血压下降。

④按摩涌泉法：方法是取坐位于床上，用两手拇指指腹自涌泉穴推至足根，出现局部热感后再终止操作，每日1～2次。足浴后可按摩涌泉穴，两者同时进行，方法简单，实用有效。

捏手掌心法血压急剧上升时，捏手掌心可作为紧急降压措施。其方法：先从右手开始，用左手的大拇指按右手掌心，并从手掌心一直向上按到指尖，然后，返回掌心，直到每根指尖都按到。然后再照样按左手掌。

方八（北京名医杨凤玲）

[组成] 松针适量　水600毫升

先将洗净松针切成 3 段，加水在砂锅或不锈钢器皿里煮，煮至 300 毫升（10～15 分钟）即可。或将洗净松针切成 3 段放到热水瓶里冲入开水，焖半小时。

[按语] 一般松针可以煮泡数次，每次的口感和成分都不同，平时可以代茶水喝。如果以保健为目的，无须煎得太浓，用之与茶叶差不多即可。松针是松树药用的代表部位，味苦，无毒，药性温和，它的提取物中含有植物酵素、植物纤维、生长激素、蛋白质、脂肪和 24 种氨基酸，松针具有降血压的作用。研究发现，高血压和脑卒中等心脑血管病患者，在饮用松针制剂后，病情有了一定程度的改善。

但要注意以下问题：① 不要随便采集路边的松针，因为此处的松针被汽车尾气长期污染，服用后对健康不利。不要采摘 5 年内的幼松和高度低于 3 米松树的松针。② 煮后的松针汤当茶饮，亦可早晚空腹时饮用。血压过高的患者，勿擅自停用原服用的降压药品，当血压恢复正常后，可在医生指导下逐渐减少药物用量。③ 松针是油性植物，容易沾染污垢，一定要清洗干净。用软毛刷或用软布蘸洗涤剂包起松针搓洗。洗净后，用清水泡一泡。

方九（北京名医方药中）

[组成] 草决明 30 克　青木香 15 克　汉防己 30 克

[功效] 平肝利湿。

[主治] 高血压病证属肝阳上亢。

方十（四川名医李斯炽）

[组成] 鲜石斛 9 克　麦冬 9 克　　天花粉 9 克　玄参 9 克
　　　　焦栀子 9 克　牡丹皮 9 克　龙胆草 9 克　枯黄芩 9 克
　　　　连翘 9 克　　薄荷 6 克　　知母 9 克　　甘草 3 克

[功效] 育阴清热。

[主治] 适用于心肝阴虚、阳亢化火所致的高血压。

方十一（北京名医印会河）

[组成] 龙胆草 9 克　　　栀子 9 克　黄芩 9 克　柴胡 9 克

　车前子（包）9 克　　泽泻 15 克　　木通 9 克　　夏枯草 15 克

　苦丁茶 9 克　　　　川续断 9 克

[功效] 清肝泻火。

[主治] 适用于肝火上炎所致高血压。症见：头痛耳鸣、头重昏晕、心烦易怒、睡少梦多、掌烫尿黄、或见大便干燥不爽，舌红苔黄，脉弦数有力。

[按语] 龙胆草、栀子、黄芩、柴胡，清肝泻火；泽泻、车前子、木通，引肝火从小便去之；夏枯草、苦丁茶，散风热郁火，并有降血压之用；川续断，补肾而气血趋于下，促使上下平衡。大便干燥，加大黄 9 克，炒决明子 30 克。凡见高血压而有耳鸣者，即用此方，不但能降低血压，且治耳鸣，效果甚好。

方十二（北京名医印会河）

[组成] 天麻 9 克　　　钩藤 15 克　　珍珠母（先下）30 克　　菊花 9 克

　龙胆草 9 克　　赤芍 15 克　　川续断 9 克　　　　夏枯草 15 克

　青葙子 15 克　　苦丁茶 9 克

[功效] 平肝潜阳。

[主治] 肝阳上亢所致高血压。症见：头胀眩晕、面色红润、便干口渴、口苦心烦、性情急躁、尿少尿频、两腿无力、足凉，舌质红苔黄，脉弦数。

[方解] 天麻、钩藤、菊花、夏枯草、龙胆草、苦丁茶、青葙子，平肝息风；珍珠母，镇肝、定风，治眩晕；川续断，补肾，引气血下行。

[按语] 凡高血压见有头热足凉，面赤心烦者，类多用此，效果良好。

方十三（北京名医印会河）

[组成] 枸杞子 9 克　　菊花 9 克　　　熟地黄 9 克　　山药 15 克

　山茱萸 9 克　　牡丹皮 9 克　　泽泻 15 克　　　茯苓 15 克

　杜仲 9 克　　　川续断 9 克

[功效] 补肾养肝。

[主治] 肾阴不足所致高血压。症见：腰膝酸软、下午为甚、心烦掌烫、头目昏眩或有头痛、尿短而频，脉细，舌少苔。

[按语] 六味地黄丸补肾；枸杞子、菊花，养肝；杜仲、川续断，补肾阳以使气火归元，气血下行，而降血压。更年期综合征同时见高血压者，可于本方中加入淫羊藿 9 克，仙茅 9 克，以补肾气，调整内分泌，使血压平降。

方十四（北京名医印会河）

[组成] 半夏 9 克　　白术 9 克　　天麻 9 克　　橘皮 9 克
　　　　茯苓 15 克　　夏枯草 15 克

[功效] 除痰化湿。

[主治] 痰湿中阻所致高血压。症见：眩晕、头目沉胀、胸脘胀闷、温温欲吐，苔腻，脉弦滑。

[按语] 半夏、橘皮，除痰理气；白术、茯苓，利湿健脾；天麻，定风治眩晕；夏枯草，降血压散风热。痰热甚者，加竹茹 9 克，南星 9 克，便干改橘皮为青皮。

方十五（北京名医印会河）

[组成] 茯苓 30 克　　桂枝 9 克　　白术 9 克　　甘草 9 克
　　　　泽泻 15 克　　猪苓 9 克

[功效] 温阳化水。

[主治] 水饮内停所致高血压。症见：心悸气短、头目眩晕、小便少、胸脘胀满，舌淡苔白，脉弦数。

[按语] 二苓、泽泻，淡渗水湿；白术、甘草，健脾以运化水湿；桂枝，通阳气以行水湿。

方十六（国医大师裘沛然）

[组成] 熟附子块 12 克　　生白术 15 克　　生白芍 15 克　　　茯苓 15 克
　　　　煅磁石 30 克　　牡蛎 30 克　　桂枝（包煎）9 克　　生姜 6 克

[服法] 3 剂，每日 1 剂，水煎服。

[按语] 附子味辛、甘，性大热，归心、脾、肾经，大辛大热，气味俱厚，

一可回阳救逆，扶危救脱；二可补阳温中、通阳散结。桂枝，味辛、甘，性温，归肺、脾、心、膀胱经，一可温通经脉、透达营卫，二可通心阳、暖脾胃、行气血、通经络，三可温运阳气，通达三焦，化气行水。两者相伍，温补肾阳，通达表里，化气行水，真阳得煦，寒水得化，其症自除。在方中又配用了白术、茯苓这两种药物，白术，味甘、苦，性温，归脾、胃经，一则甘缓苦燥，质润气香，能暖胃消谷、健脾益气；二则气香芳烈，温运脾胃、化湿醒脾。白术，味苦而甘，能燥湿实脾、复能缓脾生津，其性最温，服则能以健食消谷，为脾脏补气第一要药也。茯苓，味甘、淡，性平，归心、脾、肺、肾经，善补养渗湿，且可调气机、益中州。两者相伍，补脾气、培中土、渗水湿，脾健湿去，则诸症自解。在方中配用了生白芍这味药物，味苦、酸，性微寒，归入肝经，一则能补肝血而养经脉，敛阴精以和营卫，为肝家要药；二则能调肝血以缓挛急，柔肝止痛；三则泄肝热、潜肝阳，为平肝阳之上品；四则可利小便以祛湿。在方中配用了牡蛎、磁石这二味药物，牡蛎，味咸，性寒，归肝、肾经，气寒纯阴，质重沉降，可滋阴潜阳、镇肝息风。磁石，味咸，性寒，归肝、肾经，咸寒质重，能镇能纳，能上能下，镇浮阳而益肾阴，镇肝阳而抑木亢，功专镇潜浮阳、降逆纳气。两者相伍，可平肝阳而抑木亢，滋肾水而济肾阴，镇水气而潜浮阳，肝阳得平，浮阳得潜，则风息神安，诸症自除。

在方中配用车前子、生姜这两味药物。车前子，味甘，性寒，归肾与膀胱经，一可利水通淋，二可强阴益精、行肝疏肾、畅郁和阳，为育阴明目除翳之上品。两者相伍，走表渗下，相辅相成，小便利则水气去，腠理开则湿气除，诸症自消。本方所治之高血压在少阴病水气上凌为患，全方温和畅利、镇逆有度、宣散适宜、方证相宜。

方十七（国医大师颜德馨）

[组成] 天麻 3 克　　钩藤 9 克　　夏枯草 30 克　　清半夏 9 克

陈皮 6 克　　茯苓 9 克　　甘草 3 克　　　枳实 9 克

竹茹 9 克　　川芎 9 克

[服法] 4 剂，每日 1 剂，水煎服。

[按语] 天麻，味甘，性平，归入肝经，厚重坚实，其质脂润，走肝经气分，有平肝息风之功，为治疗肝风内动之要药。钩藤，味甘，性微寒，归入肝、心包经，轻清气凉，其性捷利，一可胜亢盛之火以平肝阳，清肝经之热除烦躁，清而不伤正，寒凉不伤胃；二可善泻火而定风，消疾以安神，能平肝风、泄心火、祛风痰、定惊痫。夏枯草，味苦辛，性寒，归入肝经，苦泄辛开，气禀纯阳，上清下补，一可祛肝风、泄肝火、行肝气、通脉络；二可散结聚、消坚凝、开郁结、通室塞。三味相伍，共奏平肝潜阳、开郁散结、息风止眩之功。在方中又配用了枳实、竹茹两味药物，枳实，味苦、辛，性微寒，归脾、胃经，气香味厚，辛散苦泄，性勇剽悍，走而不守，善泻胃实以开坚结，行瘀滞而调气机，破气滞以行痰湿，消积滞以通痞塞。竹茹，味甘、苦，性微寒，归肺、胃、胆经，可清热涤痰、开郁行气。川芎，味辛，性温，归肝、胆经，辛散温通，味清气雄，具走窜之性，一则能开郁结、行气血、疏肝郁，疏理脾胃通达中州；二则走而不守，上行头目，旁达肌肤，能散寒湿、祛风气、解头风、疗目疾；三则归肝入血，性最疏通，善行血中之气滞，通行十二经脉，能破淤蓄、通血脉、消瘀肿、止疼痛。在方中一药而三功俱备，有行气开郁、搜风胜湿、活血止痛作用。本方平肝潜阳、宣化痰瘀，适用于肝阳偏亢、瘀阻内停的高血压。

方十八（北京名医董建华）

[组成] 黄精 20 克　　　夏枯草 15 克　　　益母草 15 克

　　　　豨莶草 15 克　　车前草 15 克

[服法] 每日 1 剂，水煎服。

[按语] 平肝补脾、通络降压，主治眩晕、手麻、肿胀兼有高血压者。本方以黄精，益脾肾、润心肺；夏枯草，清肝火、平肝阳；益母草，活血；车前草，利水；豨莶草，通络。诸药相配，能补脾、平肝、通络以降血压，宜于脑血管硬化、肾病水肿兼高血压者。

方十九（北京名医董建华）

[组成] 地黄 15 克　　枣皮 10 克　　山药 10 克　　　牡丹皮 10 克

　　　　泽泻 9 克　　茯苓 10 克　官桂 3～5 克　牛膝 10 克

[服法] 水煎服。

[功效] 益肾降火。

[主治] 肾虚型高血压。

方二十（江苏名医邹云翔）

[组成] 羚羊角粉（冲服）0.6 克　　石决明 30 克　　　杭菊花 9 克

　　　　明天麻 4.5 克　　　　　　白蒺藜 9 克　　　　金狗脊 12 克

　　　　红花 15～30 克　　　　　桃仁 6 克　　　　　川杜仲 12 克

　　　　生地黄炭 9 克　　　　　　何首乌 12 克　　　黑芝麻 12 克

　　　　活磁石 9 克　　　　　　　核桃肉 9 克　　　　云茯苓 9 克

　　　　陈皮 3 克　　　　　　　　佛手片 9 克　　　　生甘草 1.5 克

[服法] 水煎服。

[按语] 功能息风潜阳、益肾活血，主治多囊肾伴肾性高血压。治疗 1 例，服药前血压 236/180mmHg、非蛋白氮 47.5mg％、肌酐 132.6μmol/L、二氧化碳结合力 12.6mmol/L、酚红排泄试验 2 小时排泄总量 35％。服药 120 剂，测血压在 180～160/130～120mmHg 之间、非蛋白氮 36mg％、肌酐 88.4μmol/L、二氧化碳结合力容积 25.1mmol/L、酚红排泄试验 2 小时排泄总量为 45％。急则治标，息风潜阳佐以益肾法，血压得以稍降，但头痛、腹胀等症状不减，乃恶血内阻于肾，不能作强，升降失职，故予大剂之活血化瘀法，红花用至 30 克，恶血得去，病情方始稳定。邹氏结合多年用药之实践经验，认为红花和平不猛，为通瘀活血之要剂。虽用量大至 30 克，并未见下血不止之弊。

方二十一（江苏名医邹云翔）

按摩拇指甲：坐位、卧位均可，先用右手的拇指与示指捏住左手的大拇指末端的指甲与指腹，转动揉搓 50 次，然后自指甲远端向指根方向慢慢地推揉 50 次；两手交换同样按摩。每日醒后、午睡前和就寝前做 3 次，坚持下去，有降压效果。

按摩足三里：坐在沙发上，膝屈曲 90°，分别用左右手的中指端，按揉左右小腿的足三里穴，旋转按摩 30 次。除有引血下行、血压降低外，还有调理胃肠功能，健脾养胃的作用。

按摩涌泉穴：每晚温水足浴后，坐于床上，常用左手心按摩右足心，用右手心按摩左足心各 100 次，有降压健身之效。

方二十二（佚名）

[组成] 墨鱼 150 克　红柿子椒 50 克　葱丝、盐、植物油各适量

墨鱼洗去黑袋，撕去外膜，抽去鞘，洗净，切丝；红柿子椒洗净，去蒂除籽，切丝；炒锅置火上，倒入植物油，待植物油烧至七成热，炒香葱丝，放入墨鱼丝翻炒 3 分钟，放入红柿子椒丝翻炒至断生，用盐调味即可。

[按语] 墨鱼富含的牛磺酸成分，可以根据紧张和压力的程度，阻止身体分泌促血压上升的肾上腺素，从而起到降压的作用。

（十二）低血压

血压是血液在血管中流动时对血管壁产生的压力。以往人们只注意到高血压对人体的危害，而忽视了低血压同样对人体健康不利。所谓低血压是指成人动脉血压低于 90/60 毫米汞柱。那么，哪些疾病可造成低血压呢？

1. 体质性低血压。患者平时无异常表现，多在偶然体检时发现。少数人伴有轻微乏力、心悸等症状，多与家族遗传及身体素质有关，而且容易受环境、情绪的影响。

2. 体位性低血压。突然改变体位时引起血压降低造成全身不适，如平卧后突然坐起或长时间站立等。多由以下疾病引起：①内分泌功能紊乱；②重症急性传染病的恢复期；③脊髓疾病如脊髓空洞症；④慢性营养不良造成身体极度虚弱者；⑤应用某些降压药物有时可造成药物性低血压。

3. 心脏病。如缩窄性心包炎、肥厚性心肌炎及二尖瓣狭窄等，由于心脏舒缩无力或供血不足容易发生低血压。

4. 各种原因造成的休克、心力衰竭等常出现急性低血压。严重休克者血压可

降至零，脉搏细弱无力。某些原因造成的昏厥虽与休克不同，但有时也会出现低血压。

5. 高原性低血压。平原上的居民突然进入海拔很高的地带生活，因不能适应长期缺氧状况，日久可出现低血压。

6. 多种慢性消耗性疾病长期困扰着机体，容易导致低血压，如癌症晚期患者出现恶病质时，常出现低血压症状。

人体出现低血压症状时，常表现为头晕、头痛、目眩、记忆力减退，严重者恶心呕吐，站立不稳等，发现这些症状应及时测量血压，并去医院检查全身情况，及时治疗。常用的治疗低血压的验方如下。

方一（北京名医印会河）

[组成] 黄芪 15 克　　党参 15 克　　当归 15 克　　白术 12 克

甘草 9 克　　　陈皮 3 克　　　升麻 9 克　　　柴胡 9 克

蔓荆子 9 克　　生姜 9 克　　　大枣 5 枚

[功效] 补气升清。

[主治] 清气不升所致低血压。症见：头目眩晕、心慌心跳、疲乏汗出、四肢清凉、少气懒言，舌淡，脉虚无力。

[方解] 黄芪、党参、白术、甘草，补脾益气；升麻、柴胡、蔓荆子，升举清气；当归补血；陈皮和胃。

[加减法] 多汗，加山茱萸 9 克，五味子 9 克；肢冷，加肉桂 6 克，熟附片 9 克。

方二（北京名医印会河）

[组成] 熟地黄 9 克　　沙苑子 9 克　　鹿角霜 15 克　　枸杞子 10 克

山茱萸 9 克　　紫河车 9 克　　菟丝子 15 克　　五味子 9 克

[功效] 补益肾精。

[主治] 肾精不足所致低血压。症见：眩晕、头脑发空、耳鸣心悸、腰膝酸软、健忘少寐，苔少舌淡，脉沉细无力。

[方解] 熟地黄、沙苑子、鹿角霜、紫河车、菟丝子，补肾益精；山茱萸、五味子、枸杞子，养肝血以补肾精。

[按语] 凡遇低血压眩晕而见腰痛者，率先用此方，效果良好。

（十三）高脂血症

高脂血症指血液中一种或多种脂质成分异常，如高胆固醇血症、高三酰甘油血症。高脂血症会加速引起动脉粥样硬化，这是被科学所证明了的。当你触摸到一条硬化的动脉时，就会惊讶地发现，整条动脉就像一条绳子，硬得毫无弹性。解剖动脉硬化死者发现，其动脉管壁内层深部有许多黄色小斑块或斑条，严重时斑块已突到管腔内，动脉壁表面坑坑洼洼，高低不平，甚至管腔几乎闭塞，用手触摸有油腻感，似稠粥状，所以才称其为动脉粥样硬化。动脉粥样硬化如果侵犯到心、脑、肾等动脉血管，就会使血液供应减少，严重时因缺血而使脏器发生梗死、坏死，或因血管破裂出血而危及患者的生命。引起高脂血症主要有三种因素：

(1) 外源性：由于摄入过多的动物脂肪、肉类、酒及甜食等，造成摄入和排出的不平衡。

(2) 神经因素：目前已证实长期紧张的脑力劳动会使血中的胆固醇升高。

(3) 内分泌因素：体内脂质代谢失常，即使进食动物类脂肪不多，仍能发生高脂血症，通常与内分泌疾病有关，也可能与遗传因素有关。

方一（北京名医焦树德）

[组成] 鲤鱼（约500克）1条　山楂片25克　面粉150克　鸡蛋1只
　　　　黄酒、精盐、清水、白糖各适量

先将鲤鱼洗净切块，加入黄酒、精盐浸泡15分钟。将面粉加入清水和白糖，打入鸡蛋搅成糊状，将鱼块放入糊中浸透，取出后裹上干面粉，入爆过姜片的油中炸5分钟捞起，再将山楂加入少量水，上火煮透，加入生面粉少量，制成芡汁水，倒入炸好的鱼块煮15分钟，加入葱段、味精即成。

方二（北京名医焦树德）

[组成] 泽泻 20 克　鲜荷叶 1 张　粳米 100 克

先将鲜荷叶洗净，剪去蒂及边缘，泽泻研成细粉。泽泻粉和粳米入锅，加水适量，将荷叶盖于水面上，先用旺火烧开，再转用文火熬煮成稀粥，揭去荷叶，放入白糖适量调味。

[服法] 代早餐服食。

[按语] 泽泻在降低血清胆固醇的同时，亦降低三酰甘油，提高高密度脂蛋白的含量。实验证明：泽泻是通过干扰胆固醇的吸收、分解和排泄，即抑制食物中胆固醇和三酰甘油的吸收，影响体内胆固醇的代谢，加速三酰甘油的水解或抑制肝脏对其的合成，而发挥降低血清胆固醇、三酰甘油和升高高密度脂蛋白的作用。泽泻还有一定抗心肌缺血、降压、降血糖等作用。荷叶有清热化浊、减肥消脂之功。常服此粥对防治动脉粥样硬化和冠心病有显著效果。

方三（北京名医焦树德）

[组成] 决明子　山楂各适量
[服法] 作茶剂。每次 1 包，开水冲泡，日 3 次。
[功效] 祛脂降压，减肥健身。
[主治] 冠心病、高脂血症。

[按语] 药理实验证明，决明子能抑制血清胆固醇的升高和主动脉粥样硬化斑块的形成。山楂，能增加胃中酶类物质，促进消化，其所含脂肪酶尤能消化脂肪食积，有降低血脂作用。

方四（北京名医焦树德）

[组成] 灵芝 15 克　猪蹄 1 只
　　　　料酒、精盐、味精、葱段、姜片、植物油各适量
将猪蹄去毛洗净，灵芝切片；锅内放油烧热，加入葱、姜煸香，放入猪蹄、水、料酒、精盐、味精、灵芝，用武火烧沸，再改用文火炖至猪蹄烂熟。

[服法] 吃猪蹄喝汤，每日 1 剂。

[按语] 现代药理和临床证实，灵芝中的有机锗含量很高，可增强血液中细胞运氧能力，提高心肌对缺血缺氧的抵抗能力，降低胆固醇、三酰甘油和脂蛋白。因此，常食灵芝炖猪蹄，对心血管疾病，如冠心病、高血压、高脂血症等有良效。

方五（北京名医焦树德）

[组成] 香菇 25 克　何首乌 20 克　粳米 100 克

将香菇洗净掰碎，何首乌研为细末，与粳米入锅，加水适量，文火煮为稀粥。

[服法] 代早餐服食。

[主治] 高脂血症和动脉硬化。

[按语] 香菇含有核酸类物质，可抑制胆固醇的产生，以防脂质在动脉壁沉积，防止动脉硬化和血管变脆。何首乌含有卵磷脂，卵磷脂进入血液可除掉附在血管壁上的胆固醇，从而降低血脂和减少动脉粥样硬化，可治疗心血管疾病、高血压、高脂血症等。与粳米为粥，降脂效佳。

方六（北京名医焦树德）

[组成] 鲜山楂 50 克　冬瓜 150 克

将山楂、冬瓜连皮切片，加水适量煎煮，沸后 15 分钟，取出汁液。

[服法] 加少量白糖饮服，每日 1 剂。

[按语] 山楂有扩张冠状动脉和促进胆固醇排泄作用，能降低血压、血脂。冬瓜是果蔬中唯一不含脂肪的，所含的丙醇二酸可抑制糖类转化为脂肪，有防止体内脂肪堆积、血脂增高作用。常饮此汤有显著降血脂效果。

方七（山东名医王铁民）

[组成] 干荷叶 60 克　　　生山楂 10 克　　　生薏米 10 克
　　　　橘皮 5 克　　　　茶叶 60 克　　　　花生叶 15 克

将以上各物研细为末、混匀，装入可渗透的纸袋中，按 5 克 1 袋包装成袋泡茶。

[服法] 每天早、中、晚各 1 袋，用沸水冲泡，加盖 5 分钟后，代茶饮。

方八（山东名医王铁民）

[组成] 桑葚 10 克　红枣 5 枚　制何首乌 30 克　粳米 100 克

将制何首乌加水煎煮共 3 次，去渣取汁待用；将桑葚、红枣洗净，粳米淘洗净，放入锅中，加入制何首乌煎汁先武火后文火熬成粥。粥将熟时放入少许冰糖调味，即可食用。

方九（山东名医王铁民）

[组成] 茉莉花 6 克　玫瑰花 6 克　绿茶 10 克

将 3 物放入茶壶中，用沸水冲泡，放置 10 分钟后饮用。

方十（山东名医王铁民）

[组成] 乌龙茶 3 克　　　槐角 18 克　　　　何首乌 30 克
　　　　山楂肉 15 克　　　冬瓜皮 18 克

将槐角、何首乌、冬瓜皮、山楂肉等 4 味，共加清水煎汤，冲乌龙茶。

[服法] 代茶饮。

方十一（山东名医王铁民）

[组成] 香附 9 克　　白术 9 克　　枸杞子 9 克　党参 12 克
　　　　赤芍 12 克　五味子 12 克　泽泻 15 克　　山楂 15 克
　　　　丹参 18 克　柴胡 6 克

水煎 2 次，每次煎 30 分钟，两次滤液混合共 300 毫升。

[服法] 分 3 次温服，每次 100 毫升。每日 1 剂。

[按语] 治疗期间，停服一切降脂保肝药物。少食或不食肥肉及油炸食品。

（十四）阿米巴痢疾

阿米巴痢疾是由溶组织阿米巴原虫侵及肠道而致的一种以痢疾为主的消化道传染病。本病主要临床症状为腹痛、腹泻，每日数次或十数次，可稍见里急后重，往往在右下腹有压痛，便内有黏液、脓血，呈果酱色，腐败腥臭味，便量较菌痢为多，迁延日久可转为慢性，胃肠功能紊乱，可见食欲不振、脘腹胀满、大便时溏或见五更泄等。

方一（北京名医印会河）

[组成] 鸦胆子 20 粒

去壳捣碎，以龙眼肉包严（或装胶囊）吞服。

[功效] 泄热解毒燥湿。

[主治] 湿热在肠所致的泻痢。症见：腹痛腹泻、日数行或数十行、下痢脓血呈果酱色、腐败腥臭，苔腻，脉滑。

[按语] 鸦胆子，清泻肠热、燥湿解毒，能杀灭阿米巴原虫，为了避免毒性刺激胃，故用龙眼肉包吞，或取胶囊装服。

方二（北京名医印会河）

[组成] 补骨脂 9 克　吴茱萸 9 克　肉豆蔻 9 克　五味子 9 克

灶心土 120 克（煎汤代水）鸦胆子仁 10 粒（用龙眼肉或胶囊包装，药汁送服）

[功效] 温胃固肠，兼以杀虫。

[主治] 脾肾阳虚所致泻痢。症见：病发较久、食欲不振、五更泄泻、腹中冷痛、四肢不温、面色萎黄，舌淡，脉沉细。

[方解] 四神丸加灶心土，以温涩大便；鸦胆子，杀阿米巴原虫，泄肠热、燥湿解毒。

[按语] 本病类同五更久泻之脾肾阳虚证，但因病如下痢，且便中尚有肠垢未净，故治有异同之处。

方三（北京名医印会河）

[组成] 诃子肉 10 克　炙粟壳 10 克　肉豆蔻 10 克　肉桂 8 克
　　　　当归 10 克　广木香 3 克　焦白术 10 克　神曲拌炒党参 10 克
　　　　炙甘草 10 克　炒白芍 10 克　灶心土（煎汤代水）120 克

[主治] 腹痛腹泻、日数行至十数行、下痢脓血。

（十五）消化性溃疡

消化性溃疡在临床上十分常见。笔者经多年的临床观察实践，认识到本病的病因病机为饮食失节，脾胃损伤，运化失常，升降失悖，生湿聚痰，瘀血阻络，久而形成溃疡，而以中焦脾胃虚寒为其病本，气滞血瘀痰阻为其病标。在治疗上温中益气、健脾和胃为主，理气通滞，祛瘀生新，生肌敛溃为辅，经临床筛选，自拟愈疡散治疗本病，疗效较好。长期服用，能巩固疗效，减少复发。

方一（北京名医董建华）

[组成] 黄芪 50 克　人参 20 克　延胡索 15 克　白及 20 克
　　　　三七 15 克　丹参 20 克　海螵蛸 30 克　黄连 15 克
　　　　砂仁 10 克　干姜 15 克　炙甘草 15 克　锡类散 0.6 克
共研为粉末。

[服法] 每日 3 次，每次 5 克，服 2 周为 1 个疗程。

[按语] 一般服药 2 个月后查胃镜，溃疡愈合后减锡类散，继服半年至 1 年。方以黄芪、人参，补中益气、补脾生血，改善循环，提高机体免疫力，促进病灶愈合，长期服用则能改善脾胃虚弱，达到四季脾旺不受邪的目的。丹参、三七、延胡索，活血、理气、止痛，增加血液循环，修复病灶和改善局部组织纤维化瘢痕化。海螵蛸，收敛止血，中和胃酸，保护胃黏膜，调整胃的运动和分泌。白及，生肌止血消肿，为治疗出血证及痈肿疮毒之要药。黄连，清热燥湿、解毒敛疮，

同时又能抑制幽门螺杆菌。干姜，温中散寒、健运脾阳。砂仁，化湿行滞、兴奋中阳。炙甘草，调和诸药而补中益气，对溃疡面有保护作用。锡类散，消炎解毒、祛腐生新，能愈合体内外各部位之溃疡，配合诸药加强敛疮生肌之功效，为粉末行服，药物可直接作用于溃疡面局部而收效更捷。全方共奏补脾益气、温中止痛、和胃生肌、祛瘀生新之力。

方二（北京名医董建华）

[组成] 炙刺猬皮 5 克　　炒九香虫 5 克　　炒五灵脂 10 克　　金铃子 10 克
延胡索 5 克　　　砂仁 3 克　　　　丹参 15 克　　　　赤芍 10 克
生蒲黄 10 克　　　半夏 10 克　　　　茯苓 10 克

[服法] 每日 1 剂，水煎服，每日 2 次。

方三（佚名）

[组成] 炙黄芪 20 克　　乌贼骨 10 克　　延胡索 10 克　　炒白芍 10 克
煅牡蛎 15 克　　炒白及 10 克　　广木香 10 克　　炒白术 10 克
五灵脂 10 克　　炙甘草 10 克

①上药加水 400 毫升，煎 50 分钟，取汁 200 毫升。2 煎加水 300 毫升，煎取汁 100 毫升。两煎混合后分两份，早、晚饭前温服 150 毫升，每日服 1 剂。此法用于疾病早期。

②上药按用药比例加倍。打粉，早中晚饭前温水送服，每次 5 克。或装胶囊，每次 5 克，每日 3 次。

[功效] 健脾调中、止血活血散瘀、制酸和胃。

[主治] 适用于消化性溃疡、慢性胃炎、萎缩性胃炎、胃肠功能紊乱。

[按语] 药用黄芪、白术，以健脾调中。白芍、延胡索、木香、五灵脂、甘草，和营缓急止痛。延胡索、木香、五灵脂、白及，止血活血散瘀，止血不留瘀。乌贼骨、煅牡蛎，制酸和胃。现代研究表明，黄芪能调节机体免疫功能，改善胃黏膜细胞代谢过程，促进溃疡愈合。延胡索改善黏膜血液循环，并有镇痛作用。乌贼骨抑制胃酸分泌，有止血、保护胃黏膜作用。方用散剂或装胶囊，取其方便

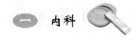

服用、减少刺激、延长药效之功。

方四（四川名医李斯炽）

[组成] 海螵蛸 9 克　　川贝母 6 克　　驴皮胶 9 克　　白及 9 克
　　　　山药 12 克　　石斛 9 克　　生谷芽 12 克　　玉竹 9 克
　　　　牡蛎 9 克　　鸡内金 6 克　　甘草 3 克　　　青香藤 9 克

[功效] 益胃阴。

[主治] 失血导致的胃阴不足。

方五（四川名医李斯炽）

[组成] 法半夏 9 克　　厚朴 9 克　　制香附 9 克　　白芍 9 克
　　　　青皮 9 克　　杏仁 9 克　　茯苓 12 克　　延胡索 9 克
　　　　木香 3 克　　炙甘草 3 克　　吴茱萸 3 克

[功效] 温肺、疏肝、运脾。

[主治] 脾肺虚寒、肝郁脾滞导致的胃溃疡。

方六（国医大师颜德馨）

[组成] 生黄芪 30 克　　桂枝 4.5 克　　杭白芍 12 克　　生姜 2 片
　　　　九香虫 2.4 克　　大枣 4 枚　　炙甘草 4.5 克　　饴糖 30 克
　　　　茯苓 9 克

[服法] 5 剂，每日 1 剂，水煎服。

[按语] 黄芪为方中君药，味甘，性温，归脾、胃经，能补脾益肺，振奋元阳。饴糖，味甘，性温，归脾、胃经，可补虚温中、缓急止痛。茯苓，味甘而淡，甘则补，淡则渗，能补中益气、淡渗化浊。如此相伍，温中健脾同进，益气和中共施，升清淡渗并举，共奏温运脾阳，健脾和中之功。方中桂枝，味辛、甘，性温，善于暖脾胃、行气血。白芍，味苦、酸，性微寒，归肝、脾经，一则化阴补血、和营敛阴，二则调肝血以缓挛急，柔肝止痛而治泄泻。此药常广泛用于各种疼痛，又配用了九香虫这味药物，此药又名蜣螂虫，味咸，性温，

归肝、脾、肾经，在方中既可理气活血止痛，又可温中祛寒助阳，临证用于治疗胸胁痛、胃痛、腰膝痛常获奇功。本方温通脾阳、健脾和中，适用于中焦虚寒、健运失职所致的消化道溃疡。

方七（北京名医董建华）

[组成] 高良姜10克　　香附10克　　苏梗10克　　陈皮5克
　　　　佛手5克　　　香橼皮10克　炒川楝子10克　延胡索5克
　　　　煅瓦楞子10克　乌贼骨10克　马尾连5克

方名良附苏陈汤。

[服法] 每日1剂，水煎服，每日2次。

[功效] 温中散寒、宣通阳气。

[主治] 适用于寒邪犯胃、胃阳被遏、胃失和降者。

方八（北京名医董建华）

[组成] 玫瑰花片6～10克（鲜品加倍）

将玫瑰花放入杯内，冲入沸水，候温。

[服法] 代茶饮用。每日2剂。

[功效] 理气解郁、疏肝健脾。

[主治] 消化性溃疡证属肝胃气滞型。

（十六）胃炎

西医的胃炎分类有很多种，最常见的有浅表性胃炎、萎缩性胃炎，属中医胃脘痛的范畴，病机涉及胃、脾、肝、胆等。胃炎虽病在胃，与脾不可分割。一般胃炎初期，多表现胃失和降，症见痛胀并作，以后波及脾，健运失职，症见神疲、纳呆及气血生化不足的虚象。脾虚反过来又影响胃的通降功能，形成脾胃同病，虚实互见，肝胆与脾胃是木土相克的关系。

方一（上海名医裘沛然）

[组成] 高良姜 12 克　制香附 12 克　党参 30 克　　生甘草 24 克

制半夏 12 克　川黄连 12 克　牡蛎 30 克　　当归 15 克

川楝子 10 克　延胡索 18 克　小茴香 12 克　佛手 4.5 克

[按语] 裘氏治疗胃病，惯用辛开苦降法。盖脾胃居中焦，为升降出入之枢纽。六腑以通为补，胃以通降为用。辛开苦降法具有开结、散郁、降逆、和中功效，正合胃腑之生理。

方二（北京名医董建华）

[组成] 酒大黄 5 克　　黄连 5 克　　　黄芩 10 克　　枳壳 10 克

大腹皮 10 克　香橼皮 10 克　佛手 10 克

[加减法] 如果痰热互结，症见舌苔黄腻，即合用小陷胸汤（黄连、半夏、瓜蒌）；若大便不结、胃中灼热，去酒大黄，加白虎汤直清胃热，其中石膏用量 10 ～ 20 克。

[按语] 白虎汤是热病气分热的代表方剂，鲜有在内伤脾胃病中应用的。

方三（广东名医刘石坚）

[组成] 太子参 20 克　　　　百合 20 克　瓦楞子 25 克　海螵蛸 25 克

沉香（后下）5 克　乌药 15 克　茯苓 15 克　　法半夏 10 克

枳实 10 克　　　竹茹 15 克　陈皮 5 克　　甘草 5 克

[服法] 每日 1 剂，水煎服。

[功效] 理气和胃、疏肝利胆。

[主治] 慢性胃炎。症见：嗳气、吞酸、心烦不寐、纳呆，舌质红、苔黄腻，脉弦数。

[方解] 慢性胃炎属中医胃脘痛范畴，其病机以胃气不畅、肝胆失于疏泄居多，故治疗以理气和胃、疏肝利胆为主。方中温胆汤有分消走泄之效，再加百合汤（百合、乌药）。乌药，香窜利气；沉香，能降气，二药合用更能增强温胆汤的

理气止痛功能。佐以太子参、百合养胃，海螵蛸、瓦楞子制酸。使本方具有宣通理气、降逆和胃、疏肝利胆之功。

[加减] 胃脘痛甚，加郁金10克，香附子10克，以行气止痛。胃脘胀满，加千层纸10克，川厚朴（后下）8克，以降逆行气。胃中有灼热感，加蒲公英10克，川黄连8克，以清热和胃。溃疡性胃炎，加珍珠末（冲服）3克，以增强制酸和收敛作用。消化道出血，加墨旱莲15克，大黄6克，黄芩10克，以凉血止血。大便秘结，加莱菔子，宽中利气以通便。萎缩性胃炎，去瓦楞子、海螵蛸，加白芍20克，饴糖（和服）30克，黄芪20克，乌梅8克，以共奏补中益气、养阴和营之功。胆汁反流型胃炎，加川楝子10克，柴胡12克，三棱10克，莪术10克，以增降逆疏利肝胆之效。糜烂型胃炎，加田七10克，丹参10克，白及10克，珍珠末（和服）3克。疣状胃炎，加水蛭5克，虻虫5克，以增强活血化瘀、收敛病灶之效。

方四（北京名医焦树德）

[组成] 百合30克　乌药9克　　丹参30克　檀香（后下）6克
　　　　砂仁3克　　高良姜9克　制香附9克

[主治] 长期难愈的胃脘痛，胃脘喜按喜暖，但又不能重按，舌苔白，脉象弦（或只右脉弦），虚实寒热症状夹杂并见者（包括各种慢性胃炎、胃及十二指肠球部溃疡、胃黏膜脱垂、胃肠功能紊乱、胃癌等所致胃脘痛）。

[方解] 本方以百合汤、丹参饮、良附丸3方组合而成，故名"三合汤"。百合汤由百合、乌药组成。主治诸气膹郁所致的胃脘痛。百合，味甘，性平，主入肺、胃经，降泄肺胃郁气，肺气降，胃气和，则诸气俱调；配以乌药，快气宣通，疏散滞气，温顺胃经逆气。二药相合，既能清泄肺胃郁气，温顺中焦滞气，又能防止百合平凉之性，有碍中运。再参《本经》说百合能"补中益气"，王好古说乌药能"理元气"，故本方更适用于日久不愈、正气渐衰之证。丹参饮由丹参、檀香、砂仁组成，为治疗心胸疼痛的验方。丹参，味苦，性微凉，活血祛瘀、通经止痛；檀香，辛温理气，利胸膈、调脾胃；砂仁，味辛，性温，行气调中、和胃醒脾。三药相合，以丹参入血分为主药，又配以檀香、砂仁，则既能化瘀滞又能理胃气，再兼丹参功同四物，砂仁兼益肾"理元气""引诸药归宿丹田"，故对久久难复的胃脘痛，

不但能够化瘀定痛，并能养血、益肾、醒脾。良附丸由高良姜、香附各等分组成。高良姜，味辛，性热，温胃散寒。《本草求真》说，"同香附则除寒祛郁"。香附，味辛、微苦甘，性平，理气行滞、利三焦、解六郁、治诸痛。因寒而痛者，重用高良姜，因气而痛者，重用香附。二药合用，善治寒凝气滞胃痛。以上3方相合，主气、主血、主寒、主滞，比较全面，既能治病又能益人。

[加减] 遇寒痛重，甚则呕酸，苔白脉缓，证属中焦寒盛者，可减丹参为20克，加砂仁为6克，良姜为10克，另加吴茱萸5克，干姜3克。兼有泛恶胸闷，苔腻，喜干食，便溏脉濡，证属中湿不化、气血不畅者，可加半夏10克，陈皮10克，茯苓15克，木香9克，煅瓦楞10克。兼有口苦，舌苔微黄，胃有灼热感，但进凉食痛会加重，脉略带数，证属标热本寒者，减高良姜为6克，砂仁改5克，加炒萸连6克，炒黄芩9克，千年健9克。兼舌质红无苔，口干不欲饮，大便少或干，证属中焦气化不利，津液不能上输者，可加知母9克，葛根9克，生麦芽10克，焦山楂10克，乌梅1～2克。大便色黑，潜血弱阳性者，减高良姜为5克，加白及9克，生藕节15～20克，茜草炭12克。

方五（北京四大名医萧龙友）

[组成] 米炒台党参9克　　土炒冬术9克　　麸炒枳壳9克
　　　　制乳香、制没药各9克　佛手片12克　　焦鸡内金9克
　　　　沉香曲9克　　　　生、熟稻芽各9克　生甘草6克
　　　　鲜苇根1尺　　　　真郁金9克　　　大腹皮9克
　　　　干藕节5枚

[主治] 肝旺犯胃所致的胃痛。

方六（北京四大名医萧龙友）

[组成] 南沙参15克　苦桔梗9克　制乳香、制没药各9克
　　　　冬瓜子15克　丝瓜络9克　生、熟稻芽各9克
　　　　首乌藤30克　合欢花9克　北五味15克　云茯苓12克
　　　　宣木瓜12克　生甘草9克　带心莲子15粒

[主治] 湿邪下注、中气太虚所致胃痛。

方七（北京四大名医萧龙友）

[组成] 空沙参 12 克　　　　　　　焦冬术 12 克　炒枳壳 9 克

川厚朴（川黄连水炒）9 克　　真郁金 9 克

制乳香、制没药各 9 克　　　沉香曲（布包）9 克

佛手片 9 克　　　　　　　　生、熟稻芽各 9 克

焦鸡内金 9 克　　　　　　　白蔻仁 9 克　甘草梢 6 克

鲜荷梗 1 尺　　　　　　　　生荸荠（捣）3 枚

[主治] 肝胃不和、气食两滞所致胃痛。

方八（北京四大名医萧龙友）

[组成] 老苏梗 9 克　　　　　　　　焦冬术 9 克　炒枳壳 9 克

沉香曲（布包）12 克　　　　制厚朴（姜汁炒）6 克

制乳香、制没药各 6 克　　　炒稻芽 9 克

焦鸡内金 9 克　　　　　　　广木香 6 克

大腹皮 12 克　　　　　　　　火麻仁 12 克　云茯苓 12 克

盐泽泻 12 克　　　　　　　　生甘草 6 克　生藕节 5 枚

鲜生姜 1 片

[主治] 肠胃不润、兼有食滞所致胃痛。

方九（北京四大名医萧龙友）

[组成] 灵磁石（先煎）15 克　　　　北沙参 12 克　苦桔梗 9 克

真郁金 9 克　　　　　　　　制乳香、制没药各 9 克

沉香曲（布包）9 克　　　　焦鸡内金 9 克

佛手片 9 克　　　　　　　　全当归 12 克

干生地黄（砂仁 6 克研拌）12 克　生杭芍 12 克

生甘草 6 克　　　　　　　　生藕节 3 枚

[主治] 因气夹食、肝胃不和所致胃炎。

方十（北京四大名医萧龙友）

[组成] 南沙参 12 克　西防风 6 克　沉香曲（布包）6 克
　　　　炒稻芽 9 克　桑寄生 12 克　茯神 12 克　　赤、白芍各 9 克
　　　　盐砂仁 6 克　建泽泻 6 克　粉甘草 6 克　　生苇茎 5 寸
　　　　生藕节 3 枚

[主治] 内有伏热、外感风寒所致胃炎。

方十一（国医大师裘沛然）

[组成] 高良姜 12 克　制香附 12 克　党参 30 克　　生甘草 24 克
　　　　制半夏 12 克　川黄连 12 克　牡蛎 30 克　　当归 15 克
　　　　川楝子 10 克　延胡索 18 克　小茴香 12 克　佛手 4.5 克

[按语] 方中高良姜，味辛，性热，归脾、胃经，辛热纯阳，温脾暖胃、祛寒止痛，可除一切沉寒痼冷，疗一切冷物所伤，为中宫寒冷诸症之要药。香附，味辛、微苦，性平，归肝、脾、三焦经，辛散苦降，芳香性平，能疏肝解郁、宽胸调脾，可上行胸膈，下走肝肾，散一切气，解一切郁，且善走亦能守，善行气分亦入血分。两者相伍，可疏肝行气、温胃散寒。为了达到最佳治疗效果，裘老在原方的基础上又配用了小茴香、佛手这两味药物。小茴香，味辛，性微温，归肝、肾、脾、胃经，能温中散寒、醒脾开胃、除湿行滞、辟秽止呕。佛手，味辛、苦，性温，归肝、脾经，能疏肝行气、醒脾导积。二药相伍，协助良附丸祛寒止痛、温中和胃。诸药合用，共奏温中祛寒、行气止痛之功。方中川楝子，味苦，性寒，归入肝经，清热疏肝、行气止痛、泄气分之热而止痛；延胡索，味辛、苦，性温，归肝、胃经，既可行血中之气滞，亦可通气中之血滞，其性和缓，不甚峻猛，为止痛之要药。二药相伍，相辅相成，各有侧重，合用共奏清肝泄热、解肝郁、行气止痛之功。方中半夏，味辛，性温，归脾、胃、肺经，一可温中散寒、和胃降逆，二可祛痰散结、开结除痞。黄连，味苦，性寒，归入心、肝、胆、胃、大肠经，苦以降阳，寒以胜热，气味俱厚，清上泻下，能清肝热、泻心火、凉血热、除湿火、厚肠

胃。二药相伍用半夏辛开散结以除其寒，用黄连苦降走下而去其热，如此寒热并用，辛开苦降，以调和寒热、泻心消痞，寒热去，痞塞开，气机畅，其结自开。又配伍了党参、当归、甘草、牡蛎四味药物以补虚扶正，顾护胃气。本方能温中祛寒、行气止痛、和胃降逆、开结除痞，适用于脾胃失和所致胃炎。

方十二（国医大师张镜人）

[组成] 麸炒白术 9 克　　赤、白芍各 9 克　　炙甘草 3 克　　山药 9 克

炒枳壳 9 克　　白扁豆 9 克　　醋香附 9 克　　佛手片 6 克

太子参 9 克　　九香虫 6 克　　白花蛇舌草 30 克

炒谷芽 12 克　　延胡索 9 克

[服法] 每日 1 剂，水煎服。

[按语] 在方中用太子参、山药、白术、白扁豆、甘草，以补气健脾，以达脾宜升则健，使清气上升；枳壳、佛手、香附、谷芽，行气开郁、和胃降逆，以奏胃宜降则和，使浊气下降。复有赤白芍、甘草合用，酸甘化阴，缓急止痛，养胃以润燥；延胡索、九香虫，味辛走散，行气止痛，散湿以应脾。在方中用白花蛇舌草 30 克，既可清其火热，又能破结抗癌，实属未病先防，已病防变。本方有健脾和胃之功，适用于脾胃不和、胃络受损所致胃炎。

方十三（北京名医董建华）

[组成] 黄芩 10 克　　马尾连 6 克　　姜半夏 10 克　　党参 10 克

炮姜炭 5 克　　木香 6 克　　炒白术 10 克　　香附 10 克

延胡索 5 克　　炒川楝子 10 克　　焦三仙 10 克

[功效] 辛开苦降。

[主治] 胃中有热，肠中有寒，寒热错杂。

[服法] 每日 1 剂，水煎服，日服 3 次。

方十四（北京名医董建华）

[组成] 金铃子 10 克　　香附 10 克　　延胡索 5 克　　枳实 10 克

大腹皮 10 克　　黄连 3 克　　　吴茱萸 1.5 克　　白芍 10 克

柴胡 10 克　　　高良姜 10 克　　香橼皮 10 克　　　煅瓦楞 10 克

［按语］方名金延香附汤，每日 1 剂，水煎服。理气化瘀通络，适用于肝郁化火，气滞血瘀，久病入络。慢性胃炎多见脾胃虚弱、气机郁滞证，故益脾养胃、调理气机为本病的基本治疗大法。益脾养胃，主要是补益脾气和滋养胃阴。由于肝郁、热壅及食积等均可导致中气郁滞，所以调中理气又须酌情兼以疏肝、泄热、化湿、消导之法。若胃络瘀阻，则疼痛顽固难愈，可酌予活血化瘀、通络止痛药。

（十七）细菌性痢疾

本病是由痢疾杆菌所引起的一种夏秋季常见的肠道传染病，以发热、腹痛、里急后重和泻下脓血黏液便为主要临床表现，也可出现惊厥、昏迷、甚至休克。

方一（北京四大名医萧龙友）

［组成］台党参 9 克　　　焦冬术 6 克　　制乳香、制没药各 9 克

大腹皮 6 克　　　麸枳壳 6 克　　炒扁豆 12 克　　赤、白苓各 9 克

怀山药 12 克　　　芡实米 12 克　　真郁金 6 克　　　真血竭 6 克

炒薏苡仁 12 克　　首乌藤 30 克　　生甘草 6 克　　　赤、白芍各 9 克

［主治］适用于久痢中气已虚者。

方二（北京名医印会河）

［组成］葛根 15 克　　　黄芩 15 克　　　黄连 6 克

木香 6 克　　　槟榔 12 克　　　生甘草 6 克

［功效］解肌清肠。

［主治］肌热下痢。症见：下痢肠垢、白多红少、里急后重、腹痛、口渴、全身高热，舌红苔黄，脉浮数或滑数。

［方解］葛根，解肌热、生津液；黄芩、黄连，清肠燥湿；木香、槟榔，行气破滞，以治后重。

方三（北京名医印会河）

[组成] 鲜猪肺 1 具　生薏苡仁 120 克

先将猪肺洗净，然后将薏苡仁从气管纳入肺中，入水煮熟，连汤带肺，依量服之，服毕为度，每日 1 剂。

[按语] 猪肺，以肺补肺，补肺与大肠之虚，即腑虚治脏之意；薏苡仁，清补肺气、理湿利肠。两者相合，共奏补肺治肠之效。本方肺与大肠同治，适用于久痢肺伤。常见症状：痢疾日久、体虚羸瘦、滑脱不禁、或见脱肛、潮热咳喘、气怯声嘶，舌光滑少苔，脉数无力。

方四（广州名医卢时杰）

[组成] 山药粉 50 克　三七粉 6 克　鸦胆子（去皮）20 粒

先用水煮山药粉为粥，待熟入三七粉、鸦胆子仁。

[服法] 早晨空腹食之。

[功效] 健脾、止血、解毒、止痢。

[主治] 下痢脓血、里急后重、腹胀、乏力。

方五（广州名医卢时杰）

[组成] 干马齿苋 30 克或鲜马齿苋 60 克　粳米 50 克　红糖适量

马齿苋洗净切碎后加红糖适量，与粳米同时入锅，加水煎煮至米烂，每日温服 2 次。

[功效] 本粥可清热解毒、凉血止痢。

方六（广州名医卢时杰）

[组成] 鲜藕 1500 克　红糖 200 克

鲜藕洗净，用擦刮刀擦丝，以洁净纱带绞汁，把藕汁放入锅内，加入红糖，先大火，后以小火，加热煎熬成膏时，加蜂蜜 1 倍，至沸停火，待冷装瓶备用。

［服法］每次 1 汤匙，以沸水冲化，顿饮，每日 3 次。

［主治］细菌性痢疾。

［按语］藕，味甘，熟食则由凉变温，本品以藕为主料，再配以红糖、蜂蜜，而成补益五脏、健脾开胃、止泻固精的佳品。

方七（广州名医卢时杰）

［组成］小尖辣椒 1 枚　豆腐皮 50 克　素油、食盐、味精各适量

尖辣椒用湿布擦干净，去子，切碎备用。豆腐皮放入清水中，略浸泡后取出，卷起切丝，装入盘中，素油倒入炒锅，烧热，放入辣椒，炸成辣椒油，浇在豆腐皮上，再加食盐、味精，拌匀即可。

［功效］散寒除湿、导滞止痢。

［主治］寒湿泻痢。

［按语］本品出自《医宗汇编》，原方用于"痢积水泻"，为治疗寒湿泻痢方。寒湿阻滞肠腑，大肠传导功能失司，则见泻痢，法宜散寒除湿，导滞止利。方中以辣椒为主，散寒除湿，导滞以豆腐皮为辅佐，通利肠腑以助导滞止利，合用而成散寒除湿、导滞止利之方。本品对湿热积滞泻痢者不宜食用。

方八（蒲辅周）

［组成］当归 15 克　薤白头 15 克　甘草 6 克　　滑石 15 克
白芍 15 克　槟榔 6 克　炒莱菔子 6 克　枳壳 3 克
广木香（磨汁冲）1.5 克

［服法］水煎服。

［主治］本方对痢疾中的休息痢有奇效。

方九（蒲辅周）

［组成］苦参 300 克　黄连 150 克　甘草 90 克　木香 60 克
共为细末，每服 6 克。

［服法］痢疾白多红糖水冲服，赤多白糖水冲服。

［功效］清热利湿。

［主治］湿热痢。

（十八）慢性肠炎

慢性肠炎主要包括慢性溃疡性结肠炎、过敏性结肠炎、急性肠炎未治愈而演变成慢性肠炎等。慢性肠炎的基本病理改变是肠黏膜充血、水肿或浅表溃疡等。其主要症状有腹部膨隆伴隐痛，大便稀薄并含有黏液，有的甚至含有少量脓血，排便次数增多，每日 2～3 次或更多。

方一（北京四大名医施今墨）

［组成］黄芪 12 克　　薏苡仁 12 克　　党参 10 克　　茯苓 10 克

血余炭 10 克　　赤石脂 10 克　　白芍 10 克　　白术炭 6 克

陈皮炭 6 克　　柴胡 6 克　　厚朴 6 克　　黄连 6 克

［服法］每日 1 剂，水煎服，日服 2 次。

方二（北京四大名医施今墨）

［组成］豆腐 300 克　　番茄 50 克

豆腐开水烫透，取出，捣泥；番茄热水烫后去皮，切小块。混匀装盘；白糖、盐调味。

健胃消食，泻火解毒。

［服法］空腹食，每日 1 剂。

［主治］慢性肠炎、有脾虚腹胀、腹泻者。

方三（四川名医李斯炽）

［组成］白头翁 9 克　　秦艽 9 克　　黄芩 9 克　　黄连 6 克

金银花炭 9 克　　木香 6 克　　枳实 9 克　　厚朴 9 克

槟榔 9 克　　当归 9 克　　白芍 12 克　　甘草 3 克

[**功效**] 清热除湿、行气活血。

[**主治**] 适用于湿热壅遏、气滞血瘀所致的慢性肠炎。

方四（北京名医印会河）

[**组成**] 枳实9克　　　　　　　大黄9克　黄芩9克　黄连6克

焦山楂、焦建曲各9克　茯苓9克　泽泻9克

[**功效**] 通肠导滞。

[**主治**] 湿热积滞所致慢性肠炎。症见：腹部胀痛拒按、便肠垢不爽、泻下次多、有后重感、反复发作，苔黄腻，脉弦略数。

[**方解**] 枳实，下气除胀满；大黄，通肠去垢；黄芩、黄连，清热燥湿；茯苓、泽泻，健脾利湿；山楂、神曲，消食助运。

[**加减法**] 后重气滞者，加木香5克，槟榔9克。

方五（北京名医印会河）

[**组成**] 桃仁9克　　杏仁9克　　生薏苡仁9克　冬瓜仁（打）30克

黄芩15克　赤芍15克　马齿苋30克　败酱草30克

[**功效**] 清理肠道。

[**主治**] 湿渍肠道所致慢性肠炎。症见：便肠垢不爽，日三、四行，或更多次，腹痛不甚肠鸣后重，苔腻而黄，脉弦细。

[**方解**] 桃仁、杏仁，开利肺与大肠之气血；生薏苡仁、冬瓜仁、黄芩，入肺与大肠而燥湿清热；赤芍，行血则便脓自愈；马齿苋、败酱草，清大肠之热而解毒。

[**加减法**] 寒象明显、腹有痛感，可加肉桂2.5克，取其厚肠止泻，特别病久者宜之。

[**按语**] 凡便垢而不爽者，率先用此，效果良好。

方六（北京名医印会河）

[**组成**] 党参9克　白术9克　茯苓9克　扁豆9克

陈皮 9 克　　山药 15 克　　炒薏苡仁 30 克　　炙甘草 6 克
炮姜 6 克

[功效] 利湿补脾。

[主治] 脾胃虚弱所致慢性肠炎。症见：时泻时止、泻有不消化食物或带肠垢脓血、大便时较通畅、面色萎黄、食欲不振、疲倦、食后脘闷，舌淡苔白，脉虚无力。

[方解] 党参、甘草，补益脾气，以助摄纳；茯苓、白术、炒薏苡仁、扁豆、山药，健脾利湿以实大便；炮姜，温脾止泻；陈皮，理气、和胃，以健脾。

方七（国医大师郭子光）

[组成] 炮姜 12 克　　党参 15 克　　炙甘草 6 克　　附片 12 克
乌梅 12 克　　黄连 3 克

[服法] 每日 1 剂，水煎服。

[功效] 温中散寒、健脾益气、清热。

[主治] 脾阳不运、郁热内伏所致的急性肠炎。

[方解] 方中党参，味甘，性温，入脾经，补中益气，强壮脾胃为主药；由虚致寒，寒者热之，炮姜辛热，温中而扶阳气，故以为辅药；一温一补，配合精当，相得益彰；再用炙甘草为使药，补中扶正，调和诸药。共成温中祛寒、补气健脾之剂。但脾阳虚日久必损及肾阳，故郭老在方中又伍以附子，以温肾阳、助脾阳，以增强其回阳祛寒之力，与党参共为方中主药。乌梅，味酸、微涩，性温，归肝、脾、肺及大肠经；而黄连，味苦，性寒，归心、肝、胆、胃及大肠经，能清热燥湿厚肠，治湿热下痢泻不止。两者虽一温一凉，但功用相近，均为治泻痢之圣药。

方八（北京名医印会河）

[组成] 茯苓 15 克　　猪苓 9 克　　泽泻 15 克　　白术 9 克
薏苡仁 30 克　　炮姜 6 克　　灶心土（煎汤代水）120 克

[功效] 健脾利湿。

[主治] 脾虚湿滞所致胃炎。症见：大便时溏时泄、常不成形、食欲不振、

食后脘闷、面色萎黄、精神疲困、小便短少、四肢清凉，舌淡，脉细弱。

[方解] 二苓、白术、泽泻、薏苡仁，利湿健脾；炮姜、灶心土，温脾摄便而止腹泻。

[加减法] 寒甚，加附子15克；虚者，加党参9克。

方九（北京名医印会河）

[组成] 补骨脂9克　　吴茱萸9克　　肉豆蔻9克　　五味子9克

熟附片15克　　炮姜9克　　　党参9克　　　白术9克

炙甘草9克　　灶心土（煎汤代水）120克

[功效] 补脾温肾。

[主治] 脾肾阳虚所致胃炎。症见：久泄不止、便中完谷不化、腹痛肠鸣、喜温恶冷、腰酸肢冷、或见五更泄，苔白，脉沉细。

[方解] 附子、补骨脂，壮肾阳以补脾气；吴茱萸、炮姜、肉豆蔻，温脾胃以助运化；党参、白术、甘草，补脾益气；灶心土，温涩止泻。

[加减法] 腹胀，加焦三仙各9克，以消食助运。

[按语] 凡久泻而见完谷不化者，率多用此方，效果良好，热象明显者例外。

方十（北京名医印会河）

[组成] 诃子15克　　罂粟壳9克　　肉豆蔻9克　　白术9克

肉桂5克　　　木香5克　　　党参9克　　　炮姜6克

灶心土（煎汤代水）120克　　炙甘草9克

[功效] 温摄固脱。

[主治] 久泻滑脱。症见：泻利日久、滑脱不禁、精神倦怠、四肢不温、腰腿酸软，舌淡苔白，脉沉细。

[方解] 诃子、罂粟壳、灶心土，固摄止痢；肉豆蔻、炮姜，温脾阳以助化湿；肉桂，温肾、厚肠而止泻利；党参、白术、甘草，益气而固脱；木香，行气以除水湿。

[加减法] 腹痛，加芍药9克，脱肛，加升麻9克。

方十一（北京四大名医施今墨）

[组成] 黄芪 12 克　　薏苡仁 12 克　　党参 10 克　　茯苓 10 克

　　　　血余炭 10 克　　赤石脂 10 克　　白芍 10 克　　白术炭 6 克

　　　　陈皮炭 6 克　　柴胡 6 克　　　　厚朴 6 克　　黄连 6 克

[服法] 每日 1 剂，水煎服，日服 2 次。

[功效] 补中、益气、止泻。

[主治] 适用于脾胃气虚、中气下陷者。

（十九）缺铁性贫血

本病发病的最常见原因是铁的摄取量不足，而铁是人体中血红蛋白的重要成分；长期或重度缺铁可使血红蛋白的合成减少，从而导致缺铁性贫血。此外，贫血的发生是由各种原因引起的造血因子——叶酸、维生素 B_{12} 的不足，还有不少贫血是继发于其他疾病，如血液病、慢性肾脏疾病、恶性肿瘤等。临床上常用的较为有效的秘方、偏方如下。

方一（北京名医谢海洲）

[组成] 猪尾 3 根　　花生仁（带衣）2 两

　　　　黄酒、葱、姜、酱油、糖、味精各适量

猪尾顺关节斩段，沸水煮 3 分钟捞出，油热爆入葱、姜，下猪尾煸炒片刻，加水煮开后撇沫，加油、花生改文火炖烂调味即可。

[主治] 此菜可治贫血、血小板减少、出血性紫癜等。

方二（北京名医谢海洲）

[组成] 牛肉 2 两　　黄酒、盐各适量

牛肉剁成末，加 4 两 70℃左右的温水浸泡 15 分钟，加少许酒炖 15 分钟，沥出汁（肉渣另煮食），加少许盐饮用。

[**功效**] 此茶补血养胃、强筋壮骨、补虚消肿。

[**主治**] 体虚贫血者食用。

方三（北京名医谢海洲）

1. 红豆 100 克，红枣 50 克，加红糖适量，煮成稀粥食用，每日 2 次，1 个月为 1 个疗程。

2. 海带 100 克，芥蓝菜 100 克，共煮当菜吃，长期食用，亦可治愈。

3. 糯米 100 克，红枣 30 克，黑豆 30 克，加红糖适量，煮成三合粥，每日 2 次。

方四（北京名医谢海洲）

[**组成**] 制何首乌 60 克　红枣 3～5 枚　粳米 100 克

先以制何首乌煎取浓汁去渣，加入红枣和粳米煮粥，将熟时，放入红糖适量，再煮一二沸即可。何首乌忌铁器，煎汤煮粥时需用砂锅或搪瓷锅。

[**服法**] 热温服。

[**功效**] 补肝益肾．养血理虚。

方五（北京名医焦树德）

[**组成**] 猪肝 150 克　菠菜适量

猪肝洗净切片与淀粉、盐、酱油、味精适量调匀，放入油锅内与焯过的菠菜炒熟，或用猪肝 50 克洗净切片，放入沸水中煮至近熟时，放入菠菜，开锅加入调米，吃肝吃菜喝汤。

[**功效**] 有补铁作用，适用于缺铁性贫血。

方六（北京名医焦树德）

[**组成**] 黄豆芽、猪血各 250 克
蒜瓣、黄酒、葱、姜、精盐、味精各适量

黄豆芽去根洗净，猪血划成小方块，清水漂净。油少许，爆香蒜茸、葱姜末，下猪血并烹上黄酒，加水煮沸，放入豆芽，再煮 20 分钟调味即可。

[功效] 清热解毒、润肺补血。

[主治] 治缺铁性贫血头晕，去胃中积热，并有防治棉尘肺、矽肺的功效。

方七 （北京名医焦树德）

[组成] 鲜菠菜 500 克　猪血 500 克

　　　　料酒、精盐、胡椒粉、姜片、葱段、猪油、肉汤各适量

鲜菠菜洗净切段，猪血煮凝切条。锅热加入猪油，将葱、姜煸香，倒入猪血煸炒，烹入料酒，煸炒至水干，加入肉汤、盐、胡椒粉、菠菜，煮一段时间，盛入肉汤即成。

[方解] 菠菜，性凉，味甘，有养血、止血、敛阴、润燥等功能，可治疗衄血、便血、坏血病等症。菠菜中还含有蛋白质、钙、磷、铁及维生素。猪血可治头风眩晕、中满腹胀、宫颈糜烂、贫血等症。《日华子本草》说猪血有"生血"功能。《医林纂要》载猪血有"利大肠"功能。猪血配菠菜有养血、润燥、敛阴、止血功能，适用于血虚、肠燥、贫血以及出血等。

方八 （北京名医焦树德）

[组成] 全当归 15 克　吉林参 10 克　母鸡 1 只　调味品适量

将母鸡去毛杂，洗净，纳入当归、参片、葱、姜、料酒、细盐等，放入砂锅中，加水适量，武火烧沸后，文火炖熟，食鸡饮汤吃参。

[功效] 益气养血、补虚开胃。

[主治] 久病体衰，反胃少食及产后气血虚等；对各种贫血有较好的辅助食疗之效。

方九 （北京名医焦树德）

[组成] 净羊肉 500 克　净龟肉 500 克　熟猪肉 45 克　党参 10 克

　　　　枸杞子 10 克　制附片 10 克　当归 6 克　冰糖 10 克

　　　　料酒 30 克　葱节 10 克　姜片 6 克　胡椒粉 0.3 克

　　　　味精 0.6 克　盐适量

将净龟肉用沸水烫一下，刮去表面黑膜，剔去脚爪，洗净。羊肉先燎毛，再浸泡在冷水中刮洗干净。龟肉、羊肉随冷水下锅，煮开 2 分钟，去掉腥味，捞出，再用清水洗。然后，均切成约八分见方的块。党参、枸杞子、制附片、当归用水洗净。锅置旺火上，放入熟猪油，烧至八成热时，下龟肉、羊肉煸炒，烹入料酒，继续煸炒，炒干水分，备用。用砂锅，放入煸炒过的龟肉、羊肉，再放冰糖、党参、制附片、当归、葱节、姜片，加水 1250 毫升，先用旺火烧开，再移到小火上炖到九成烂时，再放入枸杞子，继续炖 10 分钟左右，离火，去掉姜、葱、当归，放入味精、盐、胡椒粉即成。汤汁鲜香，龟肉羊肉软烂，配以各种药料，即食。

[功效] 有温补功效、补阴生血、补肾壮阳。

[按语] 适宜于贫血、腰膝酸软、面色不华、须发早白、畏寒、尿清长以及心烦口渴等阴阳俱虚的患者食用。健康人食用更能防病强身，精力充沛。

方十（山东名医王铁民）

[组成] 当归 15 克　　生姜 9 克　　　黄芪 45 克　　绍酒 20 毫升
　　　　党参 30 克　　羊肉 500 克　　大葱适量　　味精少许

将羊肉洗净，放入砂锅（钢、铁锅亦可，不用铝锅）内。当归选用秦归头切片，黄芪、党参亦选上等切片，装入纱布袋，扎紧袋口，亦放入锅中，加适量水和姜、葱、食盐。先用武火烧沸，再用文火煨炖，直到羊肉扒烂为止。

[服法] 食用时加入味精，汤、肉并吃。

[功效] 补血养心、健脾益气。

[主治] 心脾血虚所致的心悸怔忡、精神困乏、食欲缺乏，以及现代医学中指的各种贫血。但心火盛所致的失眠症患者忌用。

方十一（山东名医王铁民）

[组成] 水发干肚 500 克　　白鸽 2 只　　火腿 50 克　　猪瘦肉 50 克
　　　　料酒、精盐、味精、白糖、葱、姜、猪油、高汤各适量

白鸽宰杀后，用热水烫透，去毛，开背取出内脏，洗净后下开水锅氽熟，捞出洗净。猪肉、火腿各切成 3 件，猪瘦肉下开水锅氽一会捞出，洗净待用，白鸽、

猪肉、火腿同时放入炖盅内，加入精盐、味精、白糖、料酒、葱、姜、高汤，加盖上笼蒸约半小时取出，拣去葱、姜，取出鸽子待用。鱼肚切成长5cm，宽2cm的块，先下锅用冷水滚烧5分钟倒出。后起油锅煸葱、姜，烹入料酒，加入开水，将鱼肚下锅再滚煨3分钟后，将鱼肚捞出，沥干水分，放入炖盅内，鸽子放在鱼肚上面即成。

[按语] 鱼肚为鱼鳔，古称之"鳔鳔"，是我国海味珍品，上乘名菜。其味甘，性平。《本草纲目》称："治妇人难产，产后风搐，破伤风痉，止呕血，散瘀血，消肿毒。"《本草求原》云："养筋脉，定手战，固精"，并能"大补虚劳"。白鸽为血肉有情之物，具有滋补气血、补肝肾、养精血的功效，是理想的补品，此汤可治疗肝肾不足、气血两虚之头昏、四肢乏力，产后风痉、吐血、崩漏。亦可作为肺结核、再生障碍性贫血患者的食谱。

方十二（山东名医王铁民）

[组成] 乌骨鸡（1500克以上）1只　大生地黄120克　饴糖120克

选择白毛乌骨鸡（其他杂毛鸡亦可，但须是乌骨者），公鸡、母鸡均可，宰杀后去毛及肠杂，洗净。大生地黄洗后切片，饴糖拌和后，装入鸡肚内，缝好放进瓦钵内。放入铜锅中隔水蒸烂，食之。

[功效] 补血养肝。

[主治] 肝血亏虚或产后血虚血热，以及一切失血后所出现的贫血、骨髓造血功能障碍所致的贫血、化学物理损伤造血器官所致的贫血等。

[按语] 大便溏泻、腹胀食少者不宜服用。

方十三（山东名医王铁民）

[组成] 羊肉1000克　蕨麻500克　精盐、花椒水、姜片各适量

将蕨麻去杂洗净，将羊肉洗净，放入沸水中焯去血水，捞出洗净切块。将羊肉放入热锅中煸炒，加入花椒水、盐，煸炒至水干。注入适量清水，武火煮沸，撇去浮沫，文火炖至六成熟，加蕨麻入锅内，炖至熟透，盛入汤盆即成。

[按语] 蕨麻又名"人参果"，性平味甘，有健脾养胃、止渴生津、益气补血

之功，与羊肉相配伍，则具温中暖下、健脾养胃之功，适于脾虚腹泻、病后贫血、营养不良及脾肾阳虚之人食用。健康人食之能强身健体。

方十四（山东名医王铁民）

[组成] 豆腐 2 块　萝卜 250 克　水发海带 100 克　黄酱、酱油各 10 克
精盐 3 克　味精 2 克　料酒、白糖各 5 克　葱花、鲜汤各适量
植物油 500 克（约耗 40 克）

萝卜去皮，切成 4.5 厘米 ×1.5 厘米的块。海带泡开洗净，切成菱角块。把萝卜块和海带块分别放入沸水锅内焯透，再用凉水投凉。豆腐切成菱角块，放入七成热的油锅内，炸至呈金黄色，捞出沥油。炒锅上火，放入海带块、萝卜块、豆腐块，加水、酱油、精盐、白糖、料酒，用慢火炖 30 分钟。将另 1 只炒锅置旺火上，放入底油，下葱花、黄酱、白糖和料酒煸炒，再加鲜汤，开锅后将汤汁倒入烧萝卜、海带、豆腐的锅内，待入味后，放味精，盛入汤盘内即成。

[按语] 此菜味美适口，营养充足，富含大豆蛋白质、脂肪、糖分、维生素 C。海带中钙、铁、碘的含量尤为丰富，是防治贫血和钙、碘缺乏的良好食疗菜品。

（二十）再生障碍性贫血

再生障碍性贫血是一种获得性骨髓造血功能衰竭，主要表现为全血细胞减少、贫血、出血和感染综合征。

方一（北京名医秦伯未）

[组成] 生地黄 9～12 克　当归 9 克　白芍 9 克　阿胶 9 克
麦冬 9 克　　　　菟丝子 9 克　红枣 9 克

[服法] 水煎服。

[功效] 滋补心肝。

[主治] 心肝血虚型再障。

[加减法] 有肝阳症状，加牡蛎、玳瑁；神不安，加枣仁、龙齿；午后低热或手足心热，加牡丹皮、银柴胡；骨蒸劳热明显，加地骨皮；精血亏，加鹿茸粉、紫河车粉；脾阳不振、大便不实，加山药、白术；食呆胀满，加砂仁、陈皮；出血明显，加牡丹皮炭、茅根炭、犀角、艾绒炭、莲房炭、血余炭、陈棕炭、石榴皮、乌贼骨。下4方均可按此加减。

方二（北京名医秦伯未）

[组成] 黄芪12克　　　　　党参12克　白术9克　甘草3克
　　　　熟地黄（砂仁拌）9克　当归9克　白芍9克　阿胶9克
　　　　红枣9克

[服法] 水煎服。

[功效] 益气补血。

[主治] 气血两亏型再障。

方三（北京名医秦伯未）

[组成] 生地黄9克　熟地黄9克　制黄精9克　制何首乌12克
　　　　当归身9克　杭白芍9克　女贞子12克　败龟甲9克
　　　　炙鳖甲9克

[服法] 水煎服。

[功效] 滋肾养肝。

[主治] 肝肾阴虚型再障。

方四（北京名医秦伯未）

[组成] 熟地黄9克　制附片9克　枸杞子12克　鹿角胶9克
　　　　补骨脂9克　当归身9克　肉桂3～6克

[服法] 水煎服。

[功效] 扶阳填髓。

[主治] 肾阴阳两虚型再障。

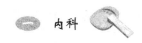

方五（北京名医秦伯未）

[组成] 生地黄炭 9 克　驴皮胶 9 克　藕节 12 克　仙鹤草 18 克

　　　　血余炭 9 克　　侧柏炭 9 克　红枣 9 克

[服法] 水煎服。

[功效] 养阴止血。

[主治] 血虚生热、血热妄行型再障。

方六（北京中医学院赵绍琴）

[组成] 蝉蜕 6 克　　　柴胡 6 克　　　片姜黄 6 克　　大黄 1 克

　　　　僵蚕 10 克　　　黄芩 10 克　　　川楝子 10 克　焦六曲 10 克

　　　　焦麦芽 10 克　焦山楂 10 克　水红花子 10 克

[按语] 赵师认为本病之血虚仅是表面现象，病之本质乃是肝经郁热灼伤营血，血伤则虚，血热则溢。因肝主藏血，又主疏泄，肝经郁热不得宣泄，见心烦急躁、夜寐梦多等症；疏泄失职，三焦不畅，则舌苔黏腻垢厚；郁热伤血动血，则脉来弦细动数。因此，虽见血虚，亦不可温补，且热不去则血难复，故治宜疏泄肝胆郁热，可用升降散加清肝之品。

（二十一）肥胖

从古至今，人类从未停止过对美的追求和向往，今天肥胖已渐渐成为阻碍人们追求美的一块绊脚石。肥胖不仅给人带来外表上的不雅，体态臃肿，生活不便，社会交往困难，最主要的是危害人类健康，缩短寿命。

一是易患高脂血症及动脉硬化。肥胖者脂肪代谢的特点主要表现为血浆游离脂肪酸浓度升高，动脉硬化在肥胖患者中明显增高，肥胖与消瘦者相比，冠心病发生率为 5：1；血脂增高乃是形成动脉粥样硬化的重要原因。二是易患高血压病。调查结果表明，肥胖人群中患高血压病者占 23.3%，显著高于一般人群。三是易患糖尿病，肥胖者患糖尿病与其胰岛素分泌异常有关。近年来的研究发现肥胖患者血浆中的胰岛素浓度大大超过正常人，约为 4 倍。因此，肥胖被认为是糖尿病的最大诱发因素，防治糖尿病首先要防治肥胖的观点日益引起重视。四是易患脂肪肝。由于脂肪在肝内堆积导致肝细胞发生脂肪变性，纤维组织增生，重者可损害肝功能。据报道，肥胖者有 50% ～ 55% 肝脏活检有脂肪变性。肥胖者肝硬化比例也高于一般人，不少肥胖者同时伴有糖尿病和脂肪肝。五是易患胆囊炎、胆石症。肥胖患者中胆结石的发生率高，女性尤为显著，有报道女性肥胖患者中的 50% ～ 80% 并发胆石症，男性肥胖患者胆石症也较正常人多 2 倍。由上可知，肥胖对人们的健康危害实在太多了，难怪进入 20 世纪 90 年代，肥胖已成为人们越来越关注的一个热点。那么肥胖的含义又是什么呢？所谓肥胖，是指由于人体脂质代谢紊乱，或进食营养物质超过消耗量，使机体脂肪贮存增多超过正常人标准体重 20% 以上，即肥胖病。

方一

[组成] 鲜荷叶 30 克

将荷叶洗净，撕成碎片，入瓷杯中，沸水冲泡，温浸 15 分钟后即可饮服。

[服法] 代茶饮。

[功效] 本方不但减肥，且能降脂。

方二

[组成] 干荷叶 60 克　生薏苡仁 15 克　生山楂 15 克　橘皮 5 克

将荷叶、山楂、薏苡仁、橘皮切碎捣研成细末，混匀，装瓶备用。晨起取末放在水杯中，沸水冲泡，浸渍 20 分钟即可饮用。

[服法] 代茶饮。

方三

[组成]　山楂 30 克　　炒牵牛子 6 克　　麦芽 30 克　　赤小豆 30 克

　　　　陈皮 15 克　　莱菔子 30 克　　茯苓 15 克　　草决明 30 克

　　　　泽泻 30 克　　藿香 15 克　　　六神曲 15 克　乌龙茶 30 克

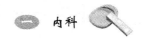

夏枯草 15 克

将药烘干，共研成粗末，用瓷罐或塑料袋密封即成。

[**服法**] 每次用 6 ～ 12 克泡开水当茶饮。

[**主治**] 本方尤适用于肥胖且高血压者。

方四

[**组成**] 绿豆芽 50 克　米醋、生姜、食盐各适量

绿豆芽摘洗干净，入开水锅内汆一下，捞出装盘，加米醋、食盐、生姜末拌匀，即可食用。

[**功效**] 本方不仅减肥，且有利于保持身体健美。

方五

[**组成**] 玫瑰花 0.3 克　茉莉花各 0.3 克　玳玳花 0.5 克　川芎 1.5 克

荷叶 1 克　　　通草 1 克　　　郁李仁 5 克　　火麻仁 5 克

全瓜蒌 12 克　佛耳草 12 克　玉竹 12 克　　参三七 1 克

浓煎喷洒在荷叶上焙干泡茶。

[**服法**] 每日 2 包，3 个月为 1 个疗程。

[**主治**] 本方对单纯性肥胖病有良效。

方六

[**组成**] 干竹荪 1 克　银耳 10 克　鸡蛋、盐、味精各适量

竹荪浸泡透，再用清水冲洗干净。银耳浸泡后洗净，去蒂。鸡蛋打碎搅匀，清水煮沸后，倒入鸡蛋糊，加竹荪、银耳，文火烧 10 分钟，加精盐、味精各适量。

[**服法**] 佐餐食用。

[**主治**] 本方对于肥胖病腹壁脂肪较多者有较好疗效。

方七

[**组成**] 豆腐 500 克　豌豆苗尖 500 克

水沸后，把豆腐切块下锅。煮沸下豌豆苗尖，烫熟即起锅。

[服法] 佐餐食用。

[主治] 尤适于气虚便秘的肥胖者。

方八

[组成] 焦山楂 15 克　　生黄芪 15 克　　荷叶 8 克　　生大黄 5 克
　　　　生姜 2 片　　　　甘草 3 克

将以上 6 味同煎汤。

[服法] 代茶随饮，或每日 3 次。

[功效] 益气消脂、通腑除积、轻身健步。

[主治] 适用于高脂血症、高血压、肥胖等。

方九

利用一个健身球就可以锻炼腰腹肌肉，甩掉腰间赘肉。

健身球卷腹：

1. 仰坐在球上，两脚分开与肩同宽，然后伸展双臂。

2. 臀部保持在健身球上，然后缓慢左转身体，直到指关节指向地面。

3. 回复到平躺位置，然后向右侧转动，重复相同动作。

俯卧滚球扭腰：

1. 采取俯姿，双手撑地，与肩同宽，双脚置于球上，屈膝收球，保持屈膝姿势。

2. 腰腹肌肉收紧，双膝弯曲，向身体右侧滚动健身球。

3. 双腿伸直，将健身球滚回起始位置。之后换左侧，重复动作。

方十

[组成] 魔芋粉 100 克　　大蒜、米粉、米醋、食盐、香油、石灰水各适量

取魔芋粉入锅，加水，边煮边搅，点适量石灰水，待魔芋充分吸水膨胀后，调入米粉，搅拌均匀，收汁而成。冷却后呈灰白色，形似豆腐，质地细腻滑嫩。

临用时切成片或细丝，入开水锅焯一下，捞出装盘，拌上少许大蒜、食盐、米醋、香油等调料，即可食用。

[服法] 佐餐食用。

[功效] 化痰行瘀、降脂减肥。

[按语] 魔芋为天南星科植物的地下球块茎，又称鬼头。原植物有毒，但在加工时已放入石灰水并加热，毒性已去，可放心食用。魔芋，味辛，性温，化痰去积、行瘀消肿，古代主要用于咳嗽、积滞、跌打损伤一类病症。经检测，魔芋粉中含有 50% ～ 60% 的葡萄甘露聚糖、2% ～ 4% 的蛋白质、20% 的淀粉以及果胶、果糖、蔗糖等物质。葡萄甘露聚糖属可溶性膳食纤维，具有吸水性强、黏度大、膨胀率高的特性，进入胃中，吸水膨胀，产生饱腹感，从而减少进食而具减肥效果。此外，还具有降血脂、降血糖的作用。对于肥胖、糖尿病、高脂血症、心血管疾病的患者来说，魔芋是一种难得的保健食物。

方十一

[组成] 冬瓜（净）500 克　　味精 0.5 克　　熟火腿 30 克　　葱花 5 克
　　　　冬笋（净）25 克　　鸡汁 250 克　　蘑菇 25 克　　水豆粉 10 克
　　　　精盐 3 克　　　　香油 5 克　　　　胡椒粉 0.5 克　　油 15 克

将冬瓜切成 4.5 厘米长，3.3 厘米宽，0.7 厘米厚的片，再放入沸水锅内焯至刚熟时即捞起，熟火腿、冬笋、蘑菇切成 1.6 厘米见方的薄片；将炒锅置于火上，下油烧至 3 成熟，放入冬瓜、火腿、冬笋、蘑菇片炒一下，再加入鸡汁、精盐、胡椒粉、味精沸至软熟入味，尔后用小豆粉勾芡，再加葱花、淋上香油，拌匀起锅即成。

[功效] 消脂解腻、减肥强肌。

[主治] 营养性肥胖。

方十二

[组成] 赤小豆 30 克　　粳米 50 克
赤小豆、粳米洗净，入锅，加清水煮至粥成。

[功效] 利水湿、健脾胃、能瘦人。

方十三

[组成] 山楂 30 克　炒牵牛子 6 克　麦芽 30 克　赤小豆 30 克

陈皮 15 克　莱菔子 30 克　茯苓 15 克　草决明 30 克

泽泻 30 克　藿香 15 克　六神曲 15 克　乌龙茶 30 克

夏枯草 15 克

将上药烘干，共研成粗末，用瓷罐或塑料袋密封即成。

[服法] 每次用 6 ～ 12 克泡开水当茶饮。

[功效] 减肥、降血脂、降血压。

[主治] 适用于肥胖、高血压、高血脂等症。

方十四

[组成] 淫羊藿 30 克　粳米 50 克　肉桂 10 克

先将淫羊藿、肉桂水煎，去药渣，留药液，再下粳米煮成粥。

[服法] 每日早、晚空腹吃 1 碗。

[功效] 温阳化水，减肥。

[主治] 甲状腺功能减退所致的肥胖。

方十五

[组成] 绿豆芽 500 克　米醋、生姜、食盐各适量

绿豆芽摘洗干净，入开水锅内焯下，捞出装盘，加米醋、食盐、生姜末拌匀，即可食用。

[功效] 利水湿、化瘀浊、消痰积，经常佐餐食用，有利于保持身体健美。

方十六

[组成] 决明子 15 克　山楂 30 克　麦芽 30 克　荷叶 3 克

茶叶 3 克　冰糖适量

决明子用小火翻炒过，然后洗净晒干。山楂、麦芽洗净。将决明子、山楂、麦芽

同置锅内，加水煎煮 1 小时，弃渣留汁，加入荷叶、茶叶、冰糖，略沸后作茶饮服。

[方解] 决明子，味苦，性凉，能清肝明目、利水通便；山楂，善消食积，能散瘀滞；荷叶，利湿升阳，且能降血脂。

[按语] 决明子、山楂、荷叶均有显著的降脂减肥效用，在此基础上，加麦芽消食和中，茶叶平肝清火，合而能收平肝泄热、消食降脂、减肥轻身良效，颇宜于肥胖病、高脂血症、冠心病、动脉硬化者饮用。人过中年，常饮此茶，有助于防病强身。

方十七

[组成] 山楂 40 克　粳米 120 克　白糖适量

将山楂洗净，用力拍碎，加水 500 毫升，大火煮沸后，小火煮 60 分钟，去楂取汁，将粳米加入山楂汁，再加清水 300 毫升煮粥，粥将成时加白糖即成。

[服法] 每日 1 剂。

[功效] 健脾胃、消食积、降血脂、散瘀血。

[主治] 动脉硬化、高脂血症，证属痰湿内阻者。症见：神困乏力、形体肥胖，舌苔厚腻，脉濡滑。

方十八

[组成] 冬瓜 10 克　新鲜荷叶 1.5 张　生薏苡仁 40 克　熟薏苡仁 40 克
　　　扁豆 40 克　生姜 3 片

冬瓜去皮洗净切中块。新鲜荷叶洗净后撕开数片。生熟薏苡仁、扁豆洗净。生姜去皮，洗净切片。各料共置大瓦煲，加水 3000 毫升，煲 3 小时，调油、盐，即可饮用。

[按语] 此汤最宜减肥人士饮用，解暑清热，利尿解渴，充饥，祛湿，属上佳汤料。本汤各材料既能解暑热，利尿清热，又可饮汤作食疗；既可佐膳，又可减肥。

方十九

[组成] 银耳 12 克　节瓜 640 克　瘦肉 120 克　生姜 2 片

银耳去杂质，用水浸透。节瓜去皮切粗块。姜去皮切片。瘦肉洗净下煲。各材料共置瓦煲，加水 8 碗，煲两个半小时，可饮用。

[功效] 减肥利尿、去除体脂、降胆固醇。

[按语] 此汤既营养足，又减肥、利尿、去脂肪胆固醇、充饥，属用途广之夏秋健康汤水。节瓜又称"正气瓜"，病后可食，不寒不热。营养成分高。可解除暑热烦渴、充饥、通便，多食无妨。

方二十

[组成] 黑木耳 10 克　玉米糁 150 克

将黑木耳用温水泡开后，洗净、切碎，待用，将玉米糁加水熬成粥后加入木耳，搅拌均匀，即可食用。

[功效] 健脾益气、除湿利尿，减肥。

方二十一

[组成] 赤小豆 30 克　鲤鱼（约 500 克）1 条　黄酒、食盐各适量

鲤鱼刮鳞，去头、尾、骨及内脏，取肉切片，用黄酒浸拌待用；水煮赤小豆，豆熟时加入鱼片、食盐，煮至肉熟豆烂即可停火。

[服法] 佐餐食用。

[功效] 利水湿、消肥胖。

方二十二

[组成] 鲜韭菜（洗净切断）60 克或韭菜籽（研细末）10 克

　　　　粳米 100 克　盐少许

先煮粳米为粥，待粥快熟时加入韭菜，或韭菜籽细末，细盐，稍煮片刻即成。

[功效] 功效补肾，减肥。

方二十三

[组成] 薯泥 150 克　青豆瓣 150 克　盐 2 克　鸡精适量　生粉 15 克

先将青豆瓣放入笼中蒸酥，取出后碾成泥；加少量油并放入葱段、姜块炝锅后捞出，放入薯泥炒一下，烹入酒，加入清汤、盐、鸡精、胡粉，烧开炒均匀，然后勾芡装入盘中；加入油，放入青豆瓣、汤、盐、味精炒散，烧开后勾芡浇在薯泥的另一边，点上青红色即成。

[**按语**] 马铃薯富含营养物质，一个中等大小（148 克）的马铃薯能够提供人体日常所需的 45% 的维生素 C、18% 的钾、8% 的膳食纤维等。研究表明，马铃薯还是最具有饱腹感的食物之一，这对爱吃又想瘦身的朋友来说，可谓是一举两得。

方二十四

[**组成**] 薯饼 100 克　　鸡脯肉 75 克　　鸡蛋 1 个　　橙汁适量

盐 5 克　　　　白糖 5 克　　　　醋 5 毫升

白芝麻适量　生粉、水淀粉各适量

将鸡脯肉切片，加蛋清、盐、水淀粉拌匀备用。蛋黄、生粉、少许清水调成糊，再将薯饼放入滚上糊浆。将油烧至六成热，放入薯饼，待成金黄色时捞出沥干油。再次在锅中放油烧至六成热，倒入鸡片炒熟取出。净锅放入适量的清水，加入橙汁、白糖、醋烧开，用水淀粉勾芡。出锅后浇在鸡脯肉和薯饼上拌匀，撒上白芝麻即可。

方二十五

[**组成**] 西瓜皮 200 克　　黄瓜皮 200 克　　冬瓜皮 200 克

将西瓜皮刮去蜡质外皮，冬瓜刮去绒毛外皮，与黄瓜皮一起，在开水锅内焯一下，待冷却切成条状，置盘中，用少许盐、味精拌匀。

[**服法**] 佐餐食用。

[**功效**] 清热、利湿、减肥。

[**按语**] 西瓜皮、冬瓜皮和黄瓜皮皆味甘，性寒凉，有清热利湿、畅通三焦的作用。三皮相配，共奏利湿减肥之效，肥胖者宜经常食用。也可于盛夏季节收集西瓜皮，削去内层柔软部分，洗净，晒干，而成西瓜翠衣，煎汤，代茶饮，对

小便不利，头面、下肢水肿者，功效尤著。

方二十六

[**组成**] 桃花 3 株

将桃花采集后阴干，研为细粉，收瓶备用。

[**服法**] 空腹温水送服。

[**功效**] 减肥。

方二十七

[**组成**] 大米 60 克　　人参粉 1 克　　黄芪 15 克　　茯苓 4 克

　　　　　山茱萸 4 克　　生姜 15 克

将黄芪片、茯苓、山茱萸、生姜洗净，用双层纱布扎紧。净锅置中火上，掺清水，加大米、中药包烧开，改为中小火慢熬至熟烂，加入人参粉，取出中药包食之。

[**功效**] 减肥胖，强身。

[**主治**] 气虚痰阻的肥胖症。

[**按语**] 古代医药文献对轻身减肥的含义，一是使人身体结实有力，步行轻快，二是使人体重减轻，起减肥作用。中医认为痰湿停聚于体内，因脾虚气弱，不能运化水湿，形成肥胖。黄芪、大米，补中益气、利水消肿，是古今治疗肥胖症的常用食物。生姜，不仅散风寒、健胃和中，而且能消痰气。黄芪、生姜，行水消肿。茯苓，利水渗湿。山茱萸中含有山茱萸苷，能抑制食欲，有减肥作用。

方二十八

[**组成**] 莲花 7 克　　莲根（藕）8 克　　莲子 9 克

阴干，为末，混匀，瓷瓶封存。

[**服法**] 早、晚空腹食 1 克，温酒送服，或开水冲服。

[**功效**] 驻颜轻身、葆青春。

[**主治**] 适用于肥胖而容颜将衰败者。

方二十九

[**组成**] 糯米 250 克　绿豆 100 克　草莓 250 克　白糖适量

绿豆挑去杂质，淘洗干净，用清水浸泡 4 小时。草莓择洗干净。糯米淘洗干净，与泡好的绿豆一并放入锅内，加入适量清水，在旺火上烧沸后，转微火煮至米粒开花、绿豆酥烂时，加入草莓、白糖搅匀，稍煮一会儿即成。

[**功效**] 清热、减肥。

方三十

[**组成**] 核桃仁 50 克　白糖 200 克　山楂 50 克

将核桃仁浸泡洗净，加适量清水，用石磨磨浆或打浆器打浆，装入瓶中加适量清水稀释；山楂洗净入锅加适量清水，用中火煎煮，取浓汁 100 毫升，把锅洗净后置火上，倒入山楂汁加白糖搅拌，待白糖溶化后，加入核桃浆搅匀，烧微沸出锅。

[**服法**] 每日 100 毫升，每日 2 ～ 3 次。

[**功效**] 补虚减肥。

[**按语**] 可作为冠心病、高血压、高脂血症、便秘、肥胖者的日常膳食。

方三十一

[**组成**] 干山楂若干　60° 白酒 300 毫升

将山楂片洗净、去核，放入 500 克装的细口瓶内半瓶，添加 60° 白酒至满瓶，密封瓶口。每日振摇 1 次，1 周后可以饮用。

[**服法**] 每日 2 次，每次 10 ～ 20 毫升。

[**功效**] 活血、通络、减肥。

[**按语**] 美国著名减肥专家关于饮食减肥的 3 条原则。其一，营养巧组合。蛋白质、糖类与脂肪对健康同等重要，缺一不可，关键在于巧妙组合，即将富含油脂的食物与豆类蔬菜组合，尽量避免和米、面、土豆等富含糖类的食物同吃。这样既能增加养分摄入，又有利于减肥。其二，脂肪巧选择。完全不吃脂肪既不

可能，又损害健康，兴利除弊的唯一办法是巧妙选择。据营养专家分析，脂肪分为三类。第一类可大量增加人体胆固醇含量，如各种畜肉及其制品、奶油与乳酪中的脂肪；第二类对人体胆固醇含量影响甚微，如鸡肉、蛋类和甲壳类动物脂肪；第三类是能够降低胆固醇的脂肪，如橄榄油、玉米油和大豆油等。显然，后两类脂肪是肥胖者最佳的选择。其三，三餐要定量。合理掌握三餐的进食量是保持健美的又一关键。食量不可过多，也不宜太少，需要注意的是，计算食物的热量与分量时要了解生熟有别。比如，熟鸡的重量只有生鸡的80%，熟牛肉只有生牛肉的65%。此外，即使同一类食物所含热量也不完全一样，如100克童子鸡含热能约400千卡，而同等量的老鸡肉热量高达550千卡。要挑选养分相同但热量相对较少的食物。

（二十二）糖尿病

中医对糖尿病的认识和记载最早，比之世界各国记载的约早千余年。早在《黄帝内经》中就有"消渴"的记载和描述。唐代王焘（约公元8世纪中叶）《外台秘要》中述："消渴者，原发其病，则由肾虚所致，每发即小便至甜"。又说："虽能食多，小便亦多，而渐消瘦"等。而且流传下来有许多防治糖尿病的有效方药。近年来，随着现代科学的飞速发展，中医药防治糖尿病从宏观到微观机制渐趋深入，它有着现代化学合成药物无法替代的优势。现代医学将糖尿病主要分为两大类，2型糖尿病为最多，其中又以气阴两虚型患者为最多见。所以阴虚是糖尿病发生的实质，脾虚是糖尿病不愈的根本，血瘀是糖尿病并发症产生的关键。

本病早期无症状，症状期典型表现为多食、多饮、多尿、烦渴、善饥、消瘦、疲乏无力等，但老年糖尿病的临床症状往往不典型，甚或无明显症状，而并发症倒可能很突出，甚至以此而就医，诊断时应当注意。其常见并发症有高血压、动脉硬化、脑卒中、冠心病、肝功能障碍、感染，以及视网膜病、白内障、糖尿病性肾病、糖尿病性神经病变、糖尿病性昏迷。治疗方面，由于本病基本病理以阴虚为本，燥热为标，久则逐渐损及元气精血，甚至由阴及阳，故其基本大法为清热生津，益气养阴。具体运用时还当区别上、中、下三消的主次及燥热与阴虚的标本轻重来处方选药。若患者年迈病久，阴阳气血俱损，则当阴阳气血并补，既清热生津，又益气养血。老年人脾胃气虚，罹患本病后善饥不能食。口渴不引饮，神疲乏力者甚多，常用健脾益气之七味白术散为治。若患者便溏腹胀，宜用白术、党参之类健脾止泻；便泄甚，为脾阳不足，稍佐炮姜，冬术甘温扶脾；腹胀用吴茱萸炒黄连、白芍等泄肝；便秘者宜润肠通便，而不可滥用硝、黄通腑。若遇使用大剂滋阴清热药而燥渴反甚，此乃纯阴无阳之候，强遏则阳气反陷液愈不升，非佐附桂，不足以力挽。

糖尿病之上消、部分中消症，症情尚属初起或较轻缓阶段。大多属非胰岛素依赖型，用药物治疗，单纯控制饮食和进行适当的体疗也能缓解病情，下消症则病情相对严重，其阴阳两虚证候，常见于合并肾小球硬化等症，病势已趋深重，多需中西医结合治疗。另据现代药理研究报道，山茱萸、山药、人参、黄芪、玉竹、枸杞、天冬、葛根、天花粉、知母、黄柏、黄连、何首乌诸药均具有降血糖作用，可结合辨证，分别选用。唯本病的治疗多难速效，患者必须坚持用药，方可缓慢收工。

方一（北京名医祝谌予）

[组成] 黄芪 30 克　　淮山药 30 克　　苍术 15 克　　玄参 30 克

生地黄 30 克　　葛根 15 克　　丹参 20 克　　大黄 8 克

猪胰脏粉 10 克

先将诸药分次焙干研细末，过筛，再加入猪胰脏干粉，混合。

[服法] 每次服 6 克，1 日 3 次，饭前半小时白开水送下即可。

[功效] 益气养阴，兼补脾肾。

[主治] 气阴两虚型糖尿病。

[方解] 黄芪，入手足太阴气分，补虚治消渴；山药，入足太阴、阳明，补脾阴之力强，明代周慎斋有"脾阴不足，重用山药"之语。一阴一阳，均入肺、脾经，相互配合，功用益强。苍术，性虽辛燥，但伍以玄参滋肾养阴，取长补短，在临床实践中确有降低血糖过高之功效。杨士瀛称"敛脾精不禁，治小便漏浊不止"。黄芪益气，生地黄滋阴，生地黄、玄参滋阴养肾，黄芪、苍术补脾健脾，从

先后二天扶正培本，故降血糖、尿糖效果确切。

[按语] 本方为治气阴两虚型糖尿病的有效基本方剂，患者表现为多饮、多食、多尿、乏力、消瘦、易患感冒，舌淡暗、脉细或缓等症状。自古以来，虽说有关消渴病或糖尿病诸多文献中，未见有活血化瘀法治疗糖尿病的报道，但在临床中遇到糖尿病血糖高的患者，大多是胰岛功能障碍，单纯从降糖治疗糖尿病，只能是一时控制了血糖，并不能恢复胰岛功能。气阴两虚型糖尿病患者常见舌质暗或舌下静脉怒张等血瘀征象，故而加用丹参、葛根两味，活血通脉，更有一味大黄祛瘀推新，猪胰以脏补脏。实践证明，加用活血药及猪胰脏后，疗效明显增强，对恢复胰岛功能有着不可低估的作用。

方二（北京名医祝谌予）

[组成] 生黄芪 30 克　　山药 15 克　　鸡内金 9 克　　生地黄 15 克
　　　　山茱萸 12 克　　枸杞 15 克　　葛根 30 克　　天花粉 30 克
　　　　黄连 9 克　　　丹参 15 克　　黄精 15 克　　五味子 9 克

[服法] 每日 1 剂，水煎 2 次，取汁约 300 毫升，早晚分服。

[功效] 健脾益气、养阴固精。

[主治] 消渴病脾虚气弱证。症见：口干乏力、四肢酸软、气短自汗、多食而消瘦或见食少而腹胀，舌淡红体胖、少苔，脉细缓。

[方解] 方中黄芪、山药、鸡内金 3 味合用，功主健脾补气、升清散精、养阴益肾。生地黄、山茱萸、枸杞子皆入肾经，以滋养五脏之阴，固涩五脏之精。葛根、花粉、黄连，健脾升清、清热生津。丹参，活血化瘀，另以黄精、五味子之补脾润肺、滋肾涩精。诸药合用，相得益彰，共奏健脾益气、养阴固精之效。

[加减法] 燥热显著者，加生石膏、知母；痰湿盛者，加佩兰、茵陈；便秘者，加熟大黄、桃仁；腹泻者，加补骨脂、米壳；视物模糊者，加石斛、槐米；肢体麻痛者，加全蝎、水蛭、当归；出现水肿，加冬葵子、冬瓜皮。

[按语] 大量的研究资料显示：脾虚与糖尿病的发病有着直接的内在联系，脾气虚弱则运化、升清、散精之能失职，精津不得布达周身而濡养四肢百骸，是消渴病发生的主要机制。健脾降糖方即是基于这一主要病机，经长期验证，精选

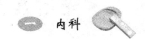

方药而成的。药理研究表明，上药均具有一定的降血糖作用。

方三（北京名医刘长信）

中医推拿按摩手法可以有效降血糖，成为良好的辅助治疗措施。以下是一些简单易学的自我按摩手法：

1. 摩揉腹部。双掌平伸并重叠，稍用力按压于腹部，以肚脐为中心，顺时针方向摩揉。每分钟30圈，有热感为佳，每次操作5～10分钟。

2. 抱颤腹部。双手交叉相叠，自然放在肚脐上，以每分钟不低于150次的频率上下颤抖腹部，共5分钟。

3. 横擦上腹部。手平伸，置于两侧乳房下缘，然后水平方向横向擦动，至皮肤微微发热。大约5分钟。

4. 按揉梁门、中脘。中脘穴位于胸骨下末端与肚脐连线的中点。中脘穴左右旁开各两指处是左右梁门穴，然后再用一手示指、中指按揉中脘穴，各2分钟。

5. 毛巾横擦背。赤裸上身，用一条干毛巾左右穿过腋下，双手于腋前攥住毛巾两头横擦后背。以将皮肤擦热发红为度。建议沐浴后操作。

6. 练习"燕飞"。趴在硬板床上，两手交叉置于身后，然后抬头挺胸，最好同时抬起双腿，反复做5～10个，每日2次。

7. 叩击双臀及拿捏双大腿。双手握拳，轻轻敲击双臀，然后坐下拿捏双大腿的肌肉，先捏大腿后部肌肉，然后外侧，最后内侧。以酸胀热感为宜，共4分钟。

方四（佚名）

[组成] 秋柿（红软熟透）1个　鸡肉切丁4两　葱、姜、盐等调味料各少许

鸡丁白水焯熟，柿去皮取浆，与鸡丁入锅同炒，据个人口味加其余作料，翻炒数遍起锅可食。

[按语] 柿子有润肺止咳、清热生津、化痰软坚的功效。红软熟柿，可治疗热病烦渴、口干唇烂、心中烦热等证。

方五（北京西苑赵锡武）

[组成] 生地黄 30 克　　熟地黄 30 克　　黄芪 30 克　　菟丝子 30 克

党参 30 克　　天冬 15 克　　麦冬 15 克　　山茱萸 12 克

玄参 12 克　　茯苓 12 克　　泽泻 12 克　　当归 9 克

[服法] 每日 1 剂，水煎服，每日服 2 次。

方六（北京西苑赵锡武）

[组成] 嫩豆腐 2 块　　　　　　蘑菇（大者）3 个　　胡萝卜 50 克

山芋 100 克　　　　　　生姜 1 片　　　葱 1 根

菠菜（均切碎）2 棵　　　熟地黄（洗后切片）15 克

干虾米（开水浸泡）2 大匙　植物油 3 大匙

淀粉溶液适量　　　　　　芝麻油 1 小匙

把嫩豆腐切成小块，热开水稍浸取出，蘑菇浸泡切碎。制作时，锅中放植物油，炒干虾米、胡萝卜、葱、姜，过会儿加入山芋、蘑菇，片刻后放入豆腐。混合后用干虾米浸出液 1 杯，加入地黄共煮，最后放入切细的菠菜、淀粉溶液和芝麻油，即可食用。

方七（北京名医祝谌予）

[组成] 生黄芪 30 克　　生地黄 30 克　　苍术 15 克　　玄参 30 克

葛根 15 克　　丹参 30 克

[服法] 每日 1 剂，水煎服，日服 2 次。

方八（北京西苑赵锡武）

[组成] 生地黄 30 克　　熟地黄 30 克　　黄芪 30 克　　菟丝子 30 克

党参 30 克　　天冬 15 克　　麦冬 15 克　　山茱萸 12 克

玄参 12 克　　茯苓 12 克　　泽泻 12 克　　当归 9 克

[服法] 每日 1 剂，水煎服，日服 2 次。

方九（北京西苑赵锡武）

[组成]苦瓜 250 克　蚌肉 100 克

将活蚌放清水中养 2 天，漂后取蚌肉，与苦瓜共煮汤，熟后酌加油盐调味，即可服食。

[方解]苦瓜，味甘、苦，性寒、凉，能清热、除烦、止渴；蚌肉，味甘、咸，性寒，能清热滋阴、止渴利尿。两味合用，功能清热滋阴，适用于糖尿病之偏于胃热阴虚者。

[按语]据近代文献记载，苦瓜、蚌肉均有降血糖作用；苦瓜粗提取物含类似胰岛素物质，有明显的降血糖作用。有研究者将苦瓜晒干研粉压片内服，治疗糖尿病 29 例，有效率达 79.31%。

方十（北京名医萧龙友）

[组成]

空沙参 12 克	肥知母 9 克	川贝母 9 克	天冬 9 克
大麦冬 9 克	酒黄芩 6 克	炒稻芽 12 克	生栀子 9 克
粉牡丹皮 9 克	云茯苓 12 克	甘菊花 6 克	干枸杞 12 克
大生地黄 15 克	川牛膝 9 克	生甘草 6 克	浮小麦 30 克
大红枣 3 枚	生荸荠（捣）3 枚		

[主治]肺胃有热所致的糖尿病。

方十一（北京名医萧龙友）

[组成]

北沙参 12 克	真郁金 9 克	粉牡丹皮 9 克	炒栀子 9 克
桑寄生 15 克	干地黄 12 克	生杭芍 15 克	干枸杞 9 克
甘菊花 9 克	酒黄芩、黄柏各 9 克	肥知母 6 克	淡苁蓉 12 克
粉甘草 3 克	带心莲子 15 粒		

[主治]阴虚内热所致的糖尿病。

方十二 （四川名医李斯炽）

[组成] 知母9克　　黄柏9克　　玄参9克　　玉竹9克

石斛9克　　天花粉9克　　麦冬9克　　雅黄连6克

枯黄芩9克　　莲子心6克　　甘草3克

[功效] 滋肾、益胃、清胃。

[主治] 肾水不足、胃热上炎所致的糖尿病。

方十三 （四川名医李斯炽）

[组成] 南藿香9克　　茯苓9克　　白术9克　　桂枝6克

法半夏9克　　巴戟天9克　　陈皮9克　　厚朴9克

苍术12克　　甘草3克　　桑寄生12克

[功效] 除湿运脾、温阳强肾。

[主治] 湿伤脾阳、肾气不足所致的糖尿病。

方十四 （北京名医印会河）

[组成] 天冬9克　　　　麦冬12克　　天花粉30克　黄芩12克

生石膏（先下）30克　知母9克　　　太子参30克

黛蛤散（包）15克　　生地黄15克　牡丹皮9克　山药30克

[功效] 养阴清热。

[主治] 肺胃阴伤所致的糖尿病。症见：内热咽干、五心烦热、口干欲饮、时汗出、尿多、身痒，舌红，脉数。

方十五 （北京名医印会河）

[组成] 玄参15克　麦冬9克　　生地黄15克　芒硝（分冲）9克

大黄9克　　天花粉15克　牡丹皮9克

[功效] 泄热养阴。

[主治] 胃实劫津所致糖尿病。症见：大便燥艰、善饥消食、汗多饮凉、心

烦不寐，苔燥而黄，脉数实。

[方解] 玄参、生地黄、麦冬、天花粉，养阴清热润肠；生地黄、麦冬、玄参，增液养阴，以消除火亢阴虚之为患；芒硝、大黄，泻热通便；牡丹皮，凉血以清血热。

[加减法] 如大便不实，脉数而虚，则病属脾阴虚为主，即宜改用黄芪汤加味，以增液补气。方用：黄芪 15 克，生地黄 15 克，玄参 15 克，麦冬 12 克，山药 30 克，生苍术 12 克，绿豆（煎汤代水）120 克。黄芪、苍术、山药，和中焦脾胃之气，以调整上、下焦与肺肾的关系；绿豆，清热以减少气化。

方十六（北京名医印会河）

[组成] 熟地黄 9 克　　山药 15 克　　山茱萸 9 克　　泽泻 9 克
　　　　茯苓 9 克　　牡丹皮 9 克　　肉桂 8 克　　熟附片 6 克

[功效] 固摄肾气。

[主治] 肾阳虚不能摄尿之糖尿病。本病多出现在糖尿病后期，以多尿为主要症状。症见：肢冷、恶寒喜温、头昏自汗、尿多稠黏、病体消瘦，苔白舌淡，脉细。

[加减法] 肢冷脉微细，加鹿角胶（化冲）9 克。

方十七（北京名医印会河）

[组成] 沙参 30 克　　白术 10 克　　泽泻 15 克　　猪苓 10 克
　　　　茯苓 15 克　　桂枝 6 克　　麦冬 12 克

[功效] 生津化气。

[主治] 原因不明消渴。常用于渴饮无度，检查无尿糖、尿崩等病的指标。

[方解] 沙参、麦冬，生津补气；五苓散，化气布津。

方十八（蒲辅周）

[组成] 文蛤 24 克　　白茯苓 6 克　　龙骨（另研）3 克

共研细末，和匀，米糊丸，空心淡盐汤下。加莲须、莲肉、芡实各 6 克，菟丝子（炒）12 克，牡蛎（另研）3 克，山药研粉作糊为丸更佳。

［**功效**］健脾益肾。

［**主治**］对糖尿病有效。

（二十三）痛风

痛风为嘌呤代谢紊乱和尿酸排泄障碍所致血尿酸增高的一种特异性疾病。其临床特点是高尿酸血症，尿酸盐沉积于关节及关节周围和皮下组织，关节炎反复发作。本病患者的主要临床表现可见关节红、肿、热、痛，特征性慢性关节炎和关节畸形，常累及肾引起慢性间质性肾炎和肾尿酸结石形成，严重者可出现关节致残、肾功能不全。高尿酸血症是痛风最重要的生化基础，5%～12%的高尿酸血症最终可发展为痛风，血尿酸的升高不仅与痛风发病密切相关，而且可能增加心血管疾病的危险性。中医学古代亦有"痛风"病名，多指系痹痛久而不愈，与现代痛风病并不完全一致，可归属于中医历节、痹症等范畴。

方一（江苏名医汪履秋）

［**组成**］生麻黄 10 克　　川桂枝 10 克　　制苍术 10 克　　熟附片 10 克
　　　　　防风 10 克　　　防己 10 克　　　威灵仙 10 克　　制南星 10 克
　　　　　桃仁 10 克　　　红花 10 克　　　鸡血藤 15 克　　全蝎 5 克
　　　　　露蜂房 15 克　　雷公藤 15 克

［**服法**］水煎，每日 1 剂，每剂煎服 2 次，首次煎煮时间不少于 45 分钟。

［**功效**］祛风利湿、化痰消瘀。

［**主治**］风湿顽痹。症见：手指、足趾关节肿胀疼痛，甚则强硬变形，张口不利，或伴四肢关节肿痛，舌苔淡薄微腻，脉象弦细中带涩。

［**方解**］方中麻黄发散风寒，苍术苦温燥湿，附子温经散寒，防风祛风胜湿。桂枝祛在上之风，防己除在下之湿。威灵仙通行十二经脉，祛风通络，南星化痰燥湿，桃红活血消瘀，鸡血藤活血又养血，兼制他药温燥太过。全蝎、露蜂房搜风剔络，雷公藤祛风解毒。综观全方，君臣佐使，配合得当，既能散风邪于上，又能渗湿邪于下，还可散寒通络，化痰消瘀。

（二十四）甲状腺功能亢进

甲状腺功能亢进症简称甲亢，是以循环中甲状腺激素水平增高为特征的一组疾病，临床以多食、消瘦、怕热、多汗、心悸、急躁、易激动等代谢增高、神经兴奋症状群为主要表现。病因多种，其中以弥漫性甲状腺肿伴甲亢最为常见，约占甲亢中的90%，故本文主要讨论弥漫性甲状腺肿伴甲亢。目前，多数认为本病是一种属于V型变态反应的自身免疫性疾病。多于20—40岁发病，以女性多见。男女比例1：（4～6），大多数起病缓慢，病情渐进，常因精神刺激、创伤及感染等应激情况而诱发本病或病情加重。典型的临床表现包括甲状腺激素过多引起的代谢增高和神经兴奋两大症状群以及免疫功能紊乱导致的弥漫性甲状腺肿、突眼和局限性黏液性水肿等征象。中医虽无甲亢相对应的病名，但因中医称甲状腺肿为"瘿病"，故常常把本病亦归入中医瘿病的范围。然而，据其临床症状特点来看，似还涉及中医之心悸、不寐、郁证、汗证、痰证、虚劳等内伤杂病的范围。盖古人有"痰为百病之母""痰生百病""百病多为痰作祟"之说法，朱丹溪更是强调杂病论治以气血痰郁为纲。

方一（北京名医杨凤玲）

[组成] 太子参30克　麦冬10克　五味子6克　山慈菇10克
　　　　浙贝母10克　玄参15克　生牡蛎30克　白芍15克
　　　　甘草5克

[方解] 方中用生脉饮益气养阴以治其本，配合程氏消瘰丸（玄参、浙贝母、生牡蛎）以祛痰清热、软坚散结，白芍、甘草滋阴和中，山慈菇功能祛痰散结。

[加减法] 肝气郁结者宜疏肝解郁，合四逆散柴胡、白芍、枳壳等；心悸心烦失眠梦多者宜养心安神，选加熟枣仁、首乌藤、柏子仁、远志等；烦躁易怒、惊惕健忘者，配合用脏躁方之麦芽、大枣等；汗多者，加浮小麦、糯稻根等；手颤者，重用白芍、甘草或配合养血息风用鸡血藤、钩藤、何首乌等；突眼者，加白蒺藜、菊花、枸杞子等；胃阴虚者，加石斛、淮山药、麦冬等；气虚较甚者，

加黄芪、白术、云茯苓、五爪龙等；肾虚者，合用二至丸或加菟丝子、楮实子、山茱萸、补骨脂等。甲亢合并肝炎者，合用四君子汤加珍珠草、黄皮树叶等；甲亢伴贫血者，酌加养血之品如何首乌、黄精、熟地黄、阿胶等；合并重症肌无力者，则在重用补中益气汤的基础上配伍玄参、浙贝母、牡蛎、山慈菇等祛痰散结之品；合并糖尿病者，宜合用六味地黄丸并重用淮山、仙鹤草、玉米须等；合并闭经者，选加王不留行、晚蚕沙、牛膝、益母草等通经药。慢性甲亢性肌病见肌肉萎缩者，重用黄芪、党参、白术、五爪龙、鸡血藤、千斤拔等；甲亢性肢体麻痹者，合用桂枝黄芪五物汤或加威灵仙、豨莶草、木瓜、老桑枝、桑寄生等。

（二十五）脂肪肝

"什么是脂肪肝？""是肝变成脂肪了吗？""我没症状为什么也会是脂肪肝？""脂肪肝为什么这么多？"

每逢健康体检，在一些受检者被告知患脂肪肝时，便会听到这些议论，一时成为热点话题。那么脂肪肝到底是怎么回事呢？

所谓脂肪肝，是指脂类（特别是三酰甘油）在肝细胞内过多堆积。正常人肝的总脂量，占肝重量的5%，内含磷脂、三酰甘油、脂酸、胆固醇及胆固醇酯。若总肝脂量超过肝重量的5%，即称脂肪肝，超过的越多病情越重，最多可达肝重量的40% ～ 50%。当然，肝脏绝不会全部变成脂肪。

脂肪肝是一个病理名词，严格地说，它不是一个独立疾病，而是某些因素（如肥胖等）和疾病的后果或并发症。到目前为止，发现引起脂肪肝最主要的原因是长时间摄入高脂肪、高胆固醇和高糖类饮食，因营养过剩而发生的身体超重和肥胖。近年来，由于人们生活水平提高，进食高热量食物增多，肥胖者越来越多；与之相伴随，脂肪肝的发病率越来越高，成为当今的常见病和多发病。此外，某些药物和化学毒物（如四环素、依米丁、砷、钴、银、汞、三氯化烯、四氯化碳、黄磷、乙硫氨酸、巴比妥、黄曲霉素和蕈毒素等）的过量应用或频繁接触，大量饮酒，妊娠和某些影响脂肪代谢的疾病（如糖尿病、皮质醇增多症、甲状腺功能亢进、垂体前叶功能亢进症、溃疡性结肠炎、克罗恩病、消化性溃疡和慢性肝炎等），也是脂肪肝的致病原因。

本病约半数患者无明显自觉症状，另半数有症状者主要表现为：肝区不适、胀痛、食欲减退、恶心、呕吐、腹胀、肝大、下肢水肿、乳房发育、月经失调、睾丸萎缩、阳痿、末梢神经炎和舌炎等。少数患者可出现肝功能障碍，γ-谷氨酰转肽酶和谷丙转氨酶轻度增高，血浆蛋白总量降低等。

诊断脂肪肝的主要依据有引起脂肪肝的因素（如肥胖、大量饮酒等）和疾病存在，有脂肪肝的某些临床表现（无临床表现者，不能完全排除脂肪肝），血脂，尤其是三酰甘油检测增高，肝功能可能不正常。B超检查可能发现肝大，肝回声呈均匀的细小网点，全肝有反射较强的光点，俗称"亮肝"。肝穿刺活检，可发现肝细胞内外有大量脂肪浸润。

方一（广州名医卢时杰）

[组成] 茵陈 15 克　茯苓 12 克　苍术 9 克　泽泻 10 克

[按语] 方中茵陈，味苦、辛，性微寒，归脾、胃、肝、胆经，有清肝胆湿热之功。茯苓，味甘、淡，性平，入心、肺、脾经，有渗湿利水、健脾和胃之功。苍术，味辛、苦，性温，归脾、胃、肝经，有燥湿健脾之功。泽泻，味甘、淡，性寒，入三焦经，其功长于利水，《本草纲目》云："渗湿热，化痰饮"。上药共同完成健脾祛湿、清肝化浊之功。

（二十六）病毒性肝炎

病毒性肝炎在我国的发病率较高，1986 年统计为 97.72/10 万，全国受肝炎病毒感染的人可能超过 5 亿。目前常见的病毒性肝炎有 5 种，分为甲、乙、丙、丁、戊型肝炎。依传播途径不同，肝炎又可分为经消化道传播的肝炎和经血液、体液等传播的血清型肝炎。

经消化道传播的肝炎包括甲肝和戊肝。患者在潜伏期和发病期均可从大便排出肝炎病毒，环境污染，一旦吃进含有肝炎病毒的食物和水就会被感染。肝炎病毒对外界的抵抗力相对较强，酒精、来苏水等消毒液不能杀灭。在卫生条件不健全，消毒不严格，餐具仅用一般洗涤剂、热水洗后重复使用的饭馆用餐，就很容易受肝炎病毒感染。肝炎病毒污染水源可致肝炎暴发流行，如新疆暴发的戊肝就是因为当地人习惯外出时带大饼做干粮，吃前用涝坝水（坑洼积水）泡软食用，由于水中有肝炎病毒而导致戊肝流行。肝炎病毒有聚集和吸附能力，因此，水中的悬浮物、沉积物上含有很多病毒。有人说河、湖、塘水易污染，饮自来水比较安全，其实也并非如此。目前高层建筑不少采用二次供水，如果储水池无盖或卫生差时很容易受污染。当排水、供水未完全分开，管道突然停水时，也可造成回流污染。另外，自来水中的含氯量仅能杀灭多数细菌，对肝炎病毒消除并不彻底。

我们吃的贝类、鱼、虾多以水中悬浮物为食，如一个牡蛎每日滤水 1500 升，其组织中的病毒可比水中高 25～100 倍。这些贝肉对病毒还有保护作用，短时间加热不易杀死。上海暴发甲肝的原因之一就是食用了含病毒的毛蚶。

方一（四川名医李斯炽）

[组成] 刺蒺藜 9 克　　牡丹皮 6 克　　柴胡 6 克　　　白芍 9 克
　　　　青皮 9 克　　　枳实 9 克　　　枯黄芩 9 克　焦栀子 9 克
　　　　茵陈 9 克　　　谷芽 9 克　　　甘草 3 克

[功效] 疏肝、清热、和胃。

[主治] 传染性肝炎。

方二（四川名医李斯炽）

[组成] 刺蒺藜 12 克　牡丹皮 6 克　　郁金 6 克　　青皮 9 克
　　　　白芍 9 克　　　剪黄连 6 克　　连翘 12 克　赤小豆 9 克
　　　　茵陈 9 克　　　石决明 12 克　甘草 3 克

[功效] 疏肝、清利湿热。

[主治] 肝郁脾滞兼夹湿热之邪所致的慢性肝炎。

方三（四川名医李斯炽）

[组成] 白芍 9 克　　　青皮 9 克　　　木香 6 克　厚朴花 9 克

陈皮 6 克　　　苍术 9 克　　　茯苓 9 克　　法半夏 9 克

薏苡仁 15 克　生谷芽 9 克　甘草 3 克

[功效] 疏肝行气、燥脾利湿。

[主治] 肝郁脾湿所致的无黄疸型肝炎。

方四（北京名医印会河）

[组成] 茵陈 30 克　　　栀子 6 克　黄柏 15 克　大黄 9 克

大青叶 30 克　川金钱草 60 克

[功效] 泄热利湿。

[主治] 热重于湿的黄疸型肝炎。症见：身目黄色鲜明、发热口渴、心中烦热、嘈杂、或见烧心吐酸、心如噉蒜状、小便短赤、大便干燥，苔黄腻，脉弦数。

[方解] 茵陈、金钱草，利湿退黄；栀子、黄柏，清热燥湿；大黄，泄郁热；大青叶，清热解毒。

[加减法] 心烦，加豆豉 9 克；大便不通，加芒硝（分冲）9 克；寒热口苦，加柴胡 9 克，黄芩 9 克，半夏 9 克；胁痛甚者，加郁金 9 克，赤芍 20 克；烧心吐酸或嘈杂者，加煅瓦楞子 30 克。

[按语] 见阳黄初起，大便干燥者即用此方，退黄效果甚好。

方五（北京名医印会河）

[组成] 茵陈 30 克　茯苓 15 克　　　猪苓 9 克　白术 9 克

泽泻 15 克　川金钱草 60 克　藿香 9 克

[功效] 利湿退黄。

[主治] 湿重于热的黄疸型肝炎。症见：身目俱黄、头重身困、胸脘痞满、腹胀便溏、食欲减退，苔黄腻，脉濡。

[方解] 茵陈、川金钱草，利湿退黄；猪苓、茯苓、泽泻，利湿使从小便去之；白术，健脾燥湿；藿香，化湿和中，使黄随湿去。

[加减法] 胃口不开，加龙胆草 1.5 克，大黄 1 克以健胃燥湿。

方六（北京名医印会河）

[组成] 茵陈 30 克　干姜 6 克　　熟附片 9 克　　白术 9 克

　　　　茯苓 12 克　泽泻 12 克　焦三仙各 9 克　熟苡仁 30 克

[功效] 温化寒湿。

[主治] 寒湿阴黄所致黄疸型肝炎。本病多由肝炎病毒破坏肝细胞，肝组结构破坏重构、胆小管阻塞，最终引起皮肤巩膜等发黄，或素体阳虚，阴寒内盛，感受肝炎病毒而致。症见：皮肤黄染晦暗、如烟熏或如尘土、精神倦怠、食欲不振、脘腹胀满、大便溏薄、四肢清凉，苔黄腻，脉迟沉细。

[方解] 茵陈，利湿退黄；干姜、附子，温中以去寒湿；白术、茯苓、薏苡仁、泽泻，健脾利湿；焦三仙，消食助运。

[加减法] 腹胀满，加厚朴 9 克、草蔻 6 克；食纳差，加藿香 9 克；便溏，改干姜为炮姜。

方七（北京名医刘渡舟）

[组成] 柴胡 9 克　当归 9 克　　赤芍 15 克　白术 9 克

　　　　茯苓 9 克　茵陈 30 克　郁金 9 克　　薄荷 8 克

[功效] 疏肝理血。

[主治] 肝脾不和所致的黄疸型肝炎。症见：身目俱黄、胸胁胀满、肝区隐痛、嗳气太息、不欲饮食、肢体困倦、大便燥溏不时，苔白，脉弦。

[方解] 柴胡，疏肝理气；郁金，理血治肝痛；赤芍、当归，养肝理血；茵陈，利湿退黄；白术、茯苓，健脾利湿；薄荷，解郁达肝。

[加减法] 苔腻，加藿香 9 克；食欲差，加龙胆草 1.5 克，大黄 1 克；消化不良，加神曲 10 克，鸡内金 9 克；胁下积块，加丹参 15 克，莪术 9 克；恶心呕吐，加半夏 9 克，橘皮 9 克。

方八（北京名医刘渡舟）

[组成] 柴胡 9 克　枳壳 9 克　赤芍 15 克　甘草 9 克

当归 15 克　　川芎 9 克　　地龙 9 克　　郁金 9 克

桔梗 9 克　　牛膝 9 克　　红花 9 克

[功效] 疏肝理血。

[主治] 肝络瘀阻的无黄疸型肝炎。症见：右胁下块痛拒按、多梦失眠、头胀昏晕、心烦口苦、肢冷掌烫，舌青、苔少，脉弦。

[方解] 柴胡、枳壳，疏肝理气，气行则血也行；郁金、赤芍、当归、川芎、红花，活血以治肝痛；牛膝，活血、引药下行；桔梗，载药上浮，行上下分消；地龙，搜剔久瘀、舒挛定痛。

[加减法] 久痛，加䗪虫 9 克，痛甚，加丹参 15 克，延胡索 9 克，川楝子 12 克。

方九（北京名医刘渡舟）

[组成] 柴胡 9 克　　当归 15 克　　白芍 15 克　　白术 9 克

茯苓 9 克　　香附 9 克　　川楝子 9 克

[功效] 疏肝健脾。

[主治] 肝郁脾虚所致的无黄疸型肝炎。症见：胁腹胀满、食后尤甚、食欲差、恶心欲吐、大便溏薄、肢体困倦，苔白，脉弦细。

[方解] 柴胡、香附、川楝子，疏肝理气；当归、白芍，活血养肝；白术、茯苓，健脾利湿，以治腹泻。

[加减法] 腹泻重者，加炮姜 9 克、焦三仙各 9 克。

方十（北京名医刘渡舟）

[组成] 柴胡 9 克　　枳壳 9 克　　川芎 6 克　　香附 9 克

赤芍 15 克　　苏叶 9 克　　半夏 9 克　　竹茹 9 克

[功效] 疏肝解郁。

[主治] 肝郁气滞所致无黄疸型肝炎。症见：两胁胀痛、嗳噫不舒、纳少腹膨、多梦少睡，苔白，脉细。

方十一（北京名医刘渡舟）

[组成] 柴胡 15 克　　赤芍 15 克　　　黄芩 15 克　半夏 9 克

枳壳 9 克　　　大黄（后下）9 克　茵陈 30 克　郁金 9 克

川金钱草 60 克　蒲公英 30 克　　　瓜蒌 30 克

[功效] 疏肝利胆。

[主治] 阻塞性黄疸。症见：身目俱黄、右胁胀痛拒按、上引肩背、脘腹胀满、大便干结，苔黄腻，脉弦数。

[方解] 本方用大柴胡汤，清肝胆之郁阻；茵陈、郁金、川金钱草，利湿开郁退黄；蒲公英，清热解毒；瓜蒌，除痰利便。

[加减法] 胆石，加鸡内金 9 克，芒硝 9 克，以消坚化石；胆道感染，加五味子 9 克，山豆根 30 克，以解毒；胆囊炎，加生牡蛎 30 克，以软坚消肿。

[按语] 凡胆道疾病，如胆囊炎、胆结石、胆道感染等病，悉以本方为主进行治疗，效果良好。阻塞性黄疸是由各种原因引起的胆道系统梗阻所致，临床最常见的病症为胆结石、胆囊炎等。中医认为本病由肝胆疏泄失职所致，故治疗时主用疏肝利胆之法，目的是使胆汁畅流，其余则常放在次要地位考虑。

方十二（北京名医刘渡舟）

[组成] 沙参 15 克　　麦冬 12 克　　柴胡 9 克　　半夏 9 克

黄芩 12 克　　赤芍 15 克　　川大黄 8 克（便稀者用熟大黄）

枳壳 9 克　　　川金钱草 60 克　山豆根 30 克　黄柏 15 克

广郁金 9 克　　赤小豆 30 克　　丹参 15 克　　蒲公英 30 克

生牡蛎 30 克　䗪虫 9 克　　　栀子 9 克

[功效] 补气固本、软坚退黄。

[主治] 黄疸。症见：面色黧黑、目珠黄染、头昏烦躁、甚者神志不清、狂言乱语、腹胀大有水、小便色深、大便灰白，舌水滑、苔中黄腻，脉沉细。

[方解] 本方用沙参、麦冬，两补气阴，以培其本；合大柴胡汤利胆疏肝，以退黄疸；川金钱草、郁金，利胆退黄；山豆根、蒲公英、黄柏、栀子、赤小豆，

清肝解毒；牡蛎、丹参，软坚活瘀，以消癥积。

[加减法] 神昏，加菖蒲9克，并加安宫牛黄丸（或至宝丹、紫雪丹）1～2丸；便实，加芒硝（分冲）6克，以软坚利胆。

方十三（北京名医刘渡舟）

[组成] 泽泻30克　　　白术12克　　　薏苡仁30克　　赤茯苓15克
　　　　草薢15克　　　黄柏15克　　　苍术12克　　　木通9克
　　　　车前子12克　　川楝子12克　　广郁金9克　　　丹参15克
　　　　冬瓜皮30克　　山楂片30克　　茵陈30克　　　延胡索9克

[功效] 健脾燥湿。

[主治] 湿疸。症见：形体肥胖、困倦头昏、肝区痛、腹胀满、便溏、甚则肢体浮肿、腹腔有水、皮肤淡黄，舌苔白、黄厚腻，脉细无力。患者多有肝炎史。

[方解] 泽泻、白术、薏苡仁、赤茯苓、苍术、茵陈，健脾利湿；草薢、黄柏、木通、车前子、冬瓜皮，燥湿利水；延胡索、丹参、郁金，理血除肝痛；川楝子，泄肝开气闭；山楂，助运化又能消脂。

方十四（国医大师方和谦）

[组成] 当归12克　　　白芍12克　　　白术9克　　　　柴胡9克
　　　　茯苓9克　　　生姜3克　　　炙甘草6克　　　薄荷（后下）3克
　　　　党参9克　　　紫苏梗9克　　　香附9克　　　　大枣4枚
　　　　茵陈蒿15克　　炒栀子10克　　陈皮10克　　　麸炒枳壳10克

[服法] 每日1剂，水煎服。

[功效] 疏肝和胃。

[主治] 肝郁气滞、肝胃不和之肝炎。

[方解] 以柴胡、薄荷、香附，疏肝解郁；辅以党参、白术、茯苓、甘草、大枣，益气健脾。诸药相伍，以升其清阳，使脾气升则健。紫苏梗、枳壳、陈皮、生姜，和胃降逆，使胃气降则和。当归、白芍、甘草、大枣合用，酸甘化阴，以补肝体助肝用。以茵陈蒿、栀子，芳香清透，既清郁热，又利湿热，以祛邪外出。

方十五（北京名医刘渡舟）

[组成] 柴胡 10 克　　黄芩 10 克　茵陈蒿 12 克　土茯苓 12 克
凤尾草 12 克　草河车 6 克

[服法] 每日 1 剂，水煎服。

[功效] 疏肝清热、解毒利湿。

[主治] 急性肝炎或慢性肝炎活动期，表现为谷丙转氨酶显著升高。症见：口苦、心烦、胁痛、厌油食少、身倦乏力、小便短赤、大便不爽，苔白腻，脉弦者。

[方解] 方中柴胡，既能清解肝胆邪热，又能疏肝解郁，《本经》谓"主心腹胀，胃中结气，寒热邪聚，推陈致新。"黄芩《本经》谓"主治诸热黄疸"，清热利湿，故共为君药。茵陈蒿，功擅清热化湿、利胆退黄，为治疗黄疸之要药；土茯苓，清热解毒、淡渗利湿，引邪毒由小便而解；凤尾草，利水解毒、泻热凉血；草河车，清热解毒功胜公英、紫花地丁，且有消炎止痛之能，故共为柴胡、黄芩之佐。

方十六（北京名医刘渡舟）

[组成] 柴胡 12 克　黄芩 6 克　　党参 9 克　　炙甘草 6 克
半夏 9 克　　生姜 9 克　　鳖甲 15 克　牡蛎 15 克
红花 9 克　　茜草 9 克

[服法] 每日 1 剂，水煎服，以 10 剂为 1 个疗程；轻者 2 个疗程，重者 4 个疗程，即可明显收效。

[功效] 本方疏通气血、软坚散结。

[主治] 肝炎邪衰、气病及血。症见：面色青黑不华、右胁作痛如针刺、尤以夜间为甚或伴有腹胀、体乏无力、肝脾肿大，舌暗有瘀点或瘀斑、苔白，脉弦而涩者。亦可用治早期肝硬化。

[方解] 方中柴胡、黄芩，疏肝解郁，清解余毒。党参、炙甘草，健脾益气、培土抑木；半夏、生姜，和胃健脾、消肿散结；茜草、红花，活血通络；牡蛎，

化痰、软坚散结；鳖甲《本经》谓"主心腹癥瘕块积、寒热"，《大明》云："去血气，破癥结，恶血"，故为消癥、散瘀、益阴之上品。诸药合用，共奏疏通气血、软坚散痞之功。

方十七（北京名医焦树德）

[组成] 北柴胡、泽泻各9～10克　　　　　　制半夏10～12克
炒川楝子、白蒺藜各9～12克　　　　　皂角刺3～6克
草红花、刘寄奴（或茜草）各9～10克　　片姜黄9克
焦四仙、炒莱菔子各10克

[服法] 每日1剂，水煎服。

[功效] 调肝和胃、活血消痞。

[主治] 慢性肝炎、迁延性肝炎，早期肝硬化所致较长时间右胁疼痛、腹部胀满、不思饮食、胁下痞块、倦怠乏力、小便发黄、大便欠爽或溏软，舌质红或有瘀斑、苔白或黄，脉弦或弦滑。也适用于慢性胆系感染而见上述病症者。

[方解] 方中柴胡，升清阳，为君药。半夏，味辛，性温，善降中焦逆气，而燥湿和胃健脾；白蒺藜，味苦、辛，性温，宣肺之滞，疏肝之郁，下气和血；川楝子，味苦，性寒，入肝经，清肝热、行肝气，而止胁痛；草红花，味辛，性温，活血通经，并能和血调血，四药共为臣药。片姜黄，味辛、苦，性温，行血中气滞，治心腹结积；刘寄奴，味苦、辛，性温，破瘀消积行血散肿；炒莱菔子，味辛、甘，性平，理气消胀，配焦四仙助消化而除胀满，运中焦而健脾胃，为佐药。泽泻，入肝、肾经，能行在下之水，使之随清气而上升，复使在上之水随气通调而下泻，能泄肝肾水湿火热之邪，而助阴阳升降之机，为使药。

[加减法] 中湿不化，脘闷食少，舌苔白厚者，加苍术6～9克，草蔻6～10克；气血阻滞，胁痛明显者，加延胡索9克，枳壳10克，制乳没各5克；如血瘀明显者，加茜草12～20克，海螵蛸6～9克，桂枝6～10克；胃纳不佳、饮食少进者，加谷芽、陈皮各10～12克；心悸失眠、健忘多梦者，加珍珠母30克，远志、天竺黄各9克，栀子3克；下午低热者，加生白芍12克，银柴胡10克，青蒿15克；口苦、尿黄、目赤者，加栀子6～10克，龙胆草3克；肝脾肿大者，加制鳖甲15～30克，

射干 10 克，三棱、莪术各 3～6 克，玄参 12～30 克；有轻度腹水者，加大腹皮 12～15 克，茯苓、冬瓜皮各 30～40 克，水红花子 10～12 克，车前子 10～20 克；情志不舒者，加香附 10 克，合欢花 6 克；呕逆便秘、舌苔不化者，加代赭石 30 克，旋覆花 10 克，生大黄 3～5 克，炒五灵脂 9 克；谷丙转氨酶高者，加五芦散（五味子 95 克，芦荟 25 克；共为细面，每服 3 克，每日 2 次，温开水送下，或随汤药服用）；腹部喜暖，遇凉隐痛者，去川楝子；药后胁痛反剧者，去皂刺，减片姜黄。

方十八（北京名医方药中）

[组成] 黄精 30 克　　当归 12 克　　　　　细生地黄 30 克
　　　　首乌藤 30 克　苍术、白术各 10 克　青皮、陈皮各 10 克
　　　　甘草 6 克　　　柴胡 10 克　　　　　姜黄 10 克　郁金 10 克
　　　　薄荷 3 克

先将药物用冷水浸泡 1 小时，浸透后煎煮。首煮沸后文火煎 50 分钟，2 煎沸后文火煎 30 分钟。两煎混匀，总量以 250～300 毫升为宜。

[服法] 每日服 1 剂，每剂分两次服用，饭后 2 小时温服。连服 2 剂，停药 1 天，每月可服 20 剂。

[功效] 养肝疏肝、滋补肾阴、运脾和胃。

[主治] 迁延性肝炎、慢性肝炎、肝硬化、肝癌等。症见：胸胁满闷、胁下痞痛、舌红苔干。同时兼见胃脘不适、纳少便溏等，属肝肾脾胃同病、气阴两虚、气滞血瘀者。肝硬化腹水患者，腹水消退后体力未复者。

[方解] 方中黄精、生地黄、当归，滋水涵木；柴胡、郁金、青皮、陈皮、薄荷，疏肝理气；苍术、白术、甘草、陈皮，运脾和胃；姜黄，理气活血；首乌藤，养血安神。诸药合用共奏疏肝柔肝、滋肾运脾、和胃理血之效。

[加减法] 大便溏薄者，酌减生地黄用量；血瘀明显者，可加丹参 30 克，鸡血藤 30 克，名曰丹鸡黄精汤；气虚明显者，可加党参 15 克，黄芪 30 克，名曰参芪黄精汤。

（二十七）慢性胆囊炎

慢性胆囊炎指胆囊有慢性炎症，可由结石刺激、细菌感染、病毒性肝炎、化学性损害、寄生虫及急性胆囊炎迁延而引起，病程呈慢性迁延性，有反复急性发作等特点，是最常见的胆囊疾病。现代医学认为本病的发生与胆汁成分改变、胆道动力障碍及细菌侵袭有关。其基本的病理改变是纤维组织增生及慢性炎细胞浸润，使胆囊壁增厚，肌肉纤维萎缩，故胆囊的收缩功能减退。本病属于中医胁痛、黄疸范畴。

方一（国医大师颜德馨）

[组成] 柴胡 6 克　黄芩 9 克　　郁金 9 克　　枳壳 9 克
　　　　赤芍 9 克　金钱草 30 克　牡丹皮 12 克　黄连 6 克
　　　　半夏 6 克　陈皮 9 克　　生麦芽（后下）15 克

[服法] 每日 1 剂，水煎服。

[功效] 疏肝利胆、清热攻下、活血化瘀。

[主治] 肝胆湿热、郁滞不通所致的慢性胆囊炎。

[方解] 柴胡，体质轻清，能疏肝行气、清肝调肠；枳壳，气香味厚，行气除湿、降逆利胆；陈皮，气香质燥，能祛湿化痰、消食导滞，则疏土达木，从而助肝胆条达通利。诸药相伍，升降相宜、行散并举、胆胃同调。肝气疏、胆腑利、胃气和，则诸症自愈。牡丹皮，性味缓和，能泻热导滞、消肿排脓；金钱草，气味俱薄，能利肝胆、除湿热、软坚结；郁金，味辛、苦，辛开苦降，清扬上窜，能行气疏肝、降逆泻壅。《本草汇言》曰："郁金，清气化痰，散瘀血之药也。其性清扬，能散郁滞，顺逆气，心肺肝胃，气血火痰郁遏而不行者最验，故治胸胃膈痛、两胁胀满、肚腹攻痛等症"。赤芍，可泄肝凉血、破积消痈。如此相伍，湿热清则肝胆利，痰瘀除则脉络通。半夏，燥湿化痰、降逆止呕；黄连、黄芩，清热燥湿、通积清胆，可清上泻下。三药相合，辛开苦降，上可泄心胃肝胆实火，下能燥胃肠积滞之湿热，并能解毒。生麦芽，消食除胀、宽中下气，可防诸药损伤胃气。如此配伍，升降相

宜，温凉并用，清中有补，邪正兼顾，肝火清则胃气和，胆气降则胃腑通。

方二（北京名医刘渡舟）

[组成] 柴胡 18 克　大黄 9 克　白芍 9 克　枳实 9 克
　　　　黄芩 9 克　半夏 9 克　郁金 9 克　生姜 12 克

[服法] 每日 1～2 剂，水煎分服。

[功效] 疏肝利胆。

[主治] 急性肝胆囊证属肝胆湿热者。症见：胁痛、发热、厌油、恶心、便干、舌质红、苔黄腻，脉弦滑。

[方解] 方中柴胡，味苦、微辛，性平、微寒，具轻清上升、宣透疏达之性，长于疏泄肝胆之邪热，与黄芩相伍能和解表里、清热利湿，与白芍同用，能柔肝疏肝止痛；半夏、生姜，化湿和中、降逆止呕；大黄、枳实，泻腑清热、利胆消炎；郁金，辛开苦降，性寒泻热，入气分行气解郁，入血分凉血化瘀，为血中之气药，并有利胆之功。诸药合用，共奏疏肝理气、清热化湿、通腑利胆之效。

（二十八）肝硬化

肝硬化是指各种原因作用于肝脏，引起肝脏的弥漫性损害，使肝细胞变性坏死，残存肝细胞形成再生结节，网状蛋白支撑结构塌陷，结缔组织增生形成纤维隔，最终导致原有的肝小叶结构破坏，形成假小叶，在此基础上出现一系列肝功能损害与门静脉高压的临床表现。

各种有害因素（包括肝炎病毒、酒精、某些寄生虫及原虫感染、化学毒物等）长期或反复作用于肝脏，导致程度不一的损害。根据其临床表现，肝硬化分为静止性和活动性，代偿期和失代偿期。

对于肝硬化的形成机制和治疗要点，孔氏曾云："西医所谓肝硬化病之后期者，即中医之臌胀病属也……乃肝郁恚怒不节，气逆伤肝，渐蚀及脾，损于胆胃是其因也，至于瘀滞久而肝硬化者，是其果也。盖肝伤则脾伤，气机阻滞，郁而为热，热留为湿，久之脾阴大伤而运化失司，运化失司则血行乖戾而络塞，络塞则'肝可硬化'……渐至肝失所藏，脾失所统，水气泛滥遂成臌胀，若以疏肝化瘀、理脾调气、和脉达络、通调水道，则可清热化湿、逐瘀从新，使臌胀消失，肝硬变软……。"

方一（国医大师裘沛然）

[组成] 党参15克　　桑葚子50克　龟胶15克　　甲珠15克
　　　　鸡内金20克　郁金15克　　牡蛎50克　　鳖甲50克
　　　　三棱15克　　莪术15克　　水蛭5克　　　地鳖10克
　　　　生地黄40克

[服法] 每日1剂，水煎服。

[功效] 行气活血、化瘀清积，佐以温补。

[主治] 病邪久居肝络、肝脉瘀阻所致之肝硬化。

[方解] 郁金，味辛、苦，性凉，归肝、脾经，辛开苦降，清扬善窜，行气解郁。甲珠，味咸，性微寒，归肝、胃经，性善走窜，能行郁滞、清癥积、利九窍。《本草从新》曰："善窜，夫能行散、通经络、达病所。"三棱，味苦、辛，性平，归肝、脾经，苦泄入血，兼入气分，能攻坚破积。《本草经疏》："三棱从血药则治血，从气药则治气。"水蛭，味咸、苦，性平，归入肝经，性缓善入，能破瘀血攻积。地鳖，味咸，性寒，归入肝经，性急善破，能破血消癥。莪术，味苦、辛，性温，归肝、脾经，辛散走而不守，入气分而兼入血分，能破积攻癥、行气消食，为治积聚诸气之上品。生鳖甲，味咸，性微寒，归肝、脾经，咸寒秉性至阴，入厥阴血分，能补阴潜阳、息风清热，且咸寒相济，能走能软，能攻能散，善走肝经血分，可软坚散结。牡蛎，气寒纯阴，质垂沉降，一能平肝而制亢，养肝而潜阳，清虚热；二能软坚积、消痞块、化痰结、散壅滞。党参，味甘，性平，归脾、肺经，甘而和缓，不腻不燥，其性主升，能升清补肺，在方中既可化生阴血，以灌肝体助肝用，又可益气健脾，以奏"见肝之病，知肝传脾，当先实脾"之义。桑葚、生地黄、龟胶，三味药归经均入肾，共奏能滋肾水、补肝血、生津液、润心肺之功，肾水得补、肝体得养，正气渐复，其病自愈。

方二（国医大师颜德馨）

[组成] 党参 15 克　　　　黄芪 15 克　　　带皮茯苓 30 克

　　　葶苈子（另包）9 克　生鳖甲 30 克　天花粉 9 克

　　　知母 9 克　　　　　沉香粉（吞）0.6 克

　　　琥珀粉（吞）1.5 克　生白术 15 克　麦冬 9 克

　　　枳壳 4.5 克　　　　石斛 9 克

[服法] 每日 1 剂，水煎服。

方三（北京四大名医孔伯华）

[组成] 荆三棱 15 克　　　　蓬莪术 15 克　　炒牵牛子各 9 克

　　　北细辛 1.5 克　　　　川椒目 1.5 克　生桃仁 9 克

　　　赤小豆（布包煎）30 克　干百合 15 克（苏叶 2.1 克，同水煨）

　　　瞿麦 12 克　　　　　　萹蓄 12 克　　云茯苓皮 9 克

　　　旋覆花（布包煎）12 克　代赭石 12 克

　　　川草薢 12 克　　　　　生知母、黄柏各 9 克　汉防己 9 克

　　　煨木香 4.5 克　　　　犀黄丸（冲服）9 克

　　　禹余粮丸（冲）9 克　　金匮肾气丸（布包煎）3 克

[服法] 水煎温服，早晚各 1 次。

方四（四川名医李斯炽）

[组成] 刺蒺藜 15 克　郁金 6 克　　青皮 9 克　　　白芍 9 克

　　　木香 6 克　　玉竹 15 克　瓜蒌壳 12 克　薤白 6 克

　　　枳实 9 克　　生谷芽 9 克　左金丸 4.5 克　甘草 3 克

[功效] 疏肝益胃、涵养肝阴。

[主治] 早期肝硬化。

方五（四川名医李斯炽）

[组成] 当归9克　　　白芍12克　　党参9克　　　茯苓9克
　　　　刺蒺藜12克　五味子6克　菟丝子12克　木香6克
　　　　青皮9克　　　炒白术9克　炮姜6克　　　甘草3克

[功效] 补气血、培脾土、壮肾阳，疏肝行气。

[主治] 气血不足、脾肾阳亏、肝气郁滞所致的肝硬化。

方六（北京名医印会河）

[组成] 赤芍15克　当归15克　桃仁9克　红花9克
　　　　丹参15克　水蛭9克　䗪虫9克　枳壳9克
　　　　大腹皮9克　柴胡9克

[功效] 活血祛瘀。

[主治] 瘀血所致的肝硬化。症见：大腹膨满、腹壁有青筋暴露、胁下癥块坚满刺痛、手不可近、面色青暗、面颈胸腹部有较多的小红点出现或见吐衄，唇舌青紫，脉沉陷。

[方解] 当归、赤芍、桃仁、红花、丹参，活血行瘀；水蛭、䗪虫，化久瘀、消积块；枳壳、大腹皮，行气以利水；柴胡，疏肝且引药入肝经。

[加减法] 出血加牡丹皮9克，三七粉（分冲）3克。

方七（北京名医印会河）

[组成] 柴胡9克　　　　　　　赤芍15克　丹参15克　当归15克
　　　　生牡蛎（先下）30克　广郁金9克　川楝子12克　桃仁9克
　　　　红花9克　　　　　　　桔梗9克　　紫菀9克　　䗪虫9克

[功效] 化瘀软坚、开利三焦。

[主治] 气滞所致的肝硬化。症见：胁腹胀痛较久、继发腹部胀满、不以饥饱为增减、一般晚间为重、渐变腹部膨大、击之如鼓、无移动性浊音、有两胁积块（肝大、脾大），一般舌苔不厚，脉弦。

［方解］柴胡、当归、丹参、赤芍、郁金、川楝子、桃仁、红花，疏肝理血；桔梗、紫菀，开肺气、利三焦，以开气道、消腹胀；牡蛎，软坚消肿；䗪虫，化久瘀、消积块。

方八（北京名医关幼波）

［组成］生黄芪 150 克　　当归 10 克　　白术 12 克　　茵陈 15 克
　　　　杏仁 9 克　　　　橘红 10 克　　云茯苓 9 克　　赤芍、白芍各 12 克
　　　　泽兰 10 克　　　　香附 10 克　　藕节 20 克　　厚朴 9 克
　　　　车前 10 克　　　　木瓜 10 克　　生姜 9 克　　大腹皮 9 克　　丹参 10 克

［服法］每日 1 剂，水煎服。

［按语］生黄芪为此方中之君，以补气扶正，促使血行，更能走皮肤之湿而消肿。今之药理分析，其有恢复细胞再生之功能。用量可由 30 克加至 150 克，无任何副作用。全当归，活血而不伤血，与生黄芪配伍有益气补血之效。赤芍，活血凉血。白芍，味酸直接入肝，并有止痛养肝之功，为治此病之要药。泽兰，在《药性赋》中曾云："能通肝脾之血，活血而不伤血，养血而不赋于血"，药力在中焦，与桃仁、红花不同，有通达门静脉循环障碍之功，此药平和，可用 15～30 克无妨。茵陈，虽为治疗黄疸之要药，但其清热利水功能则更佳，因此有无黄疸均可应用之。白术、云茯苓，用以健脾利湿，助利水之力。杏仁、橘红，均有化痰之效，但杏仁更有开胃润肠之功，橘红较之陈皮开胃尤良。香附、藕节，为血分中之气分药，均有活血化瘀、通络行气开胃之功。厚朴、大腹皮，治下焦行气利水消胀，如大便干燥，可与大腹皮子并用，有润肠之功。木瓜，入肝、肺、胃、脾经，为中焦之要药，调胃而不伤于脾，味酸入肝，疏肝而不伤于气，更有止痛之功，为调和肝胃之要药。丹参，一味丹参功同四物，有养血化瘀之效，与生黄芪配伍可治疗因激素撤药后出现病情反复。生姜，量不要太多，以作辛温醒脾之使药。若湿热仍炽伴有黄疸，舌苔厚腻者，应先治其标，去生黄芪，重用茵陈，再佐以清热利湿解毒之品，待湿热退后再扶其正，但在清利湿热当中，仍不能离开活血化瘀之品。经过上述治疗，腹水顺利消退，应顾及患者患肝病日久，水不涵木，以至连及肾经先天之本，治疗拟滋补肝肾，健脾和胃，调理气血之法，以

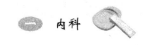

巩固疗效。治疗后期，方中加用阿胶、鹿角胶、龟板胶及河车大造丸，既可改善白蛋白、球蛋白倒置，又能恢复肝功能。如腹水尚未全消或已消退，查其脉象、舌苔尚有毒热未消者，方中可加草河车、小蓟、板蓝根、蒲公英等药，以解余毒而除后患。软坚之药只用生牡蛎、炙鳖甲、鸡内金、藕节、桃仁、红花。

方九（北京名医王仰宗）

[组成] 水鱼（约 640 克重）1 只　独头蒜或紫皮大蒜头 120 克
　　　　生姜、黄酒、盐、味精各适量

水鱼放入沸水中烫死，去掉甲壳，剖腹去内脏（留水鱼蛋、肝入药）；将大蒜头剥衣洗净。然后取大蒜放水鱼腹中，加黄酒、生姜各适量，置水鱼于瓷盆内入锅，隔水蒸煮 30～40 分钟，即可离火待食。分 2 次于饭前吃。喝汤吃水鱼，趁热食之。

[功效] 可防肝硬化，利尿解毒，抗菌防癌，滋养肝肾、消食破瘀。

[主治] 适用于慢性肝炎、肝硬化引起肝胁肋包块等症。还有防止腹水，肝硬化癌变，促进肝病好转的作用。

方十（北京名医王仰宗）

[组成] 冬虫夏草 40 克　花胶 120 克　山斑鱼 4 条（约 640 克）
　　　　陈皮 1 块　　　红枣 4 枚　　　猪瘦肉 120 克

山斑鱼，去鳞、鳃、内脏，放入开水中煮 1 分钟，取出，用水冲洗，沥干。花胶用水浸透发开，洗净，切丝。冬虫夏草、陈皮和猪瘦肉用水洗净。红枣和生姜用水洗净，红枣去核，生姜去皮，切 1 片。将材料全部放入炖盅内，加入凉开水，盖上盖，放入锅内，隔水炖 4 个小时，加细盐调味，即可饮用。

[功效] 强壮腰膝。

[按语] 老幼皆宜，尤宜肝硬化病患。此汤补而不燥，适合一家人饮用。

方十一（北京名医方药中）

[组成] 党参 15 克　　苍术 20 克　　白术 20 克　　茯苓 30 克

甘草 6 克	青皮 10 克	陈皮 10 克	黄精 30 克
当归 12 克	丹参 30 克	鸡血藤 30 克	柴胡 10 克
广郁金 20 克	姜黄 10 克	薄荷 3 克	

[功效] 健脾益气为主，佐以疏肝理气、活血化瘀。

[主治] 肝硬化腹水，证以脾气虚为主，兼气滞血瘀者。

方十二（北京名医方药中）

[组成] 黄精 30 克　当归 12 克　生地黄 30 克　首乌藤 30 克
柴胡 10 克　苍术 10 克　白术 10 克　青皮 10 克
陈皮 10 克　甘草 6 克　广郁金 10 克　姜黄 10 克
薄荷 3 克

[功效] 脾胃气阴双补，佐以疏肝理气。

[主治] 肝硬化腹水，脾胃气阴两虚为主，兼肝郁气滞者。症见：乏力、纳差、胃脘胀满疼痛、手足心热、胸胁满闷、肋下痞塞疼痛，舌偏红、苔欠润，脉细弱等。

[加减法] 若大便溏者，酌减生地黄用量；若血瘀证明显，可加丹参、鸡血藤各 30 克，名丹鸡黄精汤；若气虚明显，可加党参、黄芪各 30 克，名参芪黄精汤；若气虚血瘀同时存在，可以党参、黄芪、丹参、鸡血藤同时加入，名参芪丹鸡黄精汤。

方十三（北京名医方药中）

[组成] 南沙参 15 克　北沙参 15 克　天冬 10 克　麦冬 10 克
生地黄 30 克　当归 12 克　首乌藤 30 克　金铃子 10 克
丹参 30 克　鸡血藤 30 克　柴胡 10 克　广郁金 10 克
姜黄 10 克　薄荷 3 克

[功效] 本方滋养肝胃为主，佐以疏肝理气、活血化瘀。

[主治] 肝硬化腹水。症见：胁肋部胀满疼痛、口干、尿黄，舌偏红、苔黄少津，脉弦数等。

[加减法] 大便溏者，酌减生地黄用量。

方十四（北京名医方药中）

[组成] 党参 15 克　　黄芪 30 克　　丹参 30 克　　鸡血藤 30 克
　　　　黄精 30 克　　当归 12 克　　生地黄 30 克　首乌藤 30 克
　　　　苍术 30 克　　白术 30 克　　青皮 10 克　　陈皮 10 克
　　　　甘草 6 克　　 柴胡 10 克　　广郁金 10 克　姜黄 20 克
　　　　薄荷 3 克　　 汉防己 30 克　川牛膝 30 克　怀牛膝 30 克
　　　　大腹皮 30 克

[功效] 滋肾养肝、助脾和胃、疏肝利水。

[主治] 气血两虚、气滞血瘀、水饮内停所致的肝硬化腹水。

（二十九）急性肾炎

急性肾炎又叫急性肾小球肾炎，多发生于溶血性链球菌甲型等感染以后，是由于变态反应而引起的肾小球损害为主的疾病，并由细菌直接感染而产生。急性肾炎的起病较急，水肿多先由眼睑开始，次及头面及全身，初起可伴寒、热、咳、喘，或有腰痛。尿检有红白细胞及蛋白，血压可有增高，有时可见高血压性脑病。中医认为本病主要由肺与咽喉病变引起，其中又分肺失宣降和咽喉不利二型。

方一（北京名医印会河）

[组成] 麻黄 9 克　　生石膏 9 克　　生甘草 9 克　　生苍术 9 克
　　　　杏仁 9 克　　桑白皮 15 克　生姜 9 克

[功效] 宣降肺气。

[主治] 肺失宣降所致急性肾炎。症见：眼睑先浮肿、以后很快发展到全身、怕风怕冷、关节酸痛沉重、尿少，或有咳嗽发热、咽喉肿痛，舌尖红，脉浮数。

[方解] 麻黄、杏仁、生姜，宣肺气以散水湿；石膏、桑皮、生甘草，降肺气以利三焦；生苍术，发散水湿又能燥湿。

[加减法] 肿甚无汗，加浮萍9克；舌红，加白茅根30克。

方二（北京名医印会河）

[组成] 生甘草9克　　桔梗9克　　牛蒡子12克　　　　山豆根30克

板蓝根15克　　射干9克　　生石膏（先下）30克　　鲜茅根30克

薄荷8克　　　　杏仁9克　　金银花15克　　　　　连翘9克

[功效] 宣肺气、利咽喉。

[主治] 咽喉不利所致急性肾炎。症见：浮肿重在头面、咽喉赤肿而痛、寒热、咳嗽气喘、渴喜凉饮，苔白中黄，脉数。

[方解] 甘草、山豆根、板蓝根、金银花、连翘，清热解毒；桔梗、牛蒡子、杏仁、薄荷，宣肺利咽；石膏，清降肺气；鲜茅根，凉血生津；射干，解毒利三焦、消水肿。

[加减法] 腹胀气壅，加商陆9克，以通利三焦，行水气；尿中多红、白细胞，加仙鹤草30克，以消炎止血。

方三（四川名医张锡君）

[组成] 青蒿10克　　茯苓10克　　陈皮6克　　半夏6克

石菖蒲6克　　郁金6克　　　远志6克　　蝉蜕6克

僵蚕9克　　　竹叶菜20克　　牛筋草15克

另予牛黄至宝丹1丸，用太子参15克煎汤，分3次化服。

[功效] 清热除湿、化浊开窍、镇痉息风。

[主治] 湿热内蕴，上蒙心包、下流膀胱所致急性肾炎。

方四（山东名医王铁民）

[组成] 鲜灯心草50克（无鲜可用干灯心球5扎）　葱白3根

鲜丝瓜150～200克

洗净切成小块，加水适量水煎，去渣饮汤，每日分2～3次饮完（膀胱炎、尿道炎者可加食盐少许调味，肾炎水肿者则不加盐淡饮）。

[方解]葱白,味辛,性温,入肺、胃经,有通阳气、利大小便的功效。灯心草,味甘、淡,性寒,入心肺小肠经,功能清心降火、利尿通淋。《医学启源》说它能"通阴涩窍,利小水,除水肿闭,治五淋"。《北方常用中草药手册》认为它能"清热安神,利水通淋"。福建龙溪《实用中草药》记载它"治小儿惊热,泌尿系炎症"。丝瓜,味甘、性凉,入肝、胃经。功能清热解毒。《本草纲目》说它能"治大小便下血"。《得配本草》认为它能"凉血解毒,化痰消肿"。汪连仕《采药书》记载它能治"血淋,臌胀积聚"。葱白灯心丝瓜汤,有清热解毒、利水消肿的功效,可用以治疗小儿膀胱炎、尿道炎、急性肾炎水肿等症。清·《得配本草》记载:"丝瓜,得灯芯葱白,治小儿浮肿"。

方五(佚名)

[组成]黄姑鱼(约重1000克)2条

料酒、精盐、白糖、姜片、葱段、猪油各适量

将黄姑鱼去鳞、鳃、内脏,冲洗干净。放沸水微焯一下捞出。坐锅,放入猪油烧至六成热,放入姜、葱煸香。放入鱼,烹上料酒后,注入清水,放入盐、糖。武火烧沸后,改为文火,炖至鱼肉熟透即成。

[按语]黄姑鱼含有高蛋白及多种矿物质、维生素,有利尿消肿、补肾的作用。清炖黄姑鱼,若少加精盐,适宜于慢性肾炎患者食用,常食有利肾炎、水肿的治疗。

方六(佚名)

[组成]白菜500克 薏苡仁30克

共煮汤,不放盐或低盐,饮汤食菜。

[功效]健脾祛湿、清热利尿。

[主治]急性肾炎之水肿尿少者。

[方解]白菜为四季常食的绿叶蔬菜,味甘,性平、微寒,入大肠、胃经,有较好的清热利尿作用。薏苡仁,味甘、淡,性微寒,入脾、肾、肺经,有利水消肿、清热排脓、健脾止泻的作用,是清凉饮料配方中的常用药物之一。薏苡仁

含有蛋白质、淀粉、薏苡仁油、糖类、氨基酸、维生素 B_1 及铁钙磷等物质，营养丰富，作为利尿消肿配方入药，不会损伤脾胃。

[按语] 对慢性肾炎脾肾虚寒者宜少用。

（三十）肾盂肾炎

肾盂肾炎是肾盂部受到细菌感染等多种因素，而发生的炎症。本病的发生，有一部分是由膀胱、尿道感染后的上行感染，也有的是经血液循环而感染，均可使肾盂部发生炎症，深入肾内，即成肾盂肾炎。本病腰痛明显，肾区肌肉可有强直之感，肋脊角常出现叩击痛，经血循环感染者常伴有高热、寒战、恶心、呕吐等症状，上行性感染，则有尿频、尿急、尿痛史或见血尿。本病常以腰痛为主，有定痛及叩击痛者，多见为瘀血之型。常见症状：腰部疼痛、叩击更甚、尿量减少、肢体轻度浮肿，严重时可出现恶寒、发热等症，或有尿急、尿频、尿痛史。

方一（北京名医印会河）

[组成] 桃仁9克　红花9克　当归15克　赤芍15克
　　　　川芎9克　牛膝9克　木瓜9克　黄柏15克
　　　　知母9克　苍术9克　草薢15克　泽泻30克

[功效] 本方行瘀利湿。

[主治] 肾盂肾炎。

[方解] 桃仁、红花、当归、赤芍、川芎，理血活血，以去瘀血、治腰痛；牛膝、木瓜，舒筋润燥，又能引药下行；黄柏、知母、苍术，燥湿又能坚阴；草薢、泽泻，利湿热而消水肿。

[加减法] 恶寒、发热，加柴胡9克，黄芩12克，以清解寒热。

方二（北京名医岳美中）

[组成] 黄芪15克　甘草9克　乳香6克　没药6克

杭芍 9 克　　丹参 12 克

［**服法**］水煎服。

［**功效**］内托生肌。

［**主治**］慢性肾盂肾炎。

［**加减法**］疲乏无力，重用丹参、黄芪；溲频而浑，加茅根、通草、车前子；腰酸腰痛，加牛膝、续断、当归、何首乌、巴戟肉或龟甲胶、鹿角胶；面肿腿肿，加薏米、防己、冬瓜皮；蛋白尿、脓尿及血尿，加龙骨、牡蛎、生地黄炭、茜草、黄柏、海螵蛸、阿胶或重用花粉；头痛，加枸杞、菊花；纳呆、脘胀，加黄连、砂仁、菖蒲、陈皮、枳壳；并发尿毒症，用独参汤，外合茯苓饮、真武汤。

［**按语**］本方适用于慢性肾盂肾炎反复发作，正气已虚，但瘀滞肾络、湿热留恋、肾络受伤时，岳氏借用外科治疗疮疡之经验，首用托毒生肌之法，以冀受损之肾组织得到新生、修复。内托生肌法实为治疗慢性肾盂肾炎另辟之蹊径。

方三（北京名医方药中）

［**组成**］黄芪 30 克　　苍术 10 克　　白术 10 克　　青皮 10 克

　　　　陈皮 10 克　　党参 15 克　　柴胡 10 克　　升麻 15 克

　　　　当归 12 克　　甘草 6 克　　桂枝 12 克　　白芍 12 克

　　　　生姜 10 克　　大枣 10 克

［**功效**］补脾益肺、辛温解表、助邪外出。

［**主治**］慢性肾盂肾炎、慢性肾衰竭。

（三十一）慢性肾小球肾炎

传统观点认为，慢性肾炎属于肾虚，临床用药多以补肾为首要，或着重于肾阴，或着重于肾阳，或肾阴、肾阳并重。也有人认为本病属本虚标实，而相应采用扶正为主，祛邪为辅的治疗方法，如滋养肾阴兼清湿热，补肾壮阳兼化湿浊，阴阳并补兼利水湿等。

从临床表现来看，慢性肾炎的患者常常会出现一些虚弱型症状，如面色苍白、神疲乏力、腰膝酸软、舌淡滑润等，这也是人们往往把慢性肾炎当作"肾虚"来看待的基本原因。如果从舌、脉、色、症及病史等诸多反映疾病本质的各个方面对慢性肾炎的进一步辨析发现，患者虽面色苍白却晦暗垢浊，虽舌淡胖大却苔腻根厚，虽脉象濡滑却沉取有力而数。加之患者常有夜寐梦多、心烦急躁、便干溲赤，舌下脉络黑紫，病情常因感冒而复发或加重等表现，可以推断其虚象的出现正是"大实若羸状"的结果，而湿热瘀滞、血脉郁阻、气机不通、功能失调才是造成种种虚象的根本原因。

现代医学已经证明，各种类型的肾小球肾炎发展到晚期，都会出现毛细血管腔狭窄阻塞，周边肾小管萎缩坏死，大量肾小球萎缩坏死，大量肾小球纤维化、硬化，微循环障碍的形成等一系列病理改变，这些又无不与邪入营血、脉络瘀滞的发病机制相符合。尤其病情发展到后期，出现肾衰竭时，由于肾脏对于血液中的代谢产物的排泄功能降低，导致了血中毒性物质肌酐与尿素氮水平的升高，这些毒性物质随血液循环侵犯到人体的多个系统（神经系统、消化系统、心血管系统等），表现出头晕、恶心、呕吐、烦躁不安、皮肤瘙痒等中毒症状，也都与邪入营血的病机有着密切的联系。

方一（国医大师裘沛然）

[组成] 黄芪 30～50 克　　巴戟肉 15 克　　黄柏 15 克

黑大豆 15～30 克　大枣 5～10 枚　牡蛎 30～50 克

土茯苓 20～30 克　泽泻 15～20 克

[服法] 每日煎服 1 剂。

[功效] 益气补肾、行水泄浊。

[主治] 慢性肾炎，肾病综合征，或伴有肾功能不全，肾阴阳两虚，湿浊留滞者。

方二（佚名）

[组成] 鲜白茅根 250 克　　鲜蒲公英 150 克　　蜂蜜 20 克

将采挖的鲜白茅根、鲜蒲公英拣杂，洗净，晾干，放入温开水中浸泡片刻，捞出，切碎，捣烂，绞取鲜汁，盛入杯中，调入蜂蜜，拌和均匀即成。

[功效] 清热解毒、利尿通淋。

方三（北京名医方药中）

[组成] 益母草 12 克　　白茅根 30 克　　墨旱莲 12 克　　女贞子 12 克
金樱子 30 克　　芡实 12 克　　　苍术 12 克　　　牛膝 15 克
黄柏 10 克　　　当归 12 克　　　赤芍 15 克　　　川芎 10 克
生地黄 30 克

[功效] 滋补肝肾、清热利尿、活血补血。

[主治] 慢性肾炎，证属肝肾阴虚，症见：头晕头痛、血压偏高等；肾气失固，症见：小便混浊、蛋白尿等；肾气不化，症见：面浮腿肿、尿量少等；兼有湿热久羁下焦，症见：腰痛、小便黄少等；并灼血成瘀者，症见：舌质暗有瘀色，尿红细胞及管型不易消失等。

方四（四川名医李斯炽）

[组成] 生地黄 9 克　　牡丹皮 9 克　　牛膝 9 克　　　车前子 9 克
菟丝子 12 克　　茯苓 9 克　　　桑寄生 15 克　　巴戟天 9 克
山药 12 克　　　石韦 9 克　　　茵陈 12 克　　　甘草 3 克

[功效] 补肾益气。

[主治] 先天不足、肾阳不足所致的肾性水肿。

方五（北京名医印会河）

[组成] 茯苓 30 克　　　白术 12 克　　木瓜 9 克　　　厚朴 9 克
大腹皮 15 克　　草豆蔻 9 克　　干姜 6 克　　　熟附片 9 克
泽泻 15 克　　　薏苡仁 30 克　　抽葫芦 30 克　　玉米须 30 克

[功效] 健脾利水。

[主治] 脾虚水肿所致慢性肾小球肾炎。症见：唇舌淡白、面色不华、全身

浮肿、腹水膨满、肢冷畏寒、尿少，脉虚缓无力。

[方解] 茯苓、白术、泽泻、薏苡仁，健脾以运化水湿；大腹皮、抽葫芦、木瓜、玉米须，利湿行水；草豆蔻、干姜，温脾胃以行水湿；厚朴，燥湿消痰、下气除满；附子，温肾以助气化。

[加减法] 气虚甚者，加黄芪、党参各9克。

方六 （北京名医印会河）

[组成] 熟地黄9克　　山药15克　　泽泻15克　　茯苓15克
肉桂8克　　　　山茱萸9克　　熟附片12克　牛膝9克
车前子（包）9克　鹿角霜15克　紫河车15克　黄芪15克
党参12克

[功效] 温补脾肾。

[主治] 脾肾两虚所致慢性肾小球肾炎。

[方解] 熟地黄、鹿角霜、紫河车，补肾填精，以治肾虚；山茱萸，补肝肾、涩精气、固虚脱；黄芪、党参，补气益脾，以生气血；山药、茯苓、泽泻、车前子，利湿健脾，以利小便；肉桂、附子，壮肾阳，以化水气；牛膝，引药下行归肾。

[加减法] 腰部冷痛，加补骨脂9克。

方七 （北京名医印会河）

[组成] 槟榔12克　商陆9克　茯苓皮30克　大腹皮15克
椒目9克　　木通9克　羌活9克　　　秦艽9克
赤小豆30克

[功效] 通利三焦。

[主治] 三焦壅滞所致慢性肾小球肾炎。症见：胸腹胀满、周身肿胀、腹水明显、无汗、小便少、呼吸气粗、口渴便干，苔厚，脉有力。

[方解] 槟榔、商陆、椒目，通水道，利三焦而行水气；秦艽、羌活，散水湿于表；茯苓皮、大腹皮、赤小豆，利湿于里；木通，清心火、利小便。

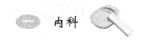

［**加减法**］肿甚加生姜皮 6 克，冬瓜皮 20 克。

方八（北京名医印会河）

［**组成**］当归 15 克　　赤芍 15 克　　川芎 9 克　　　丹参 15 克

　　　　　桃仁 9 克　　　红花 9 克　　　蒲公英 30 克　紫花地丁 30 克

　　　　　山豆根 30 克　土茯苓 30 克　白茅根 30 克

（本方系从山西省中医研究所的"益肾汤"加减而来）

［**功效**］本方活血（祛风）解毒。

［**主治**］风水型"肾炎"。

［**方解**］桃仁、红花、当归、赤芍、丹参、川芎，活血以祛风；蒲公英、紫花地丁、山豆根、土茯苓、白茅根，均系清热解毒之药，两类药相合，既能解毒消炎，又可活血治风，故为临床常用之方。

［**加减法**］贫血，加党参、黄芪各 15 克，高血压，加夏枯草 15 克。

［**按语**］凡临床见有化验室检查，符合肾小球肾炎者，不论其急性期或慢性期病，率先多用此方，虽不能尽愈诸病，但其临床疗效，似觉较以前的"辨证论治"时提高了不少。本病系概括西医所称急、慢性肾炎在内，是链球菌感染后的变态反应病，来势急剧，变化极速，故名为风。病中常可发现水肿，则曰水。故风水肾炎乃泛指所有急、慢性肾炎在内（尿中毒似应除外），凡患者有肾炎临床症状，尿检查符合肾炎指标者皆属之。

方九（北京名医印会河）

［**组成**］茯苓 30 克　桂枝 15 克　白术 9 克　甘草 6 克

　　　　　泽泻 15 克　生姜 9 克

［**功效**］温阳化水。

［**主治**］心阳不足所致水肿。症见：水肿主要见于胃脘部，肿而坚满；心跳气短、头晕尿少，舌淡少苔，脉弦细或见弦迟。

［**方解**］茯苓、白术、泽泻、甘草，健脾以利水湿；桂枝，通心阳以化水湿；生姜，温胃行水。

方十（北京名医印会河）

[组成] 茯苓 30 克　　熟附片 15～30 克　　白术 12 克　　桂枝 9 克

白芍 15 克　　甘草 9 克　　　　　生姜 9 克

[功效] 温肾化水。

[主治] 肾阳衰微所致水肿。症见：水肿重在下肢或在脐下、四肢清凉、心悸头眩、筋惕肉瞤、小便短少、行动气喘，舌淡少苔，脉沉细。

[方解] 桂枝、附子，温肾化水；茯苓、白术，利湿健脾；白芍、甘草，缓中而制桂附温热之性能；生姜，温胃以行水气。

[加减法] 水肿甚者，加冬瓜皮 30 克，以消水利尿；头晕甚者，加泽泻 30 克，以利水湿，通清阳。

[按语] 凡西医诊断为心力衰竭，以水肿为主症，周身见有寒象者，率先用此。虽不能尽愈诸病，但有很多危重患者，确实能起到回阳救逆，纠正心衰的作用。

方十一（北京名医印会河）

[组成] 当归 15 克　　白芍 15 克　　茯苓 30 克　　白术 12 克

陈皮 9 克　　　党参 15 克　　黄芪 15 克　　生姜 9 克

鲜鲤鱼 1 条（重 500～750 克，煎汤代水）

[功效] 增加人体营养。

[主治] 营养不良所致水肿。

[方解] 当归、白芍，和血养血；党参、黄芪，补气养血；茯苓、白术，利湿健脾；陈皮、生姜，理气消水；鲤鱼，能补气血（增加蛋白质）以利小便。

方十二（北京名医印会河）

[组成] 苏叶 9 克　　吴茱萸 9 克　　桔梗 9 克　　　木瓜 9 克

橘红 9 克　　槟榔 12 克　　薏苡仁 30 克　　汉防己 9 克

生姜 9 克

[方解] 苏叶、生姜、吴茱萸，温肝胃散寒行水；槟榔、橘红，行气以行水湿；木瓜、薏苡仁、防己，利水湿以除肿胀，并有舒筋之用；桔梗，开肺气、利三焦，以通利水湿。

[按语] 本病寒湿在下，须以辛温解散，但服热药可以过早向上发泄，不能达到病所，故须改用凉服法，使药力深入下肢，祛除寒水之邪。本病的水肿，主要见于下肢胫部，两脚无力，不能任地，故中医称"软脚病"或"湿淫脚气"。本病多因生活环境骤变，饮食调节不良引起。中医治疗常取温散寒湿之法，以鸡鸣散加味，作汤凉服。

方十三（佚名）

[组成] 党参 15 克　　白术 12 克　　云茯苓皮 25 克　甘草 4 克

　　　　山药 12 克　　薏苡仁 15 克　黄芪 20 克　　　牛膝 12 克

　　　　猪苓 15 克　　桂枝 12 克或肉桂心（焗）1.5 克

[方解] 方中党参、白术、山药、黄芪、甘草，健脾补气；薏苡仁、云茯苓皮、猪苓，利水而不伤正；桂枝，温阳利水；牛膝，引水下行。

[加减法] 若湿重而见苔白厚腻者，去山药，加防己 12 克，砂仁 8 克；血虚明显者，去猪苓、桂枝，加当归 12 克（或鸡血藤 30 克），枸杞子 12 克，以养血；若见血压升高者，重用黄芪（用至 30 克以上），去桂枝、山药，加生石决明（先煎）30 克，代赭石（先煎）30 克，以潜虚阳；若见血尿（镜下血尿）者，去桂枝，选加小叶凤尾草 15 克，淡豆豉 30 克，田七末（冲服）3 克；若水肿严重，尤其是胸腹腔有大量积水，则先治其标。

[按语] 采用十枣汤或积苍丸（三棱 2.3 克，莪术 2.3 克，苍术 2.3 克，春砂仁 2.3 克，连翘 2.3 克，牵牛花、大戟、巴戟、陈皮、川椒、葶苈子、桑白皮、益智仁、汉防己、芫花、青皮、小川芎、牛膝各 1.5 克，槟榔 0.5 个，大黄 7.7 克，甘遂 1.5 克，木香 4.6 克，紫荆皮 3.1 克，研为细末，糊为小丸），每次服 12.5 克，每日于五更空腹时 1 次顿服，连服 3 天，第 1 天用淡姜汤送服，第 2 天用陈皮汤送服，第 3 天用桑白皮汤送服，有一定疗效。以去菀陈莝、洁净府，在水肿明显减轻后再予参苓白术散加减。

方十四（北京名医时振声）

[组成] 金银花 15 克　蒲公英 10 克　玄参 12 克　麦冬 9 克
生甘草 9 克　桔梗 12 克　薄荷 9 克　淡竹叶 15 克
野菊花 15 克　桑叶 12 克　杏仁 10 克

[服法] 每日 1 剂，每日 2 次。

[按语] 虚证明显者，气虚可补益肺脾，用补中益气汤、黄芪大枣汤；易感冒者用玉屏风散；阴虚宜滋养肺肾，如麦味地黄汤。临床上常见慢性肾炎咽部反复感染，在急性咽部感染时，可用银蒲玄麦甘桔汤，急性咽部感染控制后，即改用麦味地黄汤滋养肺肾，可望使蛋白尿减轻或消失。皮肤疖肿严重者，如用麻黄连翘赤小豆汤效果不明显时，还可着重清热解毒，用五味消毒饮加牡丹皮、生地黄、玄参等，常可获得满意效果。

方十五（佚名）

[组成] 黄芪 15 克　糯稻根须干品 50 克

将新鲜糯稻根须洗净，晒干，置于干燥处保存备用。用时与黄芪一起入小锅中煎汤，头煎加水 1000 毫升，煎至 200 毫升，滤出头汁；2 煎加水 500 毫升煎至 200 毫升，滤出二汁，合并 2 次煎液，弃渣。

[服法] 每日分 2 次服，每次 200 毫升；也可代茶慢慢饮服，3 个月为 1 个疗程。

[功效] 补气利尿。

[主治] 慢性肾炎，但需持续饮服。本方尤适用于气虚所致的慢性肾炎，症见：轻度水肿、面色萎黄、少气乏力、腰脊酸痛、容易感冒，舌淡、苔白润，脉沉细。

方十六（佚名）

[组成] 北芪、淮山药、炙龟甲各 30 克

先将炙龟甲煎 1～2 小时，然后加入北芪、淮山药同煎，去渣饮汤。

[方解] 北芪又名黄芪，性微温，味甘，入脾、肺经，有补虚弱、助脾胃、利水消肿、固表止汗及托里排脓等作用。淮山药是一种滋养强壮及助消化药，味甘，性温平稳。《神农本草经》载淮山药"主伤中，补虚羸，除寒热邪气，补中益气力，长肌肉，强阴，久服耳目聪明"。龟甲，味甘咸，性平缓，入肝、肾经，功能滋肾阴、益精血、潜肝阳，龟甲含蛋白质、脂肪及钙盐等，属滋养强壮药。龟甲、北芪与淮山药同煎，具有强壮补气、益脾胃、滋肾阴作用，适用于慢性肾炎，脾肾不足及小便有尿蛋白者，但对于急性肾炎及外感未解者不适用。

[按语] 据国内一些临床报道，认为在复方中重用黄芪来治疗肾炎，常收到多种效果：① 有强壮作用，能使肾炎患者食欲旺盛、体重增加；② 尿量增多，水肿消退，并使血浆蛋白增加；③ 对蛋白尿似有减轻作用。淮山药含有蛋白质、糖类、钙、磷、铁及维生素 A、维生素 B_2、维生素 C 等，对于肾炎浮肿、脾胃虚弱及食欲缺乏者最宜。

方十七（北京名医方药中）

[组成] 南沙参 15 克　　北沙参 15 克　　黄芪 30 克　　　　麦冬 10 克
　　　　天冬 10 克　　　五味子 10 克　　生地黄 30 克　　　苍术 10 克
　　　　白术 10 克　　　山茱萸 10 克　　牡丹皮 10 克　　　茯苓 30 克
　　　　泽泻 10 克　　　怀牛膝 15 克　　车前子（包煎）30 克　竹茹 10 克
　　　　黄连 3 克　　　　桃仁 10 克　　　红花 10 克
　　　　西洋参（另煎兑入）6 克

[功效] 脾肾气阴双补，佐以化瘀。

[主治] 慢性肾炎、慢性肾衰竭。

（三十二）肾病综合征

肾病综合征是指患者尿中蛋白每 24 小时 > 3.5 克，血中白蛋白 < 30g/L，伴有或不伴有水肿和高脂血症，肾病综合征是一组临床症候群，是由多种病因引起的综合征，因此它不是一种独立的疾病。肾病综合征在临床上可分为原发性及继

发性两类，在儿科除了原发性与继发性以外，还有先天性一类。

原发性肾病综合征的病因不明，主要是原发于肾小球的疾病，病理上可表现出各种类型的变化，在儿童以微小病变为多见，成人则以膜性肾病较常见。继发性肾病综合征的病因是继发于某些全身性疾病，包括以下几种：

1. 结缔组织疾病，如系统性红斑狼疮、结节性多动脉炎、皮肌炎、大动脉炎、进行性系统性硬化病、类风湿关节炎、干燥综合征等。

2. 代谢性疾病，如糖尿病、痛风、肾淀粉样变、黏液性水肿等。

3. 过敏性疾病，如过敏性紫癜、蜂蜇伤、蛇咬伤、花粉、某些药物或植物及其他过敏原引起的过敏。

4. 感染性疾病，如细菌感染（链球菌感染后肾炎、亚急性细菌性心内膜炎、慢性肾盂肾炎、麻风等）、病毒感染（乙型肝炎、传染性单核细胞增多症、疫苗后肾炎等）、寄生虫感染（如疟疾）、螺旋体感染（如梅毒）。

5. 肾毒性物质，如汞（有机或无机）、铋、金、银、三甲双酮、二甲双酮等。

6. 遗传性疾病，如家族遗传性肾炎、先天性肾病综合征等。

7. 恶性肿瘤，如何杰金氏病、淋巴性白血病、肿瘤（肺、结肠、乳腺、甲状腺、卵巢、肾等肿瘤）、多发性骨髓瘤等。

8. 其他，如妊娠毒血症、肾移植慢性排斥反应等。

肾病综合征的临床表现主要是蛋白尿、低蛋白血症、高脂血症及水肿。

方一（国医大师裘沛然）

[组成] 生黄芪 40 克　生牡蛎 40 克　泽泻 1.5 克　黑大豆 30 克
大枣 7 枚

[服法] 每日 1 剂，水煎服。

[功效] 健脾、温肾、利水。

[主治] 脾肾气虚、水湿壅盛所致的肾病综合征。

[方解] 方中用黄芪，补气升阳、利水消肿为君药。牡蛎，平肝益阴、敛精固锐、降气利水为臣药。泽泻，益气健脾、渗湿利尿；黑大豆，善治水，消胀下气，两者共为佐药。大枣，补脾益气，缓和药性为使药。诸药合用，共奏健益肾、

通利三焦、利水消肿之功。

[按语] 裘老治此验案组方用药有三大特点：方中用牡蛎，因其味咸入肾，乃纯阴之品，质重沉降，以起降浊阴，利水湿之功。同时，牡蛎又能敛精气，固滑脱，可收摄敛尿蛋白之丢失，含寓通于补，寓补于敛之中。如此相伍，则升者自升，降者自降，三焦和顺，气机同调，下关开合有度，则水湿自除。《本草纲目》："泽泻气平，味甘而淡，淡能渗泄，气味俱薄。所以利水而泄下。"《本草汇言》："方龙潭云：泽泻有固肾治水之功，然与猪苓又有不同者，盖猪苓利水，能分泄表间之邪；泽泻利水，能宣通内脏之湿。""泽泻，利水之主药。利水，人皆知之矣。"说明泽泻乃利水之圣药，祛湿之上品。且裘老在方中用量极妙，只用了1.5克，其意在用提壶揭盖之法使上下通气，升降复常，使浊水随气顺而出，故未用重剂淡渗利水之品。

方二（陕西名医李谦）

[组成] 熟地黄9～30克　　巴戟天9～15克　　太子参6～15克
　　　　蜜黄芪9～15克　　山茱萸3～9克　　　墨旱莲9～15克
　　　　车前子3～9克　　　赤小豆9～30克　　紫丹参6～15克
　　　　生山楂9～15克　　鸡内金3～9克

[服法] 每日1剂，根据年龄酌情用量。

[功效] 固本调肾、行气宽中、利水消肿。

[主治] 肾病综合征等所致之肺、脾、肾三脏水液代谢失调、低血浆蛋白、大量蛋白尿、高胆固醇血症、重度水肿。

[方解] 熟地黄，滋肾养阴为补肾之要药。巴戟天，温而不燥，补而不滞，胜补肾阳。熟地黄、巴戟天协同则真阴真阳得助，封藏平衡。太子参、蜜黄芪，补气养胃、补中益气，进一步使脾气得助，达到后天养先天的目的。山茱萸，益肾固精；墨旱莲，养阴益肾，助熟地黄、巴戟天滋补肝肾，治疗阴亏出现的头晕目眩。车前子、赤小豆，清热利水通淋，调整水液代谢，通调水道，利尿消退水肿。肾病日久，因体内湿不得除而感胸闷、气滞血瘀、压抑不舒，用丹参活血，以缓解熟地黄等滋补药产生的水湿壅滞之弊；生山楂、鸡内金伍用，既能消食化

积，运脾开胃，又能散瘀行滞，降低胆固醇。

[加减] 肾病综合征临床特征是大量蛋白尿、低血浆蛋白、严重水肿及高胆固醇血症。胆固醇顽固不消，加用泽泻，可利水而不伤阴；尿蛋白不消，改用生黄芪；胸水、腹水、阴囊水肿，可加用大腹皮，它能行气宽中，利水消肿；上腹饱满、嗳气厌食，加用莱菔子、枳实、肉桂；大便秘结，加用柏子仁、大黄。

[按语] 肾为"先天之本"，真阴真阳化生之根。养肾之道，莫过于肾阴肾阳之调，达其阴阳平衡之理。肾失所养，首责后天脾胃，临床运用突出表现为肾虚、阳亢、水液代谢失调。故针对肾脏生理、病理建立固本调肾饮作为肾病治疗基础方，随症加减化裁。

（三十三）前列腺炎

前列腺炎是前列腺受到细菌等的感染或房事过度，会阴损伤，以及酗酒太过等因素而使前列腺发生炎症。

本病尿道口常有乳白色或无色黏液分泌，早晨起床时有的可被黏液封闭，并可见尿道刺痛。排尿次数增多，下腹、会阴部轻度疼痛，性功能减退。在急性期还可见恶寒、发热、全身疼痛、头痛乏力等症。

本病中医一般称为白浊，最常见者有以下三型。

1.肝经湿热　症见：阴中流浊、头痛眩晕、心烦尿赤、脉数掌烫、小腹结滞不舒、大便干或不爽，舌红、苔黄。

方一（北京名医印会河）

[组成] 龙胆草 9 克　栀子 9 克　　黄芩 9 克　　柴胡 9 克
　　　　车前子 9 克　泽泻 9 克　　木通 9 克　　黄柏 15 克
　　　　萆薢 15 克　苦参 15 克

[功效] 泄肝燥湿。

[主治] 肝经湿热所致的前列腺炎。

2.肾虚流浊　症见：阴中流浊、腰膝酸软、头晕耳鸣、四肢不温、健忘，脉虚细。

方二（北京名医印会河）

[组成] 熟地黄 9 克　山药 15 克　　山茱萸 9 克　杜仲 9 克
　　　　补骨脂 9 克　草薢 15 克　　桑螵蛸 25 克　益智仁 9 克
　　　　菟丝子 9 克　连衣胡桃肉 9 克　鹿角霜 15 克

[功效] 补肾益精。

[主治] 肾虚流浊所致的前列腺炎。

[方解] 熟地黄、山茱萸，补肝肾之虚；山药、草薢，助脾肾以运湿；杜仲、补骨脂、桑螵蛸、益智仁，补肾而涩精；胡桃肉、鹿角霜、菟丝子，益肾精而助固摄。

3. **脾虚湿盛**　症见：阴中流浊、唇舌淡白、面色不华、肢体困倦、头眩心悸，或见下肢浮肿，脉虚缓无力。

方三（北京名医印会河）

[组成] 党参 9 克　白术 9 克　　薏苡仁 30 克　扁豆 9 克
　　　　陈皮 9 克　山药 15 克　莲子 9 克

[功效] 利湿健脾。

[主治] 脾虚湿盛所致的前列腺炎。

[方解] 党参、莲子，补脾益气；白术、扁豆、山药、薏苡仁，健脾利湿；陈皮，和胃行气以除痰湿。浊多者，加芡实 9 克。

方四（湖北名医叶继长）

[组成] 猪殃殃 100 克　半边莲 15 克　鱼腥草 30 克　红花 10 克
　　　　桃仁 12 克　泽兰 12 克　茯苓 12 克　车前子 12 克
　　　　滑石 18 克　甘草 3 克　桂枝 6 克

[服法] 每日 1 剂，水煎分 3 次服。

[功效] 主治慢性前列腺炎。

[方解] 方用猪殃殃、半边莲、鱼腥草、茯苓、滑石、甘草，以清热解毒、利湿，特别重用猪殃殃清热解毒，利湿通淋；桃仁、红花、泽兰，以活血化瘀；桂枝，通阳化气。

[加减法] 若少腹会阴部或睾丸胀痛，加青皮 10 克，川楝子、橘核各 12 克；尿道滞涩或有尿不尽之感者，加木通、王不留行子各 9 克；有红细胞者，加茅根、小蓟各 15 克；尿末或大便时有白浊滴出者，加萆薢、败酱草各 15 克；有阳痿、早泄、性功能减退者，加淫羊藿 10 克、鹿胶 12 克；肝郁气滞致会阴、少腹、睾丸胀痛明显者，加川楝子、陈皮、橘核以疏肝理气；湿热壅阻，致尿道滞涩刺痛者，加木通、王不留行子以清热通淋，消肿止痛；湿热下注、血热妄行而致血尿者，加茅根、小蓟以凉血止血；湿热蕴结、下注膀胱，致尿末或大便时有白浊溢出者，加萆薢、败酱草以清热化湿；肾阳虚致阳痿者，加淫羊藿、鹿胶以补肾壮阳。

[按语] 治疗期间每 2 周复查 1 次前列腺液与尿三杯试验。

方五（北京名医杨凤玲）

[组成] 麝香 0.15 克　白胡椒 7 粒

白胡椒研细末瓶装密封备用。用药前先将肚脐用温水洗净擦干，倒入麝香粉，再盖上胡椒粉，最后盖一圆纸片，外用胶布固定，须贴紧勿令药粉漏出。每 7～10 天换药 1 次，10 次为 1 个疗程，每个疗程间休息 5～7 天。

（三十四）前列腺增生

前列腺增生症为老年男子的常见病。有人通过尸检证明，50 岁男性有 40%，60 岁男性达 50%，到 80 岁几乎 100%。近年来，我国的发病年龄呈上升趋势。除平均年龄延长外，还与饮食水平改善，大量烟酒及壮阳物品的刺激等多方面因素有关。前列腺增生引起的病理生理变化主要是：尿路梗阻进一步导致逼尿肌损害。临床主要表现为尿路梗阻和尿路刺激两大类症状。

方一（北京名医赵锡武）

[组成] 琥珀粉、当归尾、桃仁、石韦各 15 克

　　　　大黄、海金沙各 22.5 克　地鳖虫 30 克

共研细末，炼蜜制成 15 丸。

[服法] 每日 3 次，每次服 1 丸，用车前草、白花蛇舌草各 30 克，煎汤送服。

[加减法] 伴有动脉硬化、冠心病、高血压者，另加海藻 30 克，煎汤送服。

方二（北京名医赵锡武）

[组成] 柴胡、牛膝各 10 克　生牡蛎（先煎）30 克　川贝粉（分冲）3 克

　　　　丹参、当归、赤芍、海浮石（先煎）、海藻、昆布、玄参各 15 克

[服法] 每日 1 剂，水煎，分 2 次服，15 日为 1 个疗程。

[按语] 著名临床学家、北京中日友好医院印会河教授认为，现代医学所述的前列腺部位，正是中医足厥阴肝经循行所过之处，因足厥阴肝经循股内侧入阴毛，下行环绕阴器，故将其归为足厥阴肝经之属。临床所见的前列腺组织不断增生肿大，压迫尿道引起的"癃闭"，可视作肝经癥积所致。老年人前列腺增生属肾虚而痰凝瘀阻，滞于肝经而成。

方三（北京名医赵锡武）

[组成] 黄芪、肉桂、穿山甲、海藻、三棱、王不留行、当归、桃仁、

　　　　赤芍、牛膝、大黄各等份

取上药共为粗末。用中药散剂 250 克，白醋适量，拌匀，置铁锅内文火热敷（冷却后可重新炒热再敷）。

[服法] 每日 6～8 次，1 周为 1 个疗程，可连续用药 4 个疗程。

[按语] 据报道，用此法治疗前列腺增生的总有效率达 97.8%。

方四（北京名医赵锡武）

[组成] 丹参、蒲公英、鱼腥草、夏枯草各 30 克

赤芍、黄芩各 15 克　栀子 12 克　已烯雌酚 6 毫克

上药研细末，以凡士林调制成 30 粒栓剂。

[用法] 每日 2 次，每次 1 粒，塞入肛门 2cm，30 日为 1 个疗程。

方五（北京名医赵锡武）

[组成] 紫花地丁、紫参、车前草各 15 克　海金沙 30 克

上药研为粗末，置保温瓶中，以沸水 500 毫升泡闷 15 分钟。

[服法] 每日 1 剂，代茶饮用，连服 5 ～ 7 天。

[功效] 消炎利尿。

[主治] 前列腺炎所致排尿困难、尿频、尿痛症。

[按语] 脾胃虚寒忌用。

方六（北京名医赵锡武）

[组成] 党参 24 克　黄芪 30 克　　茯苓 12 克　王不留行 12 克

莲子 20 克　车前子 15 克　肉桂 6 克　白果 9 克

甘草 9 克　吴茱萸 5 克

将以上各药洗净，水煎，去渣取汁饮用。

[功效] 益气健脾、温补肾阳。

[主治] 前列腺增生。

方七（广州名医卢集森）

[组成] 红小豆、花生米、红枣各少量

把上三药洗净后，用清水浸泡 2 小时，浸泡的水不用换，直接下锅，熬粥喝，开始用大火煮，煮 10 ～ 30 分钟改用文火煮 1 小时，烂成粥最好（如枣去核烂得更快），食量不限。

[按语] 中国中医研究院望京医院男科陈武山主任点评：用红小豆、花生米、红枣，熬粥喝的治疗方法，是民间治疗中老年男性尿频、尿急、排尿不畅等症的常见配方之一。方中红小豆，有利水消肿、清热解毒的功效；花生米，含丰富的

营养成分，能补充人体矿物质，俗称"长生果"，常适量食用可延缓衰老，当然也可延缓前列腺增生的速度，改善排尿；红枣，则有益气健脾之功效，对于体质下降、脾气不足引起的排尿不畅等症有效。三物共为粥，对于治疗或缓解气虚、湿热兼肾虚型前列腺增生症有一定效果。本食疗方不仅疗效可靠，而且配方所用原料也是非常容易就能找到的，因此，可以作为前列腺增生的食疗方。

方八（广州名医卢集森）

[组成] 生地黄 30 克　知母 20 克　牛膝 20 克　麻鸭（约 1000 克）1 只

鸭子去毛、内脏、头、足，药物用纱布包好放入鸭腹内，置砂锅内，加水适量，用文火炖熟，调味。

[服法] 吃鸭肉饮汤。

[功效] 滋阴清热。

方九（广州名医卢集森）

[组成] 羊脊骨 1 具　肉苁蓉 50 克　荜茇 10 克

将羊脊骨槌碎，肉苁蓉洗净切片，与荜茇共煮，去渣取汁，加葱、姜、料酒、盐等调味，勾芡成羹。

[服法] 早晚分次食用。

[功效] 补肾益气。

方十（广州名医卢集森）

按摩小腹、下腹横摩法，揉命门、关元、气海、中极穴，按三阴交、足三里 5～10 分钟，1 天 1 次或 1～2 周 1 次。用力不可过大，腰骶及下腹部穴，关元、足三里穴可行艾灸。

方十一（北京名医印会河）

[组成] 黄连 6 克　黄芩 15 克　黄柏 15 克　栀子 9 克

[功效] 清降三焦。

[主治] 三焦火热所致前列腺增生。三焦是行气行水之通路，故又称水道，三焦火热，则气逆不降，水道不通，故致癃闭。症见：癃闭、头眩昏胀、胸闷气粗、脘痞心烦、少腹胀满、口渴，舌红，苔黄，脉数。

[方解] 黄芩，清泄上焦；黄连，清泄中焦；黄柏，清泄下焦；栀子，通泄三焦火热、热去火降，水趋下流，则三焦通利而胀闷自除。

方十二（北京名医印会河）

[组成] 柴胡 9 克　　　　　丹参 15 克　赤芍 15 克　当归 15 克
生牡蛎（先下）30 克　玄参 15 克　川贝母（分冲）3 克
夏枯草 15 克　　　　海藻 15 克　昆布 15 克
海浮石（先下）15 克　牛膝 9 克

[功效] 疏肝散结。

[主治] 前阴癥积所致前列腺增生。症见：前列腺增生、小便癃闭不通、多先由小便滴沥不尽开始，多见于老年，苔腻，脉弦有力。

[方解] 柴胡，疏肝解郁；当归、赤芍、丹参，理肝经之血瘀，因前列腺部乃肝之经脉所络也；牛膝，引药下行；牡蛎、海浮石、玄参、川贝母、夏枯草、海藻、昆布等，同有软坚散结之作用，以消肿块。

[按语] 见有老年前列腺增生、小便癃闭患者，率先用此，效果良好。

方十三（佚名）

[组成] 桑白皮 15 克　黄芩 9 克　　栀子 9 克　茯苓 15 克
木通 9 克　　车前子 9 克　桔梗 9 克

[功效] 清肺利水。

[主治] 肺热气壅所致前列腺增生。症见：小便癃闭、咽干烦渴、呼吸迫促，苔黄，脉数。

[方解] 桑白皮、黄芩、栀子，清肺与三焦之火；桔梗，开肺气以通利三焦与膀胱；茯苓、木通、车前子，清利膀胱湿热。

方十四（国医大师张锡君）

[组成] 琥珀粉　虎杖　当归尾　桃红　地鳖虫　石韦　海金沙　大黄

上药研细末，蜜丸。每丸含琥珀粉、虎杖、当归尾、桃红、石韦各 1 克，大黄、海金沙各 1.5 克，地鳖虫 2 克。

[服法] 每日 3 次，每次服 1 丸，用葎草、白花蛇舌草各 30 克，煎汤送服。

[主治] 前列腺增生。

[加减] 伴有动脉硬化、冠心病、高血压者，另加海藻 30 克，煎汤送服。

[按语] 方中地鳖虫、桃红、当归尾、琥珀等，活血化瘀药，能使毛细血管通透性增强，有利于对肿大包块的吸收和排泄，同时又能增强吞噬细胞的吞噬功能，促进对肿大包块的分解、吸收。大黄、虎杖、琥珀粉，也有通瘀之功，其中大黄、虎杖兼能泄下，琥珀粉兼能利水通淋，加入石韦、海金沙，利尿功用更著。佐以葎草、白花蛇舌草，清热解毒，以预防或控制感染。老年人正气不足，故用蜂蜜益气和中、缓和药性。诸药合用，不仅能活血通瘀散结，且能通泻二便，排除瘀毒。

方十五（北京名医杨凤玲）

擦浴法：药用麻黄、桂枝、荆芥、防风、苍术、五倍子各 15 克，赤芍、牡丹皮、川芎各 30 克，黄芩、黄柏、大黄、甘草各 20 克，艾叶 10 克。将上药放锅中加水（每次加水以盖过药物 2 厘米为宜）煎取汁 3 次，然后将 3 煎所取药液混合备用。擦浴前，先用一浴盆装温热水（40℃），清洗腰骶、臀部、下腹、会阴、大腿及阴茎，洗净弃水。再取适量温开水（45℃）加上述药液 1/2 混匀，坐盆中浸浴，药液以淹没臀部及盆腔为度。浸浴同时，用一块毛巾蘸药水反复揉擦腰骶、臀部、下腹、会阴、大腿及阴茎，重点为会阴部，揉擦力度以局部皮肤潮红为适度。每剂药每日用 2 次。

方十六（北京名医杨凤玲）

尿液扩张法：每次排尿前，用拇指、示指和中指上下压迫阴茎根部，使尿液潴留在膀胱至被压迫的尿道之间，使之产生内压，10秒钟突然放开手指，使尿冲出。此法是从前列腺球囊扩张术变通而来，可扩张尿道腔，从而改善尿道梗阻症状。如发生急性尿潴留，应及时采取相关通利小便措施或到医院检查，必要时予间隙导尿。

方十七（北京名医杨凤玲）

[组成] 生田螺肉 5～10 个　葱白 100～150 克

麝香少许（如无麝香，可用冰片 1 克代替）　面粉适量

先将田螺肉同葱白捣烂，加入面粉制成饼状，后加麝香（或冰片）。将药饼敷于脐中，药饼上放一纱布，用 100 克食盐放锅内炒热，趁热在药饼上熨。

（三十五）神经衰弱

神经衰弱是人体精神活动能力的减弱，属于神经官能症中的一种。它是由于大脑神经活动长期持续性过度紧张，导致大脑的兴奋和抑制功能失调而产生的，临床上以易于兴奋和易于疲劳或衰竭为特点，通常以情绪不佳、睡眠障碍、躯体不适感为主要症状，本病发病率较高，尤以中年知识分子更为多见。

本病发生的主要原因是强烈或持久的精神刺激，经常的焦虑和长期的情绪紧张。上述不同的情绪或刺激均可引起长期的内心冲突，造成精神负担过重，使得神经系统持久地处于紧张状态，一旦超过了它所能耐受的限度就可导致本病发生。

目前，临床上用以治疗神经衰弱的验方很多，但主要如下。

方一（北京名医程士德）

[组成] 百合、莲米各 50 克　猪瘦肉 300 克

料酒、食盐、味精、生姜、葱头等调料各适量

先将猪瘦肉洗净切小块，入锅内加莲米、百合浸泡 20 分钟后再入调料煮至烂熟即可，食肉饮汤。

[功效] 养心安神、清热除烦。

[主治] 神经衰弱。

方二（北京名医印会河）

[组成] 生地黄 12 克　天冬 9 克　炒酸枣仁 15 克　柏子仁 9 克
　　　远志 6 克　　茯神 9 克　五味子 9 克　　丹参 15 克
　　　琥珀末（睡前吞服）2 克

[功效] 养心补肝。

[主治] 心肝血虚所致神经衰弱。症见：失眠心悸、多梦而惊、心烦、头晕目眩、善疑忌、多妄想，舌红、苔少，脉细数。

[方解] 生地黄、天冬、酸枣仁、五味子，养肝阴，而敛心气；柏子仁、丹参、远志、茯神、琥珀，养心气，而益肝血，心肝宁则睡自充，阴血复则火自降。

[加减法] 惊恐甚，加磁石（先下）30 克；心烦，加黄连 6 克。

方三（北京名医印会河）

[组成] 柴胡 9 克　黄芩 15 克　半夏 12 克　　　青皮 9 克
　　　枳壳 9 克　竹茹 9 克　珍珠母（先下）50 克　龙胆草 9 克
　　　栀子 9 克　首乌藤 15 克

[功效] 除痰降火。

[主治] 痰火郁结所致神经衰弱。症见：失眠乱梦、头脑昏涨而痛、心烦易怒、胁胀胃堵、白天困倦思眠但不能睡、晚间精神倍增没有睡意、便干、多思善虑，舌略红、苔白腻或黄腻，脉弦滑或数。

[方解] 柴胡、黄芩、龙胆草、栀子，清泻肝胆郁火，以安心神；半夏、竹茹，清降痰热；青皮、枳壳，降气以除痰火；珍珠母、首乌藤，镇心肝以安眠。

[加减法] 心烦甚，加莲子心 3 克；痰气交阻，胸闷阵烦，加胆南星 9 克、天竺黄 9 克；失眠头痛甚者，加礞石（先下）30 克。

[按语] 此方不但能治失眠，并对由失眠引起的狂躁证（即今之精神分裂症）同样有效，但须重加泄热镇肝除痰之品即可，治痰厥头痛、痰火癫症，亦均有效。

方四（北京名医印会河）

[组成] 龟甲（先下）30 克　龙骨（先下）30 克　远志 6 克　菖蒲 9 克
　　　　柏子仁 9 克　　　　炒酸枣仁 15 克　　　夜合花 9 克

[功效] 养心益肾。

[主治] 心肾两虚所致神经衰弱。症见：失眠善忘、心悸头晕、多惊善恐，苔少黄，脉虚。

[方解] 龟甲，补肾填精髓以充脑海；龙骨，敛心气以安神；远志、菖蒲，养心安神，豁痰开窍；柏子仁、酸枣仁、夜合花，补心、养肝、敛心气，以增睡眠。

[加减法] 妇女更年期综合征，加淫羊藿 9 克，五味子 9 克。

方五（北京名医程士德）

[组成] 鲜玫瑰花 50 克（干品 15 克）　羊心 500 克　食盐 50 克

先将玫瑰花放在小锅中，加入食盐和适量水煎煮 10 分钟，待冷备用，羊心洗净，切成块，用竹签穿在一起后，蘸玫瑰花盐水反复在火上烤炙，趁热食用。

[功效] 养血安神。

[主治] 治心血亏损，惊悸失眠，神经衰弱。

（三十六）抑郁症

抑郁症是一种常见的情感性精神障碍，以显著而持久的心境低落为主要特征，临床表现为广泛的精神情感、躯体方面的障碍与痛苦，如情绪低落、心情沮丧、自责自罪、思维迟钝、记忆减退、头晕头痛、失眠多梦、食欲减退、肢体窜通、疲乏无力、手足厥冷、体重减轻、性欲下降、月经失调等。中医属情志病范畴，散见于中医古籍中郁证、脏躁、百合病、惊悸、癫狂、头痛、不寐、奔豚气等病中。该病病机复杂，表现各异，严重者可出现自杀念头和行为。其病位在脑，与肝、脾、肾关系密切，以心神受损为主。本病属虚，宜有虚实夹杂。

方一（国医大师颜德馨）

[组成] 黄连 3 克　　石菖蒲 9 克　柴胡 6 克　　　赤芍 9 克
　　　　桃仁 9 克　　红花 9 克　　牛膝 6 克　　　枳壳 6 克
　　　　桔梗 4.5 克　川芎 9 克　　生地黄 12 克　丹参 15 克
　　　　生甘草 3 克

[服法] 每日 1 剂，水煎服。

[功效] 消脑化瘀。

[主治] 血瘀有郁。

[方解] 赤芍，味苦，性微寒，归入肝经，能破积行血、泻肝凉血；川芎，味辛，性温，归肝、胆经，能疏肝行血；桃仁，味苦，性平，归心、肝经，善入血分，能散瘀破癥；红花，味辛，性温，归心、肝经，辛散温通，善入血分，能行血破血；丹参，味苦，性微寒，归心、肝经，降而行血，善入血分，能化瘀调经、凉血宁心；川牛膝，味微甘、微苦，性辛，归肝、肾经，甘酸微苦，性善下行，能行血消瘀血、破癥通经。《本草经疏》曰："走而能补，性善下行。"上述几味药物配伍，治中有养，攻中宜补，走上、畅中、调下，可活血化瘀，引血下行，静心醒脑。柴胡，味苦、辛，性微寒，归脾、胃、肝、胆、三焦经，体质轻清，性主升散，尤善疏肝解郁；桔梗，味苦、辛，性微寒，归入肺经，辛开苦泄，能宣肺散邪、利气宽胸、祛瘀泄浊；枳壳，味苦、辛，性微寒，归脾、胃经，气香味厚，性勇剽悍，走而不守，善泻胃实以开坚结，行瘀滞以调气机。三味药物如此配伍，升降相宜，腑气通利，其症自愈。黄连，味苦，性寒，归心、肝、胆、胃、大肠经，能清肺热、泻心火、涤血热、除湿热；石菖蒲，味辛，性温，归心、肝、脾、胃经，气薄清芳，味辛而温，一可开心窍、通心神、辟恶利清阳，二可善辟秽涤痰而卫宫城，宣心思之结而通神明；生甘草，味甘，性平，归十二经，可益气补中、清热解毒、调和诸药。三药相伍，既可清心泻火、安神定志，又可化痰开窍、醒脑安神。心火得清，痰浊得除，清窍畅利，其症自愈。

方二（北京名医刘福奇）

[组成] 佛手 30 克　白酒 500 克

将佛手洗净，用清水润透后切片，待风收水气后，放入盛有白酒的瓶中，密封；每天摇动数次，促使佛手的有效成分溶解，7～10 天后即可饮用。

[服法] 每次饮用不超过 50 毫升。

[功效] 疏肝解郁、调和气血。

[主治] 肝气抑郁、气血不调所致肝胃胀痛、精神抑郁等。

方三（北京名医刘福奇）

[组成] 甘草 10 克　小麦 30 克　大枣 5 枚

将上述 3 物用清水 2 碗煎至 1 锅，去渣饮汤。

[功效] 和中缓急、养心安神、益气除烦。

[主治] 适用于妇女癔症、神经衰弱、烦躁不宁、失眠、盗汗等症。

方四（北京名医刘福奇）

[组成] 香附根 60 克　水、白酒各 250 克

将香附根洗净切碎，浸泡 3～5 日，去渣，频频饮之，不拘时候。

[功效] 行气止痛。

[主治] 适用于胸胁胀痛、脘腹疼痛、食欲不振、月经不调、乳房胀痛、心中郁闷等症。

方五（北京名医刘福奇）

[组成] 香橼 500 克　清水适量

将香橼加水浸泡 2 小时，入蒸馏器内蒸 2 次，收集芳香蒸馏液，每服 30 毫升，炖温服，日 2 次。

[功效] 疏肝理脾、和中化痰。

[主治] 适用于肝脾不和、心烦易怒、胁肋胀痛、呕吐嗳气及痰饮咳嗽。

（三十七）癔症

癔症，又称分离转换性障碍。多在精神因素作用后起病，呈阵发性。患者多富于幻想，临床症状复杂多变。本病发作时常大哭大笑、乱嚷乱叫、捶胸顿足、昏倒扑地、手舞足蹈、无稽说唱，并有时可见突然瘫痪及感官失用等。有一部分患者则以"奔豚气"或"梅核气"出现。

方一（北京名医印会河）

[组成] 甘草 12 克　　小麦 50 克　大枣 10 枚　柏子仁 15 克
炒酸枣仁 15 克　丹参 15 克　远志 5 克

[功效] 养心益气。

[主治] 血虚肠燥之癔症。症见：时悲伤啜泣、喜欠伸、善太息、有时如见异物，舌少苔，脉虚细。

[方解] 甘草、小麦，养心益气；大枣，补脾益血；柏子仁、酸枣仁、丹参、远志，安神养心。

方二（北京名医印会河）

[组成] 茯苓 30 克　桂枝 9 克　白术 9 克　甘草 9 克
大枣 5 枚

[功效] 温化水饮。

[主治] 奔豚气冲所致癔症。症见：气从少腹上冲至咽，或冲至胸膈部所致悸眩、心虚胆怯、形寒肢冷，苔白，脉沉细。

[方解] 茯苓，化气利水；桂枝，通阳化水；白术，健脾以运化水气；甘草、大枣，甘以补脾，使脾旺则能运化水湿。

[加减法] 心气虚悸甚者，加柏子仁 12 克；肝虚不寐者，加炒枣仁 15 克；肾阳虚形寒肢冷甚者，加熟附片 15 克。

方三（佚名）

[组成] 炙甘草 9 克　　浮小麦 30 克　　肥大枣 7 枚　　炙百合 12 克
　　　　生地黄 15 克　　首乌藤 18 克　　鸡子黄（分冲）2 个
　　　　栀子 6 克　　　淡豆豉 12 克　　莲子心 3 克　　郁金 12 克
　　　　菖蒲 9 克

[服法] 水煎服。

[功效] 清心除烦、解郁开窍。

[主治] 适用于癔症下肢瘫痪。

（三十八）脑动脉硬化症

脑动脉硬化症多见于 50 岁以上的老年人，属中医眩晕、头痛之范畴。笔者认为本病的病因病机主要为年高体弱、阴精亏损、虚热内生、清窍失荣所致。根据"燥者濡之"的理论，治疗上应以滋阴清热为主。

方一（北京名医程士德）

[组成] 生地黄 15 克　　　　玄参 15 克　　白芍 15 克　　麦冬 10 克
　　　　阿胶（烊化）10 克　地骨皮 10 克

[服法] 每日 1 剂，水煎分 2 次服。

[加减法] 头晕甚者，加天麻、钩藤、蔓荆子；头痛甚者，加川芎、葛根；伴心悸者，加酸枣仁、远志；心前区憋闷不适或疼痛者，加瓜蒌壳、丹参；夜卧不安者，加首乌藤；四肢麻木或疼痛者，加鸡血藤、桑寄生；胆固醇或甘油三酯高者，加生山楂、草决明；血压高者，加夏枯草。

方二（北京名医程士德）

[组成] 黄芪 24 克　　党参 24 克　　茯苓 18 克　　淮山药 18 克
　　　　丹参 15 克　　白蒺藜 15 克　枸杞子 12 克　山茱萸 12 克

牡丹皮 12 克　菟丝子 12 克　地龙 9 克　　红花 6 克

[服法] 每日 1 剂，水煎 3 次，分早中晚服。30 天为 1 个疗程，直至症状消失。服药期间忌生冷、酒类、辛辣饮食。

[功效] 行气活血、滋补肝肾、益气健脾、化瘀通络、填精益髓、益脑定痛。一般经 2～3 个疗程治疗，疼痛及伴随症状可逐渐缓解、消失。

[加减法] 风寒盛者去丹参，加川芎、白芷、防风；湿热盛者去红花，加苍术、蔓荆子、钩藤；痰浊盛者，加白术、半夏、陈皮；血瘀者，加毛冬青、桃仁、当归；偏阴虚者，加白芍、女贞子、墨旱莲；偏阳虚者，加巴戟天、淫羊藿、补骨脂；气血两虚者，去地龙，加熟地黄、黄精、阿胶；病程较长者，加生地黄、玄参、赤芍；发作频繁者，加全蝎、地鳖虫、僵蚕。

方三（北京名医程士德）

[组成] 白木耳、黑木耳各 15 克

白木耳、黑木耳均以水泡发并洗净，放入小碗中，加水和冰糖各适量，将碗置蒸锅中，蒸 1 小时。

[服法] 1 次或分次食用。吃木耳及喝汤，每日 2 次。

[功效] 降压去脂、养血止血、消肿抗癌。

[主治] 高血压、高脂血症、动脉硬化、眼底出血、便血、尿血、咳血、吐血及肿瘤等病症。

方四（北京名医程士德）

[组成] 粟米 100 克　片糖少许

[服法] 每日 1 剂，分 4～5 次服，可以长期服之。

[功效] 健胃、调中、利尿、降低血脂和保健抗癌等。

[主治] 治疗胃癌和预防其他癌症，并对动脉硬化、高血压、冠心病等有一定的防治作用。

[按语] 目前欧美国家兴起了吃"粟米热"，其目的就在于保健、降脂、抗癌。

方五（北京名医程士德）

[组成] 红枣 10 枚　　白木耳、龙眼肉各 40 克　　生姜 3 片　　羊肉 640 克　　盐少许

羊腿肉斩块，放开水中煮 5 分钟，洗干净。白木耳浸透发开，洗干净。龙眼肉、红枣和生姜洗干净。红枣去核；生姜去皮，切 3 片。瓦煲加清水，用猛火煲至水开，放入材料，改用中火继续煲 3 小时，加少许盐调味，即可饮用。

方六（北京名医程士德）

[组成] 甜杏仁 100 克　　大枣 150 克　　芋头 300 克　　糯米 200 克　　金糕 50 克　　白糖 250 克　　杏仁精少许

大枣去核，碗内少许清水旺火蒸约 20 分钟，取出后碾碎，过罗，制成枣泥。芋头蒸熟，剥去外皮，碾成芋泥。用枣泥搓成杏核形，芋泥成枣形包住，制成玉枣，码放碗内。糯米、杏仁（去皮）一起磨成糊状。无油净锅，入清水 750 毫升，入白糖，烧开后撇沫，徐徐下入糜糊，轻搅，煮成羹状，散点杏仁精，浇在玉枣碗中。上撒刻成梅花形金糕片即成。色彩红白绚丽，质地细软。

[功效] 补血、止咳、润肺、健脑。

方七（北京名医程士德）

[组成] 小白菜 240 克　　淡菜 80 克　　猪瘦肉 80 克

淡菜用水浸软洗净，小白菜用水洗净，猪瘦肉和生姜用水洗净。生姜去皮，切 1 片。加水入瓦煲内，先用猛火煮至水开，放入全部材料，用中火煮至白菜熟、淡菜熟，加入细盐调味，即可饮用。

[功效] 清热解毒、养阴生津。

[按语] 日常用此汤佐膳，可以清热气，养肝阴，预防高血压、动脉硬化等病症的发生。如眼结膜炎，眼红肿疼痛不适，头痛，血压高，小便不畅顺，口干口渴，可以用此汤佐膳作食疗。

（三十九）坐骨神经痛

坐骨神经痛，中医诊断为痹症（风寒痹阻型），乃风寒之邪壅阻血脉经络，络道不通，气血运行不畅所致，治宜祛风散寒、通络止痛。

方一（广东名医黄耀燊）

[组成] 生地黄 30 克　　山药 30 克　　茯苓 30 克　　　知母 15 克
　　　　黄柏 15 克　　　泽泻 15 克　　山茱萸 12 克　牡丹皮 12 克
　　　　桑枝 50 克　　　白芍 20 克　　甘草 6 克

[服法] 每日 1 剂，水煎服。

二　外科

（一）泌尿系结石

泌尿系结石又称尿石症，是泌尿系统的常见病，根据发病部位可分为肾结石、输尿管结石、尿道结石和膀胱结石，其中以肾结石和膀胱结石最为常见。一般直径在 0.4 厘米以下的光滑圆形结石，可以自动排出，肉眼可见。如结石大于 0.6 厘米，或呈方形、多角形，表面粗糙者，很少能自行排出。在结石排出过程中，容易擦伤肾盂和输尿管黏膜，引起出血、感染从而引发小便淋沥涩痛等症状，中医称为石淋。

方一（国医大师郭子光）

[组成] 制附片（先煎 1 小时）25 克　　肉桂（后下）10 克

巴戟天 20 克　　　　　　　　　仙茅 20 克

石燕 20 克　　　　　　　　　　琥珀 20 克

鸡内金 20 克　　　　　　　　　海金沙（布包）20 克

冬葵子 15 克　　　　　　　　　郁金 15 克　桃仁 15 克

王不留行 15 克　　　　　　　　牛膝 15 克

乌药 15 克　　　　　　　　　　金钱草 30 克

[服法] 配合饮水，拍打等辅助治疗。

[功效] 温阳活血、利湿通淋。

[主治] 结石在脏。

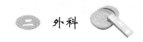

方二（国医大师郭子光）

[组成] 金钱草 30 克　海金沙（布包）20 克　鸡内金 15 克　郁金 15 克

　　　　冬葵子 15 克　石韦 15 克　　　　枳壳 15 克　　乌药 15 克

　　　　瞿麦 15 克　　牛膝 12 克　　　　桃仁 12 克　　茵陈 25 克

[服法] 每日 1 剂，煎水 3 次分服。

[功效] 清热利湿。

[主治] 结石在腑。

方三（国医大师郭子光）

[组成] 白芍 30 克　甘草 10 克　延胡索 15 克　罂粟壳 12 克

[功效] 清热利湿，行气化瘀。

[主治] 对泌尿系结石有效。

[按语] 绞痛时急煎顿服，以免痛甚伤气，并配合饮水、跳跃等辅助治疗。

方四（北京名医印会河）

[组成] 海金沙 60 克　川金钱草 60 克　　鸡内金 12 克　石韦 12 克

　　　　冬葵子 9 克　硝石（包）15 克　车前子（包）15 克

[服法] 每日 1 剂，水煎 2 次分服。

[功效] 利尿排石。

[主治] 泌尿系结石。

[方解] 方中海金沙、金钱草、石韦，清热利湿、活血化瘀，为治结石之佳品；鸡内金、硝石，善化结石；车前子、冬葵子，能通淋利尿。诸药合用，共奏利尿排石、化石之功。

[加减法] 尿石不尽，可加煅鱼脑石 30 克，以加强排石作用。

方五（四川名医李斯炽）

[组成] 大黄 9 克　　枳实 9 克　厚朴 9 克　　　泽泻 9 克

茯苓 9 克   猪苓 9 克   瞿麦 9 克   金钱草 30 克

海金沙 24 克   知母 9 克   生地黄 12 克   甘草 3 克

[功效] 通利二便，兼顾阴液。

[主治] 下焦实热所致的输尿管结石。

方六（北京名医李曰庆）

[组成] 金钱草 30 克   海金沙 15 克   石韦 15 克   冬葵子 15 克

海浮石 10 克   泽泻 15 克   菟丝子 12 克   三棱 15 克

莪术 15 克   郁金 12 克   川楝子 10 克   鸡内金 9 克

[服法] 每日 1 剂，水煎服。并嘱多饮开水，适当活动。

[功效] 利尿排石、行气活血。

[主治] 肾结石病。

方七（北京名医李曰庆）

[组成] 生地黄 9 克   牡丹皮 9 克   茯苓 9 克   泽泻 9 克

菟丝子 12 克   山药 12 克   刺蒺藜 9 克   白芍 12 克

牛膝 9 克   金铃炭 12 克   车前仁 9 克   冬瓜仁 12 克

金钱草 15 克   海金沙 15 克   木通 6 克

[功效] 本方养肾疏肝，兼除湿热。

[主治] 肾阴亏损，兼加湿热所致的肾结石。

方八（北京名医程士德）

[组成] 大萝卜 1 个   蜂蜜 60 克   食盐适量

萝卜冲洗干净，切成厚片，放入蜂蜜浸泡后取出，串在不锈钢烤针上，用小火炙干，依次反复蘸蜂蜜炙干多次，至萝卜香熟，俟冷后佐淡盐汤进食。

[功效] 利尿通淋。

[主治] 淋病之砂石淋，小便疼痛难忍。

[方解] 方中以萝卜为主，利尿通淋，并能化坚消石；以蜂蜜为辅佐，性滑

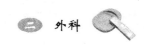

润以滑便窍。佐淡盐汤引经入肾，助通小便。诸料合用，共成利尿通淋之方。

[按语]本方出自《朱氏集验方》，原方名"瞑眩膏"，用于"诸淋疼痛不可忍及砂石淋"，为治疗淋病常用方。湿热蕴结，膀胱气化不利，则见小便滴沥疼痛；若湿热煎熬成石，则见砂石淋，治宜利尿通淋。本方偏于清热，对湿热淋病痛尤为适宜。此外，《随息居饮食谱》用"服炙芦蜜，细嚼，任食食之"治"反胃噎食，砂石诸淋，噤口痢疾，肠风下血"。

（二）胆结石

人体肝细胞分泌的正常胆汁中，胆盐浓度较胆固醇浓度约高 6.6 倍，这时胆固醇可与胆盐结合，形成悬浮型超微颗粒。若胆固醇过多或胆盐过少，则会发生沉淀，形成结石。

方一（佚名）

[组成]鸡脯肉 3 两　胡萝卜 2 两　大米 2 两　黄鱼脑石 5 克
　　　　黄酒、葱、盐、味精各适量

将鱼脑石焙干碾成粉，鸡肉剁成茸，加酒、加盐、淀粉搅匀，10 分钟后用温油炒热。胡萝卜切小丁，大米煮成粥，先放入胡萝卜丁，煮 5 分钟后加入鸡茸、鱼脑石粉，调味后煮沸，撒上葱花即可。

[服法]早、晚分 2 次食用。

[主治]此粥可治肾结石、膀胱结石所致小便不通等症。

方二（四川名医李斯炽）

[组成]刺蒺藜 15 克　　　　　　牡丹皮 6 克　　金铃炭 9 克
　　　　雅黄连（吴萸水炒）4.5 克　郁金 6 克　　　花青皮 9 克
　　　　山栀仁 9 克　　　　　　木通 6 克

[功效]疏肝利胆清热。

[主治]肝胆湿热所致的胆结石。

（三）膝关节骨性关节病

膝关节骨性关节病，是中老年人的一种常见病、多发病。该病的临床特征主要表现为关节疼痛和活动障碍，这也是造成患者痛苦的主要症状。从现代病理学的角度看，导致关节疼痛的原因有：一是由于变性的关节软骨剥脱，脱落于关节内的软骨碎屑和增生的骨赘刺激关节滑膜引起的继发性滑膜炎；二是增厚、挛缩、粘连的关节囊、关节韧带、肌肉受到扭伤和过度牵拉；三是关节软骨退变出现龟裂、变性使软骨下骨松质裸露，关节活动时升高的液体静力压作用于骨松质表面的软组织；四是骨内微循环瘀滞所致的骨内压升高。临床发现，由于前三种原因致痛者，其特点为活动或劳累后加重，休息后减轻；最后一种原因致痛者，其特点为夜间休息时疼重，活动后减轻。两者均有受风遇冷后痛重的共同特点。导致关节活动障碍的原因：一是因疼痛引起的防御性肌痉挛；二是关节囊、关节韧带、关节滑膜的增厚、挛缩、粘连；三是骨赘和游离体的形成。从中医学的角度看，疼痛主要是因故于骨脉痹阻、气血瘀滞，关节活动障碍则是由于筋骨失养，束润关节失司所致。

方一（北京名医韩臣子）

[**组成**] 制川乌 15 克　　制草乌 15 克　　淫羊藿 30 克　　松节 30 克

　　　　　桂皮 15 克　　　牛膝 15 克　　　伸筋草 30 克　　透骨草 30 克

　　　　　归尾 15 克　　　川芎 15 克　　　丹参 30 克　　　红花 15 克

　　　　　乳香 15 克　　　没药 15 克

[**用法**] 将以上诸药装入备好的纱布袋内（不宜填得太紧），封口，放入脸盆，倒入温水 2500 ～ 3000 毫升浸泡半小时，将药盆置于火上加盖煎煮至沸后，文火再煎 20 ～ 30 分钟，取食醋 250 克趁热倒入药液内混匀。将患膝置于药盆上 15 ～ 20 厘米高处，膝上用塑料布或毛巾遮盖，使药水蒸气上熏患膝而不外溢。待水温降至 40℃时，取出药袋敷在患膝上，并用药水反复泡洗患膝 30 ～ 60 分钟。泡洗同时，嘱其做膝关节屈伸功能锻炼，洗后擦干患膝，避其风寒。每剂药用 2 天，每天熏洗 2 次（第 2 次熏洗加热时，不再加醋）睡前熏洗，洗后即寝，效果尤佳，

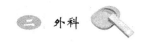

5 剂药为 1 个疗程。

方二（四川名医李斯炽）

[组成] 沙参 9 克　　茯苓 9 克　　当归 9 克　　驴皮胶 9 克
　　　　生地黄 9 克　玉竹 9 克　　菟丝子 9 克　柏子仁 9 克
　　　　瓜蒌 1 枚　　桑寄生 15 克　甘草 3 克

[功效] 养血柔筋。

[主治] 气血不足、筋脉失濡所致的关节疼痛。

方三（四川名医李斯炽）

[组成] 玉竹 12 克　白芍 12 克　　石斛 9 克　　山药 12 克
　　　　麦冬 9 克　　天麻 9 克　　钩藤 9 克　　桑枝 24 克
　　　　藕节 9 克　　伸筋草 9 克　甘草 9 克

[功效] 养阴息风。

[主治] 肝阴素亏、风动于中所致的关节疼痛。

方四（四川名医李斯炽）

[组成] 女贞子 12 克　　墨旱莲 12 克　白芍 12 克　　玉竹 12 克
　　　　制何首乌 12 克　钩藤 9 克　　菊花 9 克　　石决明 9 克
　　　　党参 9 克　　　刺蒺藜 12 克　金铃炭 12 克　甘草 3 克

[功效] 养肝平肝、补气疏肝。

[主治] 肝阴素亏、肝阳上亢所致的关节疼痛。

方五（四川名医李斯炽）

[组成] 柴胡 6 克　刺蒺藜 9 克　郁金 9 克　白芍 12 克
　　　　香附 9 克　枳壳 9 克　　姜黄 6 克　桑枝 30 克
　　　　丹参 9 克　豆卷 9 克　　苍术 9 克　甘草 3 克

[功效] 疏肝、除湿、通络。

[主治] 气血不足、肝郁夹湿所致关节疼痛。

方六（四川名医李斯炽）

[组成]
当归 9 克	白芍 12 克	玉竹 12 克	女贞子 12 克
生地黄 12 克	制何首乌 12 克	山药 12 克	秦艽 9 克
桑枝 24 克	海风藤 9 克	豨莶草 12 克	甘草 3 克

[功效] 滋养肝血、兼除风湿。

[主治] 肝血不足、风湿内侵所致的关节疼痛。

（四）足跟痛

足跟部是人体负重的主要部分，人过中年，肝肾亏虚，足底软组织退变，若再有形体过胖，或职业（营业员、教师、环卫工人）、扁平足等因素，患者跖腱膜可受到长期、持续地强力牵拉，在其跟骨结节附着处可产生慢性损伤，导致跟骨骨膜炎和纤维组织炎，久之在跟骨底可出现跟骨骨刺；或因穿高跟鞋，鞋的后面与跟骨结节之间反复摩擦，导致跟骨滑囊的慢性炎症，囊壁增厚，囊腔可因积液而膨胀；或外伤引起跟骨骨折，导致局部形态及组织结构的改变而引起跟痛症。其临床主要表现为跟骨跖面痛，跟腱附着部位肿胀、压痛，步行、站立时更痛，或跟骨骨体部位的酸痛，步行、站立时加剧。中医学认为本病是因为肝肾亏损，筋脉失其濡养而致局部气滞血瘀、经脉不通引发疼痛。

方一（北京名医韩臣子）

[组成]
苏木 30 克	海桐皮 30 克	木瓜 30 克	陈艾叶 30 克
伸筋草 30 克	赤芍 30 克	鸡血藤 30 克	大血藤 30 克
芒硝 50 克	食醋 200 毫升	水 3000 毫升	

上药芒硝包煎，共煎水，加食醋。先在蒸汽上熏足，待水温适宜时浸浴足部。每次 45 分钟，冬天水冷适度加温。每日洗熏 2～3 次，1 剂可用 4～6 日，7 日为 1 个疗程。

[按语] 苏木汤以苏木、木瓜为主药，功能活血通经、祛瘀止痛、舒筋活络，《本草纲目》曰："苏方木乃三阴经血分药，少用则和血，多用则破血。"木瓜更是下肢筋脉拘挛者的要药。陈艾叶、海桐皮，能温通经络、祛风湿、止痛。赤芍、鸡血藤、伸筋草、大血藤，功能行血补血、舒筋活络、追风。芒硝，软坚散结，加用食醋增加软化骨刺、散结功效。利用热汽熏蒸、浴洗更能使局部血液循环加快，改善微循环，并通过自我浴洗时的揉搓、弹拨使足跟部的骨刺得到软化、粘连的组织松解，达到舒筋通络、活血散结、止痛的目的，并利用软底鞋改善局部受力情况，促使患者康复。

方二（北京名医韩臣子）

[组成] 龙胆草9克　黄芩10克　栀子12克　柴胡12克
当归6克　生地黄9克　木通12克　泽泻9克
车前子6克　甘草6克　薏苡仁15克　防己10克
木瓜15克　通草6克

[按语]《素问·五脏生成篇》："肝受血能视，足受血能步，掌受血能握，指受血能摄。"本方常用于肝经湿热下注所致痛不能步。湿为阴邪，易扰阴位，足跟为人体最底下之处，水湿之邪下沉足跟，湿阻血脉，不通则痛，前有众医，以虚证诊治，投以补药，邪不得出，故不愈。用龙胆泻肝汤加薏苡仁、木瓜等药，湿热得除，诸症自消。

方三（北京名医韩臣子）

[组成] 生地黄20克　熟地黄20克　山茱萸10克　肉苁蓉10克
山药15克　牡丹皮10克　枸杞子10克　木瓜10克
怀牛膝10克　茯苓10克

[服法] 水煎服。

[功效] 补益肝肾、强健足跟。

[主治] 肝肾亏虚。症见：足跟疼痛或牵引足心、不红不肿、不能久立多行、甚则不能任地，伴头晕腰酸，舌红少苔，脉细弱。

[按语] 肝主筋，肾主骨，肝血不足、肾精亏虚，足跟筋脉失养而成足跟痛。中成药可用六味地黄丸。若属肾阳虚，四肢不温，可加肉桂6克，制附片10克，淫羊藿10克，以温肾阳。中成药可用金匮肾气丸。补肾药中，生熟地黄、山茱萸、肉苁蓉、枸杞子等可滋肾填精，补养肝肾；木瓜、怀牛膝等可强壮筋骨，补益肝肾，祛瘀止痛。

（五）急性腰扭伤

急性腰扭伤为一种常见病，多由姿势不正、用力过猛、超限活动及外力碰击等造成软组织受损所致。本病发生突然，有明显的腰部扭伤史，严重者在受伤当时腰部有撕裂感和响声。伤后立即出现腰部疼痛，呈持续性剧痛，次日可因局部出血、肿胀，腰痛更为严重；也有的只是轻微扭转一下腰部，当时并无明显痛感，但休息后次日感到腰部疼痛，腰部活动受限，不能挺直，俯、仰、扭转感困难，咳嗽、打喷嚏、大小便时可使疼痛加剧。站立时往往用手扶住腰部，坐下时用双手撑椅子以减轻疼痛。

方一（北京名医李祥舒）

[组成] 荆芥、防风、丁香、肉桂、乳香、没药、胡椒各等量

取上药，共研细面，治疗时先将药粉撒在患处皮肤上，取白布2～3块（醋浸过）盖于药末上，再用20毫升注射器吸取95%酒精，喷洒在白布上，然后点燃，并不断喷洒酒精，等感觉烫时吹熄，略凉后再度点燃，反复4～5遍即可结束1个疗程。隔日1次，10次为1个疗程。停5天，再进行下1个疗程。本方除治本病外，尚可治疗慢性腰肌劳损、关节损伤、肌肉风湿痛、骨折及脱臼的功能恢复阶段等。

方二（北京名医李祥舒）

术者用左手示指屈曲从患者尺侧由髌骨下沿胫骨前嵴向下滑动，当指下有轻松感或落空感时，在胫骨外侧旁开约0.5厘米处（约两踝骨连线选胫骨前嵴垂直向上行约14厘米，向外旁开约0.5厘米处）。男取左，女取右，进针1.5～2寸，

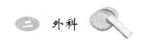

行针，待针感向上传至腰部疼痛处留针 3～5 分钟，提插捻转 2～3 次，取针后活动腰部。

方三（北京名医李祥舒）

急性腰扭伤在生活中很常见。首先不要紧张，应当稍稍活动一下腰部，用手确定疼痛部位。如果疼痛局限于一侧时，可用以下方法处理（以右侧腰扭伤为例）。

站立位：两腿分开略宽于肩，左手叉腰，右手拇指按压痛点，并缓缓地由外向内推按，同时腰徐徐弯向右侧。如此反复 3～5 次，然后轻轻揉其痛点。

站立位：右手拇指于痛点右下向上推按，同时腰部徐徐后伸，一推一伸，反复 3～5 次，再轻揉痛点。

面桌而立：双手扶桌沿，身体前倾，腰部微屈，随之将右腿朝外横向抬起，腰左右侧弯。这样持续 2 分钟左右，再将右腿用力下伸，使损伤的软组织在牵拉作用下得以疏顺。

取坐姿：右腿架于左腿之上，以左手握住膝关节，用力搬向左侧，身体猛的转向右侧，这时腰部往往会发出一声轻响。

在完成上述动作以后，应起身走几步活动其腰部，此时症状可基本消除。

方四（北京名医李祥舒）

[组成] 枸杞、生栀子、陈小麦粉各 90 克

生大黄、白芷、天花粉、姜黄各 60 克

乳香、没药、生川乌、参三七、陈皮各 20 克

生南星 15 克　刘寄奴 30 克

上述诸药研成极细末，过筛，混合均匀备用。治疗时用醋调成糊状，外敷患处，纱布胶布固定。

方五（北京名医李祥舒）

[组成] 鲜土鳖虫 8～15 只（大的 8 只，小的 15 只）

用温开水洗净，在小碗内捣碎，绞汁去渣。

[服法] 取汁用白酒冲服, 每日 1～2 次, 一般服 1～3 次见效。无鲜土鳖虫可用干者, 用量减半, 研粉冲酒服亦可。

方六 (北京名医李祥舒)

[组成] 桃仁 60 克　细辛 15 克　白酒 500 毫升

经常干重体力劳动者, 事先将桃仁、细辛放入白酒中浸泡 10 天备用。发生腰部扭伤或其他关节损伤时, 以适量药酒涂敷患处。

(六) 疝气

疝气本于肾而治于肝, 其病位在任脉、肝脉二经, 任主一身之阴, 肝主疏泄条达, 疝气虽有寒热虚实之分, 但临证所见, 均以寒凝气滞者居多, 其治则总以"治气为先""温经散寒、行气除湿"为主。周氏回生丹所含药物的主要成分, 其作用机制与疝气之主要病因病机, 可以说是"入扣""合拍"。

方一 (四川名医李斯炽)

[组成] 党参 9 克　熟地黄 9 克　　山药 9 克　　　牡丹皮 9 克
　　　　牛膝 9 克　附片 (先煎) 15 克　肉桂 (后下) 3 克　五味子 3 克

[功效] 本方助命门以散积液。

[主治] 肾阳不足、阴湿下聚而成的疝气。

方二 (四川名医李斯炽)

[组成] 玄参 9 克　　海藻 9 克　　浙贝母 6 克　牡蛎 12 克
　　　　夏枯草 15 克　金铃炭 12 克　橘核 9 克　　荔枝核 9 克
　　　　青皮 9 克　　小茴香 6 克　木香 6 克

[功效] 疏肝行气治疝。

[主治] 气滞成瘰而成疝气。

方三（北京名医陈文伯）

[组成] 麝香 3 分　　沉香 3 克　　檀香 6 克　　丁香 9 克
木香 12 克　　冰片 9 克　　大戟 9 克　　千金霜 6 克
毛慈菇 9 克　　雄黄 6 克　　文蛤 9 克　　神曲 10 克
甘草 6 克　　朱砂（先下）15 克

[服法] 每日 1 剂，每日 2 次。

[方解] 其主药中五香（麝香、沉香、檀香、丁香、木香）多为入肝、肾二经之药，可调滞气、散寒气、暖肾气、疏肝气，使气逆得顺，气通则疝痛除。一味冰片可助诸香之药，散气郁之邪，以达通窍止痛之效。大戟、千金霜二药相伍，入肾与膀胱二经，逐水消肿、通调水道、利大小肠，可退阴囊水肿。毛慈菇、雄黄、文蛤三味相佐，入心、肝、肾经，可软囊肿之坚、散水气之结，使阴囊水肿，水气结痛，急速消失。神曲、甘草为使，调和诸药消食下气、健胃和中。单味朱砂为衣与诸药相合可达止痛、消肿、安心神之功。以上群药共奏疏肝理气、温经燥湿、软坚散结、逐水消肿、活血化瘀、行气止痛之效。

方四（北京名医韩臣子）

[组成] 杜仲 30 克　　山楂 20 克　　猪肚 1 个　　姜 5 克
盐 5 克　　大蒜 10 克　　葱 10 克

把杜仲用盐水炒焦，山楂去核、切片，猪肚洗净，姜切片，葱切段，大蒜去皮。把盐抹在猪肚里外两面涂匀，把杜仲、山楂、姜片、葱段装入猪肚里。把猪肚置炖锅内，加清水 2000 毫升，置武火上烧沸，打去浮沫，用文火炖 90 分钟，停火。捞起猪肚，切成 5 厘米见方的块，加入汤即可食用。

[服法] 每日 1 次，每次吃猪肚 50 克，随意喝汤。

[功效] 杜仲加山楂有消积食、散瘀血、驱绦虫的功效。

[主治] 该方同时也适用于心腹刺痛、疝气疼痛、高脂血症等患者。

（七）肛裂

肛管的皮肤全层纵行裂开并形成感染性溃疡者称肛裂。本病好发于青壮年，女性多于男性。肛裂的部位一般在肛门前后正中位，尤以后位多见，位于前正中线的肛裂多见于女性。临床上以肛门周期性疼痛、出血、便秘为主要特点。中医将本病称为钩肠痔、裂痔。

方一（北京名医刘福奇）

[组成] 菠菜 500 克　炒花生米 30 克　虾皮适量

菠菜沸水焯，沥水，稍冷切碎末，入盘；花生去皮，碾小粒。姜、葱、肉、豆干均切碎末，与菠菜、虾皮、花生粒混匀；下味精、盐、麻油、醋拌匀。

[服法] 佐餐，每日 1 次，分 2 次服。

[功效] 健脾和胃、养血润燥。

[主治] 适用于痔、肛裂、肛瘘伴出血者，或便秘、贫血等。

方二（北京名医刘福奇）

[组成] 麦麸 600 克　核桃仁 400 克

麦麸拣杂后入锅中，微火炒熟，出香，趁热研成细末，反复过筛；核桃仁烘干后研成细末，与麦麸粉充分拌匀。

[服法] 每次取 50 克，用沸水冲泡，加红糖适量调味服食。

方三（北京名医印会河）

[组成] 地榆、槐角、桃仁、生甘草、大黄各等份

上药研末，炼蜜为丸。

[服法] 每服 10 克，每日服 2 次。

[功效] 通便凉血。

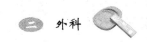

[**主治**] 适用于痔漏下血（包括肛裂出血）。症见：大便不畅、出血红紫或燥结不能便，舌质红、苔黄。

方四（北京名医印会河）

[**组成**] 紫苏子 9 克　麻子仁 18 克　粳米 200 克

紫苏子、麻子仁砸烂后加水浸搅，取汁放入锅内，加淘洗干净的粳米，熬粥食用。

方五（北京名医印会河）

[**组成**] 蜂蜜 65 克　香油 35 克

将香油冲入蜂蜜中，加沸水冲调服。

[**服法**] 早晚各 1 次。

方六（北京名医印会河）

[**组成**] 生大黄 6 克　决明子 30 克　蜂蜜 20 克

生大黄、决明子煎 30 分钟，去渣加入蜂蜜搅匀。

[**服法**] 每日 2 次，服 1 周。

方七（北京名医印会河）

[**组成**] 火麻仁 15 克　郁李仁 15 克　甜杏仁 10 克　桃仁 10 克
　　　　瓜蒌仁 15 克　粳米 100 克

前 5 味用纱布包，与粳米同入砂锅中，煮粥服食。

[**服法**] 每日 2 次，服 2 周。

方八（北京名医印会河）

[**组成**] 番泻叶 10 克　蜂蜜 20 克

[**服法**] 代茶饮。

（八）冻疮

冻疮是冬季常见的一种皮肤病，是由于冬天气温骤降，受到寒冷刺激的皮肤毛细血管发生痉挛和收缩导致通透性增加，液体渗透到组织间隙，皮肤开始出现红肿造成的。冻疮多发于人体裸露部位如双手、耳郭、面颊等处，亦可见于臀部，这多是因为患者保暖措施不到位所致。冻疮虽不是什么大病，但如果不积极防治，极易破溃感染，致使病情缠绵。

方一（北京名医杨润芳）

[组成] 桂枝尖 10 克　白芍 10 克　南红花 10 克　苏薄荷（后下）10 克
　　　生姜 6 克　　大枣 5 枚　　生甘草 6 克

第 1 煎温服，余渣加水煮沸洗烫患处，日 2～3 次。

[按语] 冻伤起因多属卫阳不足、寒邪侵犯、阴阳不和、气血凝滞而成。多发于手足指趾，遇冷则痛，遇热则痒，初起肿硬不消，继而破溃不收。余拟桂枝加红花薄荷汤治之，多取良效。桂枝汤为解肌发表、调和营卫之剂，凡属卫阳不足，营气虚寒，在里阴阳不和，在外营卫失调，概可用桂枝汤化裁。按桂枝、生姜在于调其卫表，加薄荷助其疏散，走卫之功更著；芍药、大枣在于和其营里，配红花和血行血，使营血趋于和调；甘草、大枣为伍和中理脾。该方内服，表得解、里得调、中得和；外用洗烫，促使血行流畅，温肌润肤，冻伤可解。薄荷药理研究："内服少量有兴奋作用，因能刺激中枢神经，间接传导于末梢神经，使皮肤毛细血管扩大，促进汗腺之分泌……"红花有活血通经、祛瘀止痛之功效。药理实验："可使心收缩及扩张增加。"冻伤多在末梢及毛细血管密集部分，因寒凉凝结收缩而形成，余选加之亦兼取其义。

（九）阑尾炎

阑尾炎是现代医学名称，属中医学肠痈范畴，是外科急腹症中最常见的一种疾病。肠痈一病的诊断，一般无多大困难，腹痛开始于上腹部或脐周痛，随后转移至右下腹，呈持续性疼痛，麦氏点压痛、反跳痛，轻度腹肌紧张。有的右下肢伸直时牵引右下腹疼痛。部分患者体温轻度升高，白细胞计数一般较高。阑尾穴压痛阳性。一般可伴有恶心呕吐、胃纳不佳、大便不畅、小便微黄等症状，舌苔黄或厚腻，脉象多滑或滑数。

方一（北京名医韩臣子）

[组成] 大血藤 30 克　　紫花地丁 30 克　　败酱草 30 克　　冬瓜仁 30 克
生薏苡仁 30 克　　桃仁 10 克　　　　当归 10 克　　　　赤芍 10 克
川楝子 10 克　　　延胡索 10 克　　　制乳香 6 克　　　制没药 6 克
生甘草 6 克

[方解] 大血藤、败酱草两药，清热解毒、活血祛瘀、消痈散结，均为治疗肠痈之要药，且败酱草还有排脓作用。紫花地丁有较好的清热败毒作用，并能凉血。《本草正义》称其为"专为痈肿疗毒通用之药"，凡痈肿、疗疮、丹毒、瘰疬及一切无名肿痛，属于热证者，均可应用。其与大血藤、败酱草为伍，就成为治疗肠痈的一组专门用药，共同发挥清热解毒、消肿散结的作用，其效益彰。生薏苡仁，性微寒而不伤胃，益脾而不滋腻，有清热利湿、排脓消肿之功，为治内痈之常用药。冬瓜仁，味甘，性寒，清肺化痰、排脓消痈，其与生薏苡仁、败酱草为伍，排脓消痈效果更好，用于脓已成者尤为适宜，脓未成者亦可运用，能起到截断病情演变的作用，所谓"未雨绸缪"也。当归、赤芍、桃仁、制乳香、制没药诸药，清热凉血、活血散瘀定痛，借以改善局部血液循环，有利于改变炎性病灶。川楝子、延胡索，理气活血、化瘀止痛。生甘草，既调和诸药，又能清热解毒。合而用之，有清热败毒、消痈散结、活血定痛之功。全方以清热解毒为主，活血散瘀排脓为辅，有相辅相成之妙用。

[加减法] 临床使用时，若恶心呕吐者，可加陈皮 6 克，法半夏 10 克；若体温升高，白细胞计数较高者，可加金银花 20 ～ 30 克，连翘 10 克，川黄连 5 克；倘大便秘结者，可加生大黄 6 ～ 10 克（年老体弱者，可用制大黄 6 ～ 10 克）；如阑尾周围脓肿形成肿块者，可加皂角刺 10 克；如阑尾穿孔形成局限性腹膜炎者，可加制大黄 6 ～ 10 克，川黄连 5 克，金银花 30 克。

三 杂病

（一）咳嗽

咳嗽是临床一种很常见的疾病症状，治疗效果一般并不十分显著，尤其是慢性咳嗽、感冒后期的干咳及夜间咳嗽，治疗起来很是棘手。现代医学认为，这种咳嗽是由于呼吸系统局部炎症的刺激，上传咳嗽神经中枢引起的，是一种保护性神经反射。治疗通常多以抗生素、止咳药物为主。中医药治疗该病效果显著，经本人多年临床验证，屡试不爽。介绍如下。

肺为娇脏，与外界直接相通，与体表皮肤发源于同一胚层，相关度最近，易受外邪侵袭。慢性咳嗽、感冒后期的干咳及夜间咳嗽的主要病理是肺功能失调，肺、肝、肾三脏功能不协调，肺阴亏虚，肺气耗散，肝木侮肺。特别是夜间咳嗽患者肺阴亏虚较重，加之夜间厥阴经盛，旺木侮金，令患者咳嗽不断，夜间难眠，十分痛苦。

方一（北京名医曹启富）

[组成] 黄芪 100 克　蜂蜜 500 克

黄芪洗净切碎，加水煎煮至汤汁浓稠，关火去渣，加入蜂蜜，用文火煎熬至膏状。

[服法] 每日 2 次，每次 1 匙。

[功效] 补肺益气、清热润燥。

[主治] 最适合肺气阴两虚、稍感风寒就咳喘不止的人服用，肺气阴两虚多为久病之后或平素就体虚的人，主要表现有咳喘气短、面色苍白、容易疲倦、自汗盗汗、咽干口燥等，一旦感冒则容易恶寒发热、头痛鼻塞。

方二（北京名医曹启富）

[组成] 满山红叶若干

取满山红叶若干晒干，研成细末。

[服法] 每日服 2 次，温开水送服，每次服 5 克。

[按语] 对慢性支气管炎而引起的咳嗽、痰多等效果比较理想；有人介绍用白果仁 10 克，麻黄 6 克，甘草 6 克，每日 1 剂，水煎服，对急慢性支气管炎引起的咳嗽、喘息、痰多等，效果也不错，患有此病者不妨一试。

方三（北京名医曹启富）

[组成] 南瓜 250 克　蜂蜜 15 克

将南瓜蒸熟后捣成泥状，放凉，加入蜂蜜拌匀，放冰箱里备用。

[服法] 每天早、晚饭前取出来，空腹吃 50 克。

[按语] 中医认为，南瓜，性温，味甘，无毒，入脾、胃二经，能润肺益气、化痰排脓、驱虫解毒、止咳平喘、疗肺痈、便秘等。现代研究认为，其营养价值较高，并有利尿、美容等作用。民间有用蒸熟南瓜混合蜜糖吃治哮喘的验方。南瓜含有丰富的烯酸类物质，能覆盖受损伤的呼吸道上皮细胞，不仅能增强上皮细胞的再生能力，还能降低其敏感性，从而止咳。蜂蜜也有润肺止咳的功效，能祛痰。因此，两者配合起来补中益气，能够治疗感冒引起的痰喘咳嗽。但是，南瓜吃多了会助长湿热，特别是皮肤有疮毒，黄疸和脚气病患者皆不宜多食。

方四（蒲辅周）

[组成] 苏叶 3 克　　杏仁 4.5 克　前胡 3 克　　桔梗 3 克

　　　　半夏 3 克　　茯苓 6 克　　陈皮 3 克　　甘草 1.5 克

　　　　枳壳 3 克　　生姜 2 片　　大枣 2 枚　　豆豉 9 克　葱白 6 厘米

[主治] 适用于发热无汗、咳嗽微喘、痰涎壅盛。

[加减法] 便溏腹满，加焦山楂 1.5 克，麦芽 6 克，去甘草、大枣；体虚，加沙参 6 克；若因风伤肺卫兼下利，可予桂枝汤加味；若因太阳、阳明合病，无汗。

项背强几者，用葛根汤。

方五（蒲辅周）

[组成] 香薷 3 克　金银花（连叶）6 克　连翘 4.5 克　扁豆花 6 克　　僵蚕 3 克　藿香 3 克　　　　葱白 10 厘米

[主治] 适用于发热、脘闷、口渴、咳嗽，无汗或有汗不畅。

[加减法] 热甚心烦，尿少而黄，加黄连 1.5 克，六一散 6 克；湿甚腹满作泄，加茯苓 6 克，木瓜 3 克。

方六（山东名医王铁民）

[组成] 凉开水 5 杯
水煮沸后自然冷却至 20～25℃即成凉开水。

[服法] 咳嗽不止，每天宜饮凉开水，可有效止咳。

[按语] 凉开水中氯的含量比煮沸前减少一半，而所含微量元素几乎不变。水的表面张力、密度、黏滞度和导电率等理化性质都很接近人体内活细胞中的生理水。临床还发现，凉开水还是一种止咳祛痰的良药，其止咳祛痰的效果丝毫不亚于药物。凉开水止咳祛痰的作用主要体现在三个方面：

其一，凉开水对咽喉部有良好的湿润和物理治疗作用，有利于局部炎症的治愈，并能解除局部痒感，从而阻断咳嗽反射。

其二，咳嗽患者，尤其是剧烈而频繁且有发热者常有不同程度的脱水。脱水能加重呼吸道炎症和分泌物的黏稠度，使之不易咳出，黏稠的分泌物的刺激又加重咳嗽，使之形成恶性循环，多饮凉开水能使黏稠的分泌物得以稀释，很容易被咳出来，有利于止咳和祛痰。

其三，多饮凉开水在解除脱水的同时，能改善血液循环，使机体代谢所产生的废物或毒素迅速从尿中排出，从而减少毒物对呼吸道的刺激。

凉开水的上述作用是任何一种止咳祛痰药物都无法相比的。因此，无论是小儿，还是成人，对所有因呼吸道感染或其他原因所致的咳嗽者，在适当消炎的基础上，多饮凉开水，是十分有益的。

方七（四川名医熊寥笙）

[组成] 大黄 6 克　炒枳实 6 克　厚朴 6 克　芒硝 6 克
　　　　玄参 3 克　甘草 3 克

[功效] 釜底抽薪、急下存阴。

[主治] 表邪不解入里化热而成阳明燥实证的咳嗽。

方八（四川名医熊寥笙）

[组成] 杏仁 12 克　茯苓 12 克　法半夏 12 克　陈皮 9 克
　　　　甘草 3 克　厚朴 9 克　苍术 9 克　　广藿梗 6 克
　　　　生姜 3 片

[功效] 健脾燥湿。

[主治] 湿痰咳嗽。

方九（四川名医李斯炽）

[组成] 桂木 6 克　　白芥子 6 克　细辛 3 克　茯苓 9 克
　　　　白术 9 克　　苏子 9 克　杏仁 9 克　厚朴 9 克
　　　　法半夏 9 克　瓜蒌 18 克　陈皮 9 克　炙甘草 3 克

[功效] 温阳行水、降气祛痰。

[主治] 寒湿凝滞、水停为痰的咳嗽。

方十（四川名医李斯炽）

[组成] 苏子 9 克　　法半夏 9 克　化橘红 9 克　茯苓 9 克
　　　　桑白皮 12 克　大枣 3 枚　杏仁 9 克　地骨皮 12 克
　　　　枯黄芩 9 克　蒡荔子 6 克　竹茹 9 克

[功效] 降肺祛痰。

[主治] 肺气不降、痰郁化热所致的咳嗽。

方十一 （四川名医李斯炽）

[组成] 玉竹9克　　花粉9克　　瓜壳9克　　天冬9克

石决明9克　牡蛎9克　　女贞子9克　菊花9克

石斛9克　　首乌藤9克　牡丹皮6克　甘草3克

[功效] 滋肝潜阳、兼肃肺气。

[主治] 肝阴不足、肝热冲肺所致咳嗽。

方十二 （四川名医李斯炽）

[组成] 生地黄9克　知母9克　　百合12克　　麦冬9克

玉竹12克　白芍12克　女贞子12克　紫菀9克

百部9克　　前根9克　　地骨皮12克　桑白皮12克

甘草3克

[功效] 养心肺之阴，佐以泻火降肺。

[主治] 心肺阴亏、肺热气逆所致咳嗽。

方十三 （四川名医李斯炽）

[组成] 熟地黄9克　牡丹皮9克　菟丝子12克　山药12克

茯苓9克　　麦冬9克　　五味子6克　　竹茹12克

白芍9克　　牡蛎12克　肉苁蓉9克　　柏子仁9克

法半夏9克

[功效] 滋补肺肾之阴。

[主治] 肺肾阴亏咳嗽。

方十四 （四川名医李斯炽）

[组成] 防风9克　　荆芥6克　枯黄芩9克　知母9克　　玄参9克

麦冬9克　　神曲9克　谷芽12克　法半夏9克　橘红9克

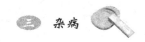

茯苓9克　　木通6克　甘草3克

[功效] 散风清热、养阴健胃、化痰行水。

[主治] 风热夹痰咳嗽。

方十五（四川名医李斯炽）

[组成] 玄参9克　麦冬9克　百合12克　　金银花9克

　　　　连翘9克　知母9克　板蓝根12克　大青叶9克

　　　　桔梗6克　藕节9克　神曲9克　　　甘草3克

[功效] 清热解毒。

[主治] 风热夹毒咳嗽。

方十六（重庆名医张锡君）

[组成] 沙参12克　　麦冬9克　　桑叶9克　贝母6克

　　　　生石膏30克　玄参12克　紫菀9克　甘草3克　梨1个

[功效] 清燥润肺。

[主治] 燥热咳嗽。

[加减法] 口渴，加天花粉；胁痛，加郁金、海蛤壳；便结，加瓜蒌仁、枇杷叶；痰中带血，加白茅根、竹茹；同时配合中成药梨膏、枇杷膏、贝母二冬膏或二母宁嗽丸服。肺燥咳久不愈或小儿百日咳后期，可用百合9克，款冬花9克，桑白皮9克，莱菔子6克，水煎加冰糖早晚各服1剂，或用大甜梨1个去核，将川贝末6克，冰糖9克填入其中，锅上蒸熟后食之。

方十七（重庆名医张锡君）

[组成] 杏仁9克　冬瓜仁9克　连翘9克　　桑叶9克　芦根30克

　　　　桔梗6克　陈皮9克　　生甘草3克　鲜荷叶半张

[功效] 清暑化湿。

[主治] 暑湿咳嗽。

方十八（重庆名医张锡君）

[组成]紫苏叶9克　陈皮9克　杏仁9克　桔梗6克
　　　　甘草3克　　金沸草15克

[功效]宣肺散寒。

[主治]风寒咳嗽。

[加减法]气喘，加麻黄，咳甚，加前胡；痰多，加法半夏、莱菔子；咽痒音哑，加蝉蜕、射干、石菖蒲。

方十九（北京名医印会河）

[组成]沙参12克　麦冬9克　桑叶9克　象贝9克　生石膏30克

[功效]清热润燥。

[主治]燥热咳嗽。症见：干咳无痰、咽喉干痛、大便干燥、小便少，苔干，脉细数。

[方解]沙参、麦冬，生津润肺；桑叶、象贝，宣肺化痰；石膏清热降肺。

[加减法]燥咳甚者，加梨皮15克，枇杷叶9克，以宣肺布津，润肺止咳；咽痛甚者，加山豆根30克，牛蒡子12克，以清咽解毒；五心烦热，素体阴虚，加地骨皮、青蒿，以清退虚热。

方二十（北京名医印会河）

[组成]雪梨2个　川贝母10克　　粳米50克　冰糖适量

先将雪梨洗净捣碎取汁，川贝母研细末，粳米煮稀粥。粥将熟时加入梨汁与川贝母末，稍煮即成。

[功效]此粥可润肺、祛痰。

[主治]适用于有咽干口燥等肺阴虚特点的咳嗽、口干不欲饮等症。

方二十一（北京名医方药中）

[组成]杏仁10克　川贝母10克　　猪瘦肉20克　绍酒6克

将杏仁去皮尖，川贝母洗净，一同焙干，研为细末，混入豆粉内；将猪肉洗净，剁成肉馅，与所有佐料一并放入盆内，加水适量，拌匀制丸；汤锅置旺火上烧沸，投入成形丸子，煮 3 ～ 5 分钟即可。

[功效] 补肺化痰、温阳止咳。

[主治] 秋冬体弱、外感后咳嗽迁延不愈者。

方二十二（北京名医方药中）

[组成] 猪肺 1 具　桔梗 10 克　紫菀 10 克　麻黄 10 克　油、盐各适量

将猪肺洗净切成小块，将猪肺与药材放入煲内加水煮，先用猛火煮滚，再改用慢火煮约 2 小时，调味即可。

[功效] 温肺止咳、化痰散寒。

[主治] 肺气虚寒而致的咳嗽咳痰、痰液稀薄、畏寒怕冷等症。

方二十三（北京名医方药中）

[组成] 天冬 15 克　萝卜 300 克　香菇 20 克　火腿 150 克

天冬、麦冬洗净，切成薄片，加水煎取汁；萝卜、香菇洗净，切成丝；将火腿片、香菇放锅内，加水煮至香气大出，放入萝卜丝，并加入药汁，煮至萝卜熟，加入精盐、胡椒粉、味精等。

[功效] 滋阴润肺。

[主治] 咽干口燥、舌干红等肺阴虚表现的咳嗽。

方二十四（北京名医韩臣子）

[组成] 丝瓜藤

待立秋后，在丝瓜藤离地 1 ～ 2 米处将其剪断，用清水洗净；另取一个大瓶，将丝瓜藤的根部断端倒塞入瓶口内，用纱布封住瓶口，以取其断端流出的汁液。

注意：在取丝瓜藤水时，应防止虫和苍蝇污染。

[服法] 每次服丝瓜藤汁 20 毫升，每日数次。

[主治] 急慢性支气管炎、支气管扩张、肺脓肿等，常伴有咳嗽、喘息、咯血、吐脓痰等症状。

（二）发热

由各种原因造成的体温升高，超过正常范围称为发热。中医学认为，凡六淫邪毒、疫疠之气入侵肌腠，正邪相争，或内伤七情，饮食劳倦而致人体脏腑功能紊乱，阴阳失调，表现以发热为主要症状，体温升高在 39℃ 以上者，称为高热。临床可分为外感高热与内伤高热，以外感高热为多见。内伤高热见于内伤杂病中，且较少见，故不在此论述。它是内科、儿科急症中最常见的症状，是许多疾病所共有的病理过程。

方一（国医大师李克光）

[处方] 知母、白芍、板蓝根、白茅根各 15 克

黄柏、龟甲、鳖甲、牡丹皮、青蒿各 10 克

[功效] 滋肾养肝、清热。

方二（蒲辅周）

[组成] 干地黄 12 克　　清阿胶 9 克　　麦冬 9 克　　炙甘草 9 克

白芍 6 克　　　台党参 9 克　　龙骨 9 克　　牡蛎 12 克

龟甲 15 克　　炙鳖甲 12 克　童便 30 毫升　鸡子黄 1 枚

[主治] 阴液枯竭，病久而热不退。

方三（蒲辅周）

[组成] 桑叶 6 克　　菊花 6 克　　杏仁 4.5 克　桔梗 3 克

薄荷 2 克　　甘草 1.5 克　　连翘 4.5 克　芦根 15 克

僵蚕 4.5 克　牛蒡子 4.5 克　葱白 6 厘米　豆豉 9 克

[主治] 适用于发热口渴、面赤、咳嗽微烦、无汗或汗出不彻者。

[加减法] 苔黄，加黄芩 3 克；舌红无苔，加玄参 6 克，麦冬 6 克，郁金 3 克，竹叶 4.5 克；表闭抽风，加钩藤 4.5 克，蝉蜕 3 克；喘憋痰多，加莱菔子 4.5 克，前胡 3 克；热较甚，合银翘散加减。

方四（蒲辅周）

[组成] 大黄、芒硝、玄参、甘草各适量

[服法] 煎服或灌肠，开始 24 小时内可用 3 剂，用药以高热退、大便通、腹胀消为度。

[功效] 通腑泄热。

[主治] 阳明热盛。

方五（四川名医熊寥笙）

[组成] 桂枝 4.5 克　白芍 4.5 克　生姜 3 克　炙甘草 3 克
　　　　麻黄 3 克　　大枣 4 枚　　杏仁 3 克

[功效] 调和营卫、解肌祛邪。

[主治] 产后发热。

方六（北京名医印会河）

[组成] 金银花 15 克　连翘 9 克　竹叶 6 克　　　豆豉 12 克
　　　　荆芥 6 克　　桔梗 9 克　薄荷（后下）3 克　甘草 6 克
　　　　牛蒡子 9 克　芦根 40 克

[功效] 清热散风。

[主治] 风热邪气所致发热。症见：微恶风寒、发热、口微渴，或有咳嗽、咽痛、痰出不爽等，脉浮数。

[方解] 金银花、连翘、竹叶，清热解毒；豆豉、荆芥、薄荷，解表散风，使邪热从皮毛而散；桔梗、甘草、牛蒡子，宣肺清热祛风痰、利咽喉，使肺部之邪热得以外散；芦根，清热润肺，保护肺津不受损害。

[加减法] 热甚，加生石膏 30 克，以清热保津；咳嗽，加杏仁 9 克，以润肺

止咳；鼻塞咽痛，加鱼腥草 30 克，山豆根 30 克，以清解肺系热毒。

方七（北京名医印会河）

[组成] 桑叶 9 克　　菊花 9 克　薄荷（后下）3 克　桔梗 9 克

生甘草 6 克　杏仁 9 克　连翘 9 克　　　芦根 30 克

[功效] 宣肺散风热。

[主治] 邪在肺所致发热。症见：咳嗽少痰、痰出不爽、咽痛、微恶风寒、微发热、口微渴，脉浮或有微数。

[方解] 桑叶、菊花、薄荷，宣透风热；桔梗、甘草、杏仁，宣肺气、利咽喉、止咳化痰；连翘，清泄邪热；芦根，清肺润肺。

[加减法] 口渴，加麦冬 9 克，石斛 9 克，以生津润肺；心烦，加栀子 9 克，豆豉 9 克，以清宣郁热；鼻塞咽痛，加山豆根 30 克，鱼腥草 30 克，以清解肺系热毒。

方八（北京名医印会河）

[组成] 葱白 30 克　豆豉 12 克　桔梗 9 克　　薄荷（后下）3 克

栀子 9 克　　连翘 9 克　竹叶 6 克　生甘草 6 克

[功效] 解表清热。

[主治] 表邪郁热。症见：发热、恶风寒、无汗、心烦、口渴，或兼见咳嗽、头痛、苔微黄、脉象浮数。

[方解] 葱白、豆豉、桔梗、薄荷，解散表邪、微发汗、透里热；栀子、连翘、竹叶、甘草，清泄邪热以除烦渴。

[加减法] 咽喉痛甚，加山豆根 30 克，牛蒡子 12 克。

方九（北京名医印会河）

[组成] 苏叶 9 克　　羌活 9 克　荆芥 9 克　防风 9 克

葱白 30 克　豆豉 12 克

[功效] 发表散寒。

[主治] 寒在太阳之表实证引起的发热。症见：恶寒无汗、发热轻、头项强

痛、身痛、口不渴、舌苔薄白、脉浮紧。

[方解] 苏叶，散寒而兼理气；羌活，散寒而兼去湿；防风、荆芥，散寒而兼散风；葱白、豆豉，发汗散寒。

[加减法] 头痛、身痛甚者，加白芷9克，细辛4.5克。

方十（北京名医印会河）

[组成] 麻黄9克　　　　　　桂枝9克　杏仁9克　甘草6克
　　　　生石膏（先煎）30克　生姜9克　大枣5枚

[功效] 解表清里。

[主治] 表寒里热证。症见：无汗、身痛、烦躁、口渴甚。

[方解] 麻黄、杏仁，开肺气以发散表邪；石膏，清里热而除烦渴；桂、甘、姜、枣，助阳气以鼓邪外出。

[加减法] 如兼见咳喘咽痛，可于前方中减去姜、桂，加鱼腥草30克，山豆根30克，以清肺解毒。

方十一（北京名医印会河）

[组成] 柴胡9克　黄芩9克　半夏9克　生姜9克

[功效] 两解寒热。

[主治] 邪在少阳之发热。症见：寒热往来、胸胁满痛、口苦、咽干、目眩、耳聋，或兼呕吐，苔白、脉弦。

[方解] 柴胡、黄芩，清肝胆之热；半夏、生姜，温胃散寒。

[加减法] 上证兼有腑实不便的，为少阳里实证，前方加大黄9克，枳实9克，白芍9克，名大柴胡汤。此方亦可用于急腹症胆结石、胆囊炎及胆道蛔虫症。

方十二（北京名医印会河）

[组成] 藿香9克　苏叶9克　白芷9克　厚朴9克　半夏9克
　　　　陈皮9克　生姜9克

[功效] 解表和胃。

[主治] 外感呕吐。症见：发热恶寒、身重痛或见往来寒热、恶心呕吐、胃脘胀闷，苔白，脉浮。

[方解] 苏叶、白芷，散表邪；藿香，温化湿浊、理气和中；半夏、陈皮、生姜，除痰、理气、止呕；厚朴，燥湿除胀满。

[加减法] 挟热，加黄连9克，竹茹9克；转筋，加木瓜9克。

方十三 （北京名医印会河）

[组成] 半夏9克　生姜9克　黄连6克　黄芩9克
　　　　陈皮9克　竹茹9克

[功效] 苦降辛开，和胃止呕。

[主治] 痰热扰胃。症见：呕吐便溏、心中烦热、胃脘痞满胀痛、并可见往来寒热，苔白腻，脉滑。

[方解] 半夏、陈皮、生姜，除痰、理气、止呕；黄芩、黄连、竹茹，清降胃肠之热，除痰燥湿。

[加减法] 便燥，加大黄9克；肠鸣便泄，加干姜6克；寒热往来，加柴胡9克；呕吐脘闷甚者，加藿香9克。

方十四 （广州名医卢集森）

[组成] 大白菜根3个　菊花15克　白糖适量
将菜根洗净切片，与菊花共煎汤加白糖趁热服，盖被出汗。

[服法] 每日1剂，连服3～4天。

[功效] 清暑退热。

[主治] 暑湿伤表之发热。

方十五 （广州名医卢集森）

[组成] 芒硝（分冲）12克　大黄（后下）9克　生甘草9克

[功效] 苦寒攻下。

[主治] 湿热在肠。

[方解] 芒硝，入阴生水，以润肠道；大黄，泻实攻热，以通大便；生甘草，清热润燥，以存津液。

[加减法] 便结日久，津伤太甚，损及营阴，加生地黄9克，麦冬9克，玄参9克。

方十六（广州名医卢集森）

[组成] 葛根15克　黄连6克　黄芩9克　生甘草6克

[功效] 清泄肠热。

[主治] 肠热下痢。

[方解] 葛根，解肌热、生津液，治肠热下迫；黄芩、黄连，清泄肠热；生甘草，清热保津液。

[加减法] 腹痛，加白芍15克；呕吐，加生姜汁5滴，竹茹9克。

方十七（广州名医卢集森）

[组成] 黄芩9克　　黄连6克　　　牛蒡子9克　　玄参15克

　　　　生甘草9克　桔梗9克　　　板蓝根15克　升麻9克

　　　　柴胡9克　　马勃（布包）3克　连翘9克　　　僵蚕9克

　　　　薄荷（后下）3克

[功效] 清瘟解毒。

[主治] 温毒所致发热。症见：在局部皮肤发现红肿热痛，并伴有恶寒、发热或寒热往来。

[方解] 黄芩、黄连、连翘，清泄热毒之邪；甘草、桔梗、牛蒡子、马勃，清宣肺气，解散温毒；升麻、柴胡、薄荷，升清气以散毒邪；板蓝根，清解疫毒；僵蚕，解散风毒；玄参，滋阴退热。

[加减法] 腮腺炎肿痛甚者，加夏枯草15克，以散结消肿，局部外敷紫金锭（醋磨）；大头瘟，外敷水芭蕉膏（即水芭蕉叶捣烂敷肿处）。前二病如发现大便秘结，均须加大黄9克，以清泄疫毒之邪。

[按语] 温毒是指外感热病中既有较为强烈的传染性，而又在外观皮肤上出

现红、肿、热、痛等属于"毒"性象征的一类病变。

方十八（广州名医卢集森）

[组成] 栀子 12 克　豆豉 12 克

[功效] 清透郁热。

[主治] 热郁胸膈。症见：胸中闷胀、阵阵烦热、时觉气恼、不能安睡，苔黄舌红，脉数。

[方解] 栀子清泄里热，豆豉透热于外，表里两解，热不郁则烦闷自除。

[加减法] 胃脘痞结，加枳实 9 克；呕吐，加生姜 9 克；若大便燥结，舌苔黄燥，脉实有力，改用清透攻下的合方，如凉膈散：大黄（后下）9 克，芒硝（分冲）12 克，栀子 9 克，连翘 9 克，黄芩 9 克，生甘草 6 克，薄荷 3 克，竹叶 6 克。

方十九（广州名医卢集森）

[组成] 黄连 6 克　黄芩 9 克　黄柏 9 克　栀子 9 克　龙胆草 9 克
　　　　柴胡 9 克　大青叶 30 克

[功效] 清泻肝胆。

[主治] 热在肝胆。症见：躁烦大热、呕吐不眠、头痛项强，甚或发斑、发黄、狂乱，苔黄、脉数。

[方解] 柴胡、黄芩、龙胆草、栀子，清泻肝胆之热；黄连泻热止呕；黄柏泻火坚阴；大青叶清热解毒。

[加减法] 便秘，加大黄 9 克；呕吐甚，加玉枢丹（冲）1 粒。

方二十（广州名医卢集森）

[组成] 生石膏 30 克　知母 9 克　甘草 6 克　粳米 30 克

[功效] 解肌清热。

[主治] 温热在胃（肌热）。症见：大热、大汗、大渴、心烦，舌苔黄燥，脉洪大。

[方解] 石膏、知母，清肌热，使热退汗止，津不外失，则"四大"症状可除。

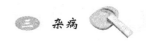

[加减法]多汗表虚而兼脉虚恶风，加沙参、麦冬各9克，以益气补津；咳嗽、咽痛，加山豆根15克，以清热解毒。

方二十一（广州名医卢集森）

[组成]黄连6克　厚朴9克　菖蒲6克　豆豉12克

栀子9克　黄芩9克　滑石12克　芦根30克　半夏9克

[功效]利湿、化痰、清热。

[主治]湿化痰热。症见：寒热阵作、烦闷欲吐、口渴欲饮、神识阵阵昏糊。

[方解]豆豉、栀子，透热除烦；黄连、黄芩，清泄邪热；半夏、菖蒲，化痰开窍；厚朴，行气化湿；滑石、芦根，清利湿热。

[加减法]恶心呕吐者，加玉枢丹1粒（化冲）。

方二十二（北京名医曹启富）

[组成]金银花15克　大青叶10克　蜂蜜50克

将金银花、大青叶放入锅内，加水煮沸，3分钟后将药液滗出，放进蜂蜜，搅拌和匀，即可饮用；发热重，服1剂不退者，一日内可连续饮3剂以上。

[功效]疏散风热。

[主治]外感风热，发热重者。

方二十三（北京名医曹启富）

[组成]荆芥10克　苏叶10克　茶叶6克　生姜10克　红糖30克

将荆芥、苏叶、生姜切成粗末，与茶叶一同放入瓷缸内，用开水冲泡，盖严，将红糖放入另盅或碗内；用开水浸泡的药液，趁热倒入，与红糖拌和，置大火上煮沸，即可趁热饮下，饮后覆被而卧，取微汗出，即可退热，剩下的药液，煮热当茶饮。

[功效]发汗解表、散汗退热。

[主治]风寒所致的发热。

方二十四（北京名医曹启富）

[组成] 菊花 10 克　玄参 15 克　麦冬 15 克　桔梗 3 克　蜂蜜 30 克

将菊花、玄参、麦冬、桔梗共煎水取药汁；将药汁滗出，放入蜂蜜，搅匀，即可饮用。

[服法] 不分次数，频频代茶饮。

[功效] 疏风、润燥、退热。

[主治] 秋天感受风燥热邪后所致发热。

方二十五（北京名医杨凤玲）

[组成] 竹叶 20 克　生石膏 20 克　法半夏 5 克　麦冬 30 克　沙参 15 克　甘草 6 克　粳米 100 克

先煮药物，滤去渣，取药液 1000 毫升，备用。以药液同粳米煮成稀粥，共 5 次以上服食完。

[功效] 清余热、复胃津。

[主治] 适用于温热病后，高热虽退，余热未清，仍见低热。

方二十六（北京名医杨凤玲）

[组成] 鸡子黄 2 枚　黄连 12 克　黄芩 3 克　阿胶 9 克　白芍 3 克

先煮黄连、黄芩、白芍，加水 8 杯，浓煎至 3 杯，去渣后，加阿胶烊化，再加入鸡子黄，搅拌均匀，分 3 次服。

[功效] 清热育阴。

[主治] 适用于热邪入营、伤耗营阴心液，发热不止。

方二十七（北京名医杨凤玲）

[组成] 西瓜（最好用白皮、白瓤、白子的三白西瓜）

将西瓜取瓤、去子，用洁净纱布包挤汁液，随时代水大量饮用。

[功效] 清暑利尿、降火除烦。

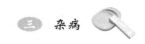

[主治] 可辅助治疗感染性高热、口渴、尿少等症。

方二十八（北京名医杨凤玲）

[组成] 生地黄汁约 50 毫升（或用干地黄 60 克）

　　　　粳米 100 克　枣仁 10 克　生姜 2 片

将地黄洗净后切段，每次搅取其汁 50 毫升，用粳米加水煮粥，煮沸后加入地黄汁、枣仁和生姜，煮成稀粥食用。

[功效] 滋阴清热。

[主治] 阴虚发热。

方二十九（北京名医杨凤玲）

[组成] 人参 6 克　鸡脯肉 200 克　冬笋 25 克　黄瓜 25 克　鸡蛋清 1 个

　　　　食盐 2 克　料酒 15 克　　葱白 3 茎　生姜 6 克　香菜梗 6 克

　　　　鸡汤适量　芝麻油适量　　猪油适量

将人参切成 0.6 厘米厚的薄片，冬笋、黄瓜切成骨牌片，姜、葱切成丝，香菜梗切成长段；再将鸡脯肉切成 3 厘米长、1.5 厘米宽、0.3 厘米厚的鸡片，加盐、味精拌匀，再拌鸡蛋清和水豆粉；在锅内放猪油，油五成热时，下入鸡片，用铁筷划开，熟时捞出；用盐、味精、鸡汤、料酒兑成汁水。在锅内放底油，油九成热时，下入葱丝、生姜丝、笋片、人参片煸炒，再下黄瓜片、香菜梗、鸡片，烹上汁水，颠翻几下，淋上明油即成，可分餐佐食。

[功效] 培补正气。

[主治] 气虚所致的发热。

方三十（北京名医杨凤玲）

[组成] 熟地黄 15 克　淮山药 30 克　白茯苓 30 克　制附片 15 克

　　　　肉桂 15 克　鸡骨架 500 克　猪肘 500 克　香豆 200 克

　　　　生姜块 25 克　葱段 30 克　花椒 15 粒　胡椒粉 1 克

　　　　精盐 12 克　味精 1 克

将猪肘去尽残毛，置火上烧焦肉皮，入淘米水中浸泡约 30 分钟，用刀刮洗成黄色，香豆洗净涨发，鸡骨架洗净，砍成数块；姜、葱洗净，再将锅置旺火上，加清水，入鸡骨、香豆、附片、猪肘，烧沸后，捞去血沫，加姜、葱、花椒、醪糟汁，改用中火煮约 60 分钟，再移至小火上，加熟地黄、淮山药、白茯苓、胡椒、精盐，缓缓煨炖；至猪肘烂熟、汁浓，拣去鸡骨架、姜、葱、花椒，再加味精调味即成。

[**功效**] 温阳、引火归元。

[**主治**] 阳虚所致发热。

方三十一（北京名医杨凤玲）

[**组成**] 枸橼 15 克　粳米 50 克　冰糖少许

先将枸橼洗净，煎水、去渣，取汁约 500 毫升，以枸橼煎汁煮粳米，待粥熟时加入冰糖，搅匀即成；每日早晚空腹服食，5～7 日为 1 个疗程。

[**功效**] 理气、解郁、清热。

[**主治**] 气郁之发热。

（三）打嗝

打嗝中医称呃逆，古称"哕"，俗称"打呃忒"。临床主要表现为喉间呃呃连声，声短而频，令人不能自制。其病因主要是过食生冷食物或寒邪直犯胃腑，胃肠被遏，气失和降而动膈；过食辛辣燥热煎炒食物，以至燥热内盛，胃失通降，气逆于上而动膈；恼怒忧思过度，气机升降失调，津液失布，滋生痰浊，气横逆犯胃，胃气挟浊上逆动膈；久病大病之后，耗伤中气，或热病，或吐下太过，耗伤胃阴，胃虚下降而动膈。此外，病深及肾，肾气失于摄纳，引起冲气上乘，挟胃气上逆动膈。呃逆之病机，总由胃气上冲动膈而成，也与肺气失宣密切有关。现代医学认为，呃逆是因膈肌痉挛引起横膈膜不能随意自主收缩，将空气逼入气道，而喉咙后部的收缩，又将空气截住，因而发出"嗝"声。

方一（北京名医刘福奇）

[组成] 旋覆花（包煎）15 克　代赭石（碎）30 克

香附、郁金各 12 克　半夏、大腹皮、佛手各 9 克

木香、陈皮各 6 克　白芍 20 克

[服法] 每日 1 剂，水煎服 2 次。

[加减法] 若是虚人，加人参 10 克，另炖服。

[按语] 如是慢性虚弱疾病出现呃逆，多为病势转向严重的表现，特别是病深入肾和极度虚弱之人，凡是此病，往往是胃气将绝，元气欲脱之不祥之兆。

方二（北京名医刘福奇）

[组成] 白糖 30 克　黑白芝麻（炒黄、研细）1 克

若是小儿呃逆，可取白糖、黑白芝麻装瓶备用。

[服法] 用温开水喂 1 茶匙（约 1 克），一般 1 分钟呃逆可止。如 3 分钟后仍打呃，可重复 1 次。

方三（北京名医刘福奇）

取橘皮、竹茹、党参、甘草、生姜、大枣各 10 克，煎服，可治胃虚兼热性呃逆。取丁香、炙甘草各 3 克，柿蒂、良姜各 10 克，煎服，可治寒性呃逆。取旋覆花、生姜、制半夏、大枣各 10 克，党参 15 克，炙甘草 6 克，煎服，可治虚性呃逆。

方四（北京名医印会河）

[组成] 丁香 6 克　柿蒂 9 克　橘皮 9 克　党参 9 克　生姜 6 克

[功效] 温胃止呃。

[主治] 寒呃。症见：呃逆、形寒肢冷、喜热饮食、或见肠鸣泄泻等，苔白，脉细。

[方解] 丁香、柿蒂，温胃止呃；橘皮、生姜，散寒降逆；党参，补脾气以助胃气，取腑虚治脏之意。

[加减法] 胃脘闷胀，加旋覆花 15 克，代赭石 24 克，以降逆平胃。

方五 （北京名医印会河）

[组成] 橘皮9克　竹茹9克　　茯苓15克　麦冬9克
　　　　半夏9克　枇杷叶9克　人参9克　　生甘草9克

[功效] 清胃养阴。

[主治] 热呃。症见：呃逆、心烦内热、口渴凉饮，苔黄。

[方解] 橘皮、竹茹，和胃降逆；茯苓、半夏，和胃除痰饮；麦冬、生甘草，润燥生津，合枇杷叶，以宣肺布津；人参，益气而补津液。

方六 （北京名医印会河）

[组成] 柴胡9克　赤芍15克　当归15克　川芎9克　桃仁9克
　　　　红花9克　枳壳9克　桔梗9克　牛膝9克　地龙15克
　　　　䗪虫9克

[功效] 理肝活血。

[主治] 瘀血呃。症见：呃逆、胸胁胀满、口干不渴、呃声深重，舌质暗红、苔白，脉弦。或有呃久不退，诸药罔效者。

[方解] 本方用柴胡、枳壳，疏肝理气；当归、赤芍、川芎、桃仁、红花，活血散瘀；桔梗、牛膝，上下分消；地龙、䗪虫，化瘀镇痉挛。

[加减法] 瘀积日久，可加夏枯草15克，生牡蛎30克。

方七 （北京名医印会河）

[组成] 大黄（后入）9克　厚朴9克　枳实9克　赤芍30克　甘草9克
　　　　炒莱菔子12克　　槟榔12克

[功效] 舒挛通便。

[主治] 便实呃。症见：呃逆、脘腹痞结、大便不通、食后症状加重，苔厚，脉实。

[方解] 本方用赤芍、甘草，舒挛止呃；大黄，通肠利便；枳实、厚朴，消除痞满；槟榔、炒莱菔子，下气宽膨、消食助运。

方八（北京名医印会河）

[组成] 党参 9 克　白术 9 克　茯苓 15 克　甘草 9 克　半夏 9 克
　　　　陈皮 9 克　竹茹 9 克　生姜 6 克

[功效] 补脾益胃。

[主治] 虚呃。症见：呃逆连声、声轻浅短，多见于大病之后，或虚羸久病之人，舌淡苔少，脉虚。

[方解] 本方用四君（党参、白术、茯苓、甘草），补气健脾；陈皮、半夏，降逆和胃；生姜、竹茹，调和胃气。

[按语] 虚呃病多危重，宜发挥中西医各方优势，协力救治。

方九（北京名医庞承泽）

中医经穴按摩用宽胸和胃、降逆调气之法可收到满意的效果。

(1) 泻涌泉穴：用两拇指指腹按揉两足心涌泉穴约 2 分钟，向足趾方向用力是为泻法。涌泉穴属肾经，主降一切。

(2) 补内关穴：用两拇指掐两内关穴约 2 分钟，可理胸胁之气。

(3) 按膻中穴：有镇定安神之效。

(4) 点中脘穴：有通调胃气、和胃舒气之功。

(5) 揉膈俞穴：两拇指按揉两膈俞穴约 2 分钟，亦可在此穴处捏起皮肤，边捏边令患者咳嗽，连续捏提 3～5 次，有舒气解痉作用。

(6) 推肋壁：用两手分推两侧肋部 20 次。

据临床实践，以上方法可按照顺序操作，亦可做其中的某几种方法均可收效。

方十（北京名医庞承泽）

[取穴] ①足三里（降胃气），内关（通畅气机）。②膈穴（位于耳轮上，耳屏缘延长线开始至耳轮消失处）。

[操作] 足三里用泻法，内关用平补平泻法，膈穴可用王不留行按压，时间可延长一些，一般至呃逆止后 10 分钟。

方十一（北京名医庞承泽）

[组成] 砂仁 9 克　粳米 50 克　鲜生姜适量

砂仁打碎，鲜姜榨取姜汁。粳米入锅熬粥，快熟时加入砂仁，再煮 5～10 分钟，加入姜汁搅匀即可。

[主治] 对受凉所致的呕吐、呃逆、腹胀、腹痛、食少等症有较好的治疗作用。

（四）便秘

便秘指大便干结，排出困难，排便间隔时间延长，通常两三天不大便，或有便意，但排便困难者。本病发生原因常有燥热内结，气虚传送乏力，或阴虚血少等，临床常用的有效偏方主要如下。

方一（北京名医杨凤玲）

[组成] 西洋参 15 克　无花果 4 枚　牛肉 360 克　陈皮 1 枚　精盐少许

将西洋参、无花果、牛肉、陈皮分别用清水洗干净，西洋参切片，无花果切开，牛肉切片，备用；瓦煲内放入适量水，先用猛火煲至水沸，然后放入以上材料，改用中火继续煲 1 小时左右，加入食盐少许调味，即可以饮用。

[功效] 清热生津、润肠通便、防止口臭。

方二（北京名医杨凤玲）

[组成] 猪脊瘦肉 100 克　粳米 100 克
　　　　茴香、食盐、香油、川椒粉各少许

先将猪脊瘦肉切成小块，在香油中稍炒，后入粳米煮粥，将熟，入茴香、川椒、食盐等，再煮 1～2 沸。

[服法] 早晚空腹食。

[主治] 热病伤津之便秘。

方三（《中国食品》）

[组成] 发菜 3 克　蚝豉（即牡蛎肉）60 克　猪瘦肉 60 克　大米适量

将发菜、蚝豉洗净，猪瘦肉剁烂制成肉丸，用砂锅加适量清水煮沸，加入大米，放进发菜、牡蛎肉，同煲至大米开花为度，再放入肉丸同煮熟，吃肉食粥。

[主治] 老年性便秘。

方四（北京名医杨凤玲）

[组成] 郁李仁 15 克　白术 50 克

将郁李仁捣烂，置水中搅匀，滤去渣取其汁，亦可将郁李仁加 500 毫升水煎煮取汁，以药汁同淘洗净的白术煮粥，每日早晚餐温热服食。

[功效] 润燥滑肠。

[主治] 老人便秘。

方五（北京名医杨凤玲）

[组成] 芋头 250 克　大米 50 克　盐适量

将芋头去皮切块与大米加水煮粥，用油、盐调味服食。

[主治] 适用于大便干燥、硬结。

方六（北京名医杨凤玲）

[组成] 蜜糖 30 克　金银花 15 克

先将金银花煎水，去渣放凉，分次加入蜜糖溶化后饮用，煎时不要太浓，一般煎成两碗金银花汁，瓶贮分冲，冲蜜糖服。

[功效] 清热通便。

[主治] 热结所致的便秘。

方七（北京名医杨凤玲）

[组成] 马铃薯不拘量

将其洗净、压碎、挤汁，纱布过滤。

[服法] 每早空腹及午饭前各服半杯。

[主治] 适用于各种原因引起的便秘。

方八（北京名医杨凤玲）

[组成] 生大黄 4 克　白糖适量

[服法] 沸水冲泡，代茶频饮。

[主治] 热结之便秘。

方九（北京四大名医萧龙友）

[组成] 台党参 4 钱　　　　焦冬术 3 钱　炒枳壳 3 钱

沉香曲（布包）4 钱　大腹皮 5 钱　金狗脊（去毛）3 钱

金樱子 3 钱　　　　锁阳 3 钱　　　厚附片 3 钱　淡干姜 3 钱

大熟地黄 6 钱（肉桂子 1 钱研拌）　山茱萸 3 钱

广木香 3 钱　　　　淡苁蓉 4 钱　甘草梢 3 钱　带心莲子 15 粒

[主治] 肝肾虚寒、中气不畅所致便秘。

方十（四川名医李斯炽）

[组成] 柏子仁 24 克　生地黄 30 克　枣仁 30 克　丹参 30 克

茯神 30 克　　天冬 30 克　　麦冬 30 克　菟丝子 30 克

牛膝 21 克　　肉苁蓉 21 克　何首乌 30 克　枸杞 18 克

知母 18 克　　郁李仁 18 克　当归 30 克　火麻仁 30 克

苏子 15 克　　黑芝麻 21 克　山药 30 克　甘草 9 克

[功效] 养心培肾、滋血润肠。

[主治] 心肾阴亏、血虚肠燥便秘。

方十一（四川名医李斯炽）

[组成] 茵陈 12 克　酒炒大黄 6 克　枯黄芩 9 克　白术 9 克

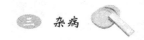

茯苓 9 克　　猪苓 9 克　　　泽泻 9 克　　　　白芍 9 克

谷芽 9 克　　焦山楂 9 克　　甘草 3 克

[功效]清肝疏肝、平肝逐瘀。

[主治]肝郁化火、兼夹血瘀所致便秘。

方十二（四川名医李斯炽）

[组成]法半夏 9 克　　茯苓 9 克　　竹茹 9 克　　枳壳 9 克

刺蒺藜 12 克　　黄芩 6 克　　　钩藤 12 克　　牡蛎 12 克

龙骨 12 克　　　代赭石 9 克　　甘草 3 克

[功效]疏肝清肝、育阴潜阳、祛痰下气。

[主治]肝阴素亏、肝阳上亢、气郁化火所致便秘。

方十三（四川名医李斯炽）

[组成]刺蒺藜 12 克　　牡丹皮 9 克　　柴胡 6 克　　　郁金 9 克

瓜蒌 21 克　　　丝瓜络 12 克　　酒炒大黄 6 克　　枯黄芩 9 克

钩藤 12 克　　　代赭石 9 克　　旋覆花 9 克　　　甘草 3 克

[功效]疏肝通络、清热降逆。

[主治]肝郁阻络、郁热上冲所致便秘。

方十四（四川名医李斯炽）

[组成]熟地黄 9 克　　牡丹皮 9 克　　菟丝子 12 克　　山药 12 克　　茯苓 9 克

麦冬 9 克　　　五味子 6 克　　竹茹 9 克　　　白芍 12 克

牡蛎 12 克　　　肉苁蓉 9 克　　柏子仁 9 克　　法半夏 9 克

[功效]滋肺肾之阴。

[主治]肝肾阴亏便秘。

方十五（北京名医印会河）

[组成]火麻仁 12 克　　　川大黄（后入）9 克

郁李仁 9 克　　　桃仁 12 克　　　冬瓜子（打）30 克

生薏苡仁 30 克　　油当归 15 克　　炒决明子 30 克

[功效] 润肠通便。

[主治] 肠实便秘。症见：便秘、腹中结滞不舒、病中能食、但连日不便则食欲不振、有时便后腹痛，舌红、少苔，脉实有力。

[方解] 火麻仁、郁李仁、决明子，润肠通便；大黄，泻热通肠；当归、桃仁，理血润肠；薏苡仁、冬瓜子，开利肺气，以通大肠。

[加减法] 睡眠不实，多梦者，加更衣丸（芦荟、朱砂）3 克，1 次吞服；脉虚者去大黄。

方十六（北京名医印会河）

[组成] 生地黄 12 克　　　白芍 15 克　　　黑芝麻（捣）9 克

松子仁 9 克　　　油当归 15 克　　川芎 9 克　　柏子仁 9 克

肉苁蓉 9 克　　　枸杞子 9 克　　升麻 9 克　　何首乌 30 克

梨汁（分冲）30 克　　蜂蜜（分冲）30 克

[功效] 养血润肠。

[主治] 血枯气少便秘。症见：便秘、少气懒言、面色暗滞、体躯羸瘦、心悸头眩，或见于失血以后，或为老年体弱者见之，苔少、脉虚。

[方解] 四物汤养血以生津润肠；蜂蜜、梨汁清润肠道；升麻升清降浊，使腑浊下行；肉苁蓉、枸杞子、何首乌、柏子仁、黑芝麻、松子仁，滑润肠道而通便。

方十七（北京名医印会河）

[组成] 猪苓 9 克　　　赤茯苓 15 克　　寒水石（先煎）15 克

蚕沙（包）30 克　　酥炙皂角子（包）9 克

[功效] 导浊行滞。

[主治] 湿滞大肠所致便秘。症见：小腹结满、大便不通、头胀脘闷，舌苔灰黄，脉濡。

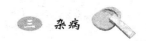

［**方解**］猪苓、赤茯苓、寒水石，清利湿热；蚕沙，清化湿浊；皂角子，导肠滞行粪便。

［**加减法**］腹胀甚者，加槟榔 12 克，炒莱菔子 12 克，广木香 6 克，以下气通便。

方十八（北京名医印会河）

［**组成**］半夏 9 克　枳实 9 克　竹茹 9 克　龙胆草 9 克
　　　　　青皮 9 克　黄连 6 克　生姜 9 克

［**功效**］清降痰火。

［**主治**］气火生痰所致便秘。

［**方解**］半夏、生姜，除痰止呕；黄连、龙胆草，清泄火热；竹茹，清热化痰；青皮、枳实，行气除痰、泻热通便。

［**加减法**］胸胁胀满、口苦者，加柴胡 9 克，黄芩 9 克；心悸失眠，加远志 4.5 克；便秘者，加大黄 9 克。

（五）腹痛

腹痛包括除胃脘痛以外，从脐下起至季胁以下部位的所有疼痛为主的疾病在内。可包括西医的急性腹膜炎、结核性腹膜炎、肠结核、肠梗阻、急慢性阑尾炎等在内。

方一（北京名医印会河）

［**组成**］神曲 9 克　麦芽 9 克　山楂 9 克　莱菔子 12 克
　　　　　半夏 9 克　白术 9 克

［**功效**］消食助运。

［**主治**］伤食腹痛。症见：腹痛肠鸣、吞酸嗳腐、矢气酸臭、大便粗糙，苔腻，脉紧。

［**方解**］神曲、麦芽消谷食，山楂消肉食，莱菔子下气消胀，半夏和胃降气，

白术健脾助运。

[加减法] 腹泻，加炮姜 6 克；便滞，加槟榔 9 克。

方二（北京名医印会河）

[组成] 熟附子 9 克　干姜 6 克　白术 9 克　炙甘草 9 克

党参 9 克　　木香 4.5 克

[功效] 温中理脾。

[主治] 阴寒腹痛。症见：腹痛拘急、四肢不温、喜按喜暖，舌苔淡白，脉沉细。

[方解] 附子回阳，干姜温中，白术健脾，木香行气去痛，党参、甘草补脾益气。

方三（北京名医印会河）

[组成] 炮姜 10 克　茯苓 10 克　扁豆 15 克　大枣 5 枚　陈皮 12 克

[功效] 甘温补脾。

[主治] 脾虚腹痛。症见：腹痛可按、有挛急感、喜温畏寒、饥时痛甚、得食则舒、大便时溏，苔白，脉虚细。

方四（北京名医印会河）

[组成] 煨甘遂（研末分装胶囊，2 次吞服）0.6 克

桃仁 9 克　　赤芍 15 克　牛膝 9 克

生大黄 15 克　木香 10 克　厚朴 15 克

[功效] 通肠下水。

[主治] 适用于腹痛气闭。症见：腹痛膨胀、拒按、呕吐剧烈、大便不通、无矢气。

[方解] 甘遂，下水通便；桃仁、赤芍、牛膝，润肠行瘀；木香、厚朴，行气除胀满；大黄，通便散结。

[加减法] 气胀甚者，加槟榔 9 克，炒莱菔子 9 克，如见患者呕吐物有类粪便样，则应考虑为肠套叠、肠嵌顿等引起，不利于攻下，急需组织抢救，或以外科手术治疗，千万不能延误病情。

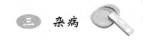

（六）胁痛

胁痛指以胁肋部疼痛为主症的疾病，可包括西医的胆道蛔虫病、胆囊炎、胆道感染、无黄疸型肝炎和肋间神经痛在内。

方一（北京名医印会河）

[组成] 柴胡 9 克　　枳壳 9 克　赤芍 15 克　川芎 6 克
　　　　生香附 12 克　橘叶 9 克　佛手 6 克

[功效] 理气疏肝。

[主治] 肝郁气滞所致胁痛。症见：胁肋胀满而痛、常以左部为甚、喜叩击抚摸按压、常太息，苔白，脉细。

[方解] 柴胡、枳壳、香附、橘叶、佛手，疏肝理气；川芎、赤芍，行瘀理血，盖气滞则血瘀，而行瘀乃有助于行气也。

[加减法] 胃脘胀满，加玫瑰花 6 克，绿萼梅 6 克，以疏肝理气。

方二（北京名医印会河）

[组成] 柴胡 9 克　　当归 9 克　丹参 15 克　赤芍 15 克
　　　　郁金 9 克　　姜黄 9 克　川楝子 15 克

[功效] 疏肝理血。

[主治] 肝络瘀阻所致胁痛。症见：胁痛无休止、胁下可触见块状、拒按、食后为甚，舌质青紫，脉弦或涩细。

[方解] 柴胡，疏肝理气；当归、丹参、赤芍，行血活血；郁金、姜黄，行瘀利胆；川楝子，泄肝去痛。

[加减法] 便秘，加大黄 9 克；舌红，加蒲公英 30 克。

方三（北京名医印会河）

[组成] 柴胡 10 克　郁金 10 克　川金钱草 9 克　川芎 12 克

　　　　香附 12 克　　当归 6 克　　川楝子 12 克　　白芍 9 克

[功效] 疏肝利胆。

[主治] 肝胆湿热所致胁痛。

方四（北京名医董建华）

[组成] 柴胡 10 克　黄芩 10 克　白芍 12 克　延胡索 6 克　竹茹 10 克
枳壳 10 克　青、陈皮各 6 克

[加减法] 胁痛甚者，酌增青皮、郁金、金铃子、延胡索，以增强理气通络
止痛之作用；若肝气横逆，脾运失常，症见胁痛而肠鸣腹泻者，可入防风、扁豆、
苍术、苡米以泄肝健脾止泻；如兼胃失和降，症见胁痛而恶心呕吐者，可加旋覆
花、代赭石、半夏、生姜、枳实、竹茹以和胃止呕。

（七）腹泻

　　腹泻是一种广泛的流行病。曾有一项针对我国七省一市的抽样调查表明，我
国每年的腹泻患者达到 8.36 亿人次，并且儿童的比重很大，占 2.93 亿人次，5 岁
以下小儿平均每人每年要得 2～2.5 次腹泻，仅次于呼吸道感染，位于小儿常见
病、多发病的第二位。全世界每年死于腹泻的儿童高达 500 万～1800 万。

方一（北京名医曹启富）

[组成] 猪瘦肉 60 克　马齿苋 30 克　蒲公英 30 克　粳米 60 克

　　将马齿苋、蒲公英洗净；粳米洗净；猪瘦肉洗净，切丝。把全部用料一齐放
入锅内，加清水适量，武火煮沸，文火煮成稀粥，调味即可。随意食用。

[功效] 清热解毒、祛湿止泻。

方二（北京名医曹启富）

[组成] 焦锅巴适量

　　将焦锅巴捣为末，用米汤调和好服。

[**服法**] 早、晚各 1 次，治疗米面食物所致的腹泻。

[**功效**] 消食、健胃、止泻。

方三（北京名医曹启富）

[**组成**] 藿香、大腹皮、白术、神曲、茯苓各 8 克　厚朴 6 克
苏叶、法夏、黄连各 1 克　生姜 1 片　红枣 1 枚

[**服法**] 水煎服。

[**功效**] 清暑益气、助消化。

[**主治**] 秋季腹泻。

方四（北京名医曹启富）

[**组成**] 炒白术 25 克　车前子 10 克

[**服法**] 水煎服。每天 1 剂，分 3 次。

[**功效**] 健脾胃。

[**主治**] 水样腹泻。

方五（广州名医卢时杰）

[**组成**] 藿香 15 克　糊米 30 克

[**服法**] 水煎，澄清，代茶频饮。

[**主治**] 夏季暑湿泄泻。

方六（广州名医卢时杰）

[**组成**] 翻百草（根或全身）、车前草各 60 克

[**服法**] 洗净，水煎服。

[**主治**] 湿热泄泻。

方七（广州名医卢时杰）

[**组成**] 竹叶（鲜品）30～45 克　生石膏 45～60 克　扁豆 15 克

荷蒂 1 个　　　　　　粳米 100 克　　　　砂糖少许

先将竹叶、扁豆、荷蒂洗净，同石膏加水煎汁，去渣，与粳米同煮成稀粥。

[服法] 每日分 2 ～ 3 顿服。

方八（广州名医卢时杰）

[组成] 炒芡实、炒扁豆、炒玉米、炒黄豆各等份　焙鸡内金 1/4 份

上药共研极细末、和匀；置干燥处，贮藏备用。

[服法] 每服 15 ～ 30 克，温开水送服，每日 2 次，可连服 1 ～ 2 个月。

[功效] 消食导滞。

[主治] 适用于伤食所致的泄泻。

方九（广州名医卢时杰）

[组成] 芡米 15 克　大麦芽 15 克

2 味炒焦后水煎。

[服法] 每日分 2 ～ 3 次服用。

[功效] 涩肠止泻。

[主治] 适用于少食腹泻。

方十（广州名医卢时杰）

[组成] 大黄、木香、豆蔻、陈皮、檀香、厚朴、藿香、紫苏叶、香薷、薄荷、木瓜、枳壳、羌活、前胡、泽泻、白术、明党参、肉桂、丁香、山楂、肉豆蔻、小茴香、茯苓、砂仁、槟榔、甘草、白扁豆、桔梗、猪苓、香附、白芷、法半夏、苍术、茶叶

开水浸泡，或煎煮取汁，去渣。

[服法] 每日 1 次，每服 12 克，小儿酌减，代茶徐徐饮之。

[功效] 疏风散表。

[主治] 适用于外感风寒所致呕吐泄泻。

方十一（广州名医卢时杰）

[组成] 红茶、干姜丝各 3 克

两者放瓷杯中，以滚水 100 毫升冲泡，加盖 10 分钟。

[服法] 代茶随意服，饮完可再冲。

方十二（北京四大名医萧龙友）

[组成] 桑枝、桑叶各 3 钱　　　忍冬藤 3 钱　　净连翘 3 钱　　粉牡丹皮 3 钱

炒栀子 3 钱　　　　　　白蔻仁 1 钱　炒薏苡仁 4 钱

赤芍、赤茯苓各 2 钱　酒黄芩、黄柏各 2 钱　　　大腹皮 2 钱

血余炭 3 钱　　　　　　细生地黄 4 钱

制乳香、制没药各 3 钱　　　　　生甘草 2 钱

生藕节 5 枚　　　　　生荸荠（捣）3 枚

[主治] 酒毒所致的泄泻。

方十三（北京四大名医萧龙友）

[组成] 台党参 4 钱　　焦冬术 3 钱　　首乌藤 8 钱

熟地黄 4 钱（炒砂仁 2 钱研拌）　山茱萸 3 钱　甘枸杞 4 钱

焦山栀 3 钱　　粉牡丹皮 3 钱　　盐玄参 3 钱　天冬 2 钱

茯神 4 钱　　炙甘草 2 钱　　陈仓米 1 勺　大红枣（烧）3 枚

[主治] 黎明即泻者。

方十四（国医大师颜德馨）

[组成] 白芍 12 克　川芎、当归、桃仁、乌药、枳壳、甘草各 6 克

红花、五灵脂、香附、延胡索各 9 克

[服法] 每日 1 剂，水煎服。

[功效] 理气活血。

[主治] 适用于湿热内蕴肠道，气机失于斡旋，郁久成瘀所致泄泻。

方十五 （北京名医印会河）

[组成] 枳实9克　大黄9克　黄芩9克　黄连9克　茯苓9克

　　　　白术9克　泽泻9克

[功效] 通肠导滞。

[主治] 湿热积滞所致的大便泄泻。症见：胸脘胀闷、脘腹结滞、大便稀溏、色如黄酱、心烦口渴，舌苔黄腻，脉数。

[方解] 枳实，下气除胀满；大黄，荡实去肠滞；黄芩、黄连，清热燥湿；茯苓、白术、泽泻，健脾利湿。

[加减法] 里急后重，加木香4.5克，槟榔9克。若大便日久不通，舌苔黄厚，胸脘痞满者，可考虑用小承气汤行气燥湿通便，方用：大黄（后入）9克，厚朴9克，枳实9克。若痞满燥实兼全，则于小承气汤中加入芒硝（分冲）9克，名曰大承气汤。二方同为治温热夹湿的方剂，盖以枳实、厚朴，乃行气除湿药也。

方十六 （江苏名医姜春华）

[组成] 附子9克　　　黄芪9克　　　当归9克　　桔梗9克

　　　　川楝子9克　　肉桂3克　　　黄连3克　　诃子6克

　　　　肉豆蔻1.5克　石榴皮9克　　赤石脂30克

[服法] 每日1剂，水煎服，每日服2次。

[功效] 温阳益气、固肠止泻。

[主治] 泄泻。

方十七 （国医大师方和谦）

方①：鲜桃治腹泻。发现便溏或腹泻初发，速吃鲜桃（饭前吃鲜桃1个，饭中食大蒜1～2瓣），腹泻立止或大为减轻。

方②：大蒜治肠炎腹泻。蒜剥皮洗净，用刀削去蒜瓣的头尾和蒜的膜皮。腹泻时，大便后先温水坐浴，再将削好的蒜送入直肠里，越深效果越好。一般情况下，放入蒜后泻肚即止，五六小时后排便即成条形。每次放一两瓣，连放两三天，

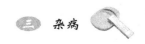

大便即可正常。采用此法应注意手的消毒。

方③：吃熟苹果可治腹泻。把洗净的苹果放入碗中隔水蒸软，吃时去掉外皮，一日 3 ~ 5 次。小儿腹泻初起效果最佳。

方十八（国医大师张镜人）

[组成] 炒党参 90 克　　炒白术 60 克　　茯苓 60 克　　炙甘草 20 克

炒山药 60 克　　香扁豆 60 克　　建莲肉（去莲心）60 克

炒白芍 60 克　　制半夏 60 克　　炒陈皮 60 克　　炒枳壳 60 克

制香附 60 克　　佛手片 60 克　　八月札 60 克　　白杏仁 60 克

白豆蔻 30 克　　川石斛 60 克　　枸杞子 60 克　　炒滁菊 60 克

炒知母 60 克　　炒黄柏 30 克　　山茱萸 60 克　　泽泻 60 克

生石决（先煎）60 克　　　　　　白蒺藜 60 克　　女贞子 60 克

墨旱莲 60 克　　菟丝子 60 克　　制狗脊 60 克　　炒川续断 60 克

炒杜仲 60 克　　川萆薢 60 克　　炒当归 60 克　　丹参 60 克

炙远志 20 克　　炒山楂 60 克　　炒神曲 60 克　　香谷芽 60 克

清阿胶 200 克　　白冰糖 400 克

上药浸一宿，武火煎取三汁，沉淀沥清，文火收膏时，加入清阿胶、白冰糖，熬至滴水成珠为度。

[服法] 每日服 1 汤匙，温开水调送，清晨最宜。如遇感冒食滞需暂停数天。

方十九（国医大师徐景藩）

[组成] 焦白术、焦楂曲、补骨脂各 10 ~ 15 克

炒山药、仙鹤草各 15 ~ 30 克　　焦白芍、茯苓各 15 克

炒防风 10 克　　　　　　　　　　黄连 2 ~ 3 克　　炙甘草 5 克

[加减法] 若大便脓血，加地榆 15 克，苦参、煨木香各 5 ~ 10 克。

[服法] 水煎服。

[主治] 适于久泻脾肾两虚兼肝郁之证。

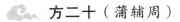

方二十（蒲辅周）

[组成] 人参 3 钱　　白术 3 钱　　茯苓 2 钱　　炙甘草 1 钱

　　　　山药 2 钱　　苡仁 1.5 钱　莲肉 1.5 钱　扁豆 1.5 钱

　　　　桔梗 1.5 钱　砂仁 1.5 钱　白蔻仁 8 分　麦芽 2 钱

　　　　神曲 2 钱　　山楂 1.5 钱　藿香 1 钱　　陈皮 2 钱

　　　　芡实 1.5 钱　黄连 4 分

[功效] 补脾健脾、理气止泻。

[主治] 便溏。

（八）痹证

痹证是由于人体正气不足，卫外不固，感受风、寒、湿、热等外邪，致使经络痹阻，气血运行不畅，引起以肌肉、筋骨、关节发生疼痛、酸楚、麻木、重着、灼热、屈伸不利，甚或关节肿大变形为主要临床表现的病证，本病具有渐进性发展或反复发作的特点。

方一（北京名医刘渡舟）

[组成] 木防己 15 克　杏仁 10 克　通草 12 克　滑石 10 克

　　　　薏苡仁 12 克　石膏 30 克　桂枝 10 克

[方解] 方中木防己，味微苦，性寒，能利二便而去湿热，通九窍热痹而善解诸经热壅肿痛，为全方之主药。以石膏、桂枝为辅，石膏大寒，生用其清热之力最雄，配伍防己则解经络中之郁热；桂枝，味辛，性温，最善通经络而利营卫，使气血流畅则痹气自开。薏苡仁，淡渗利湿；杏仁，宣肺气以行治节；滑石，利窍而去湿热，三者同为佐药，以渗湿热于下，使湿邪不与热邪相合，则其势必弱而热易清除。通草为使药，通行经络，既去湿气，又利气血。全方共奏清利湿热、宣痹通络之功。

方二（北京四大名医萧龙友）

[组成] 台党参 5 钱　　老黄芪 5 钱　　桑寄生 8 钱　全当归 5 钱

茯神 5 钱　　大熟地黄 7 钱（上上肉桂心 1 分研拌）

山茱萸 4 钱　　土炒杭芍 4 钱　生甘草 3 钱　老生姜 3 钱

大红枣 3 枚　　川芎 4 钱

[主治] 素体湿重、血不荣经所致的痹证。

方三（北京四大名医萧龙友）

[组成] 空沙参 4 钱　　忍冬藤 4 钱　西防风 3 钱　　真郁金 3 钱

净连翘 3 钱　　炒栀子 3 钱　粉牡丹皮 3 钱　川牛膝 3 钱

盐杜仲 4 钱　　真苏木 3 钱　制乳没各 3 钱　生甘草 3 钱

生藕节 3 枚

[主治] 血虚气郁所致的痹证。

方四（北京四大名医萧龙友）

[组成] 空沙参 4 钱　　　薄荷梗 2 钱　延胡索（酒炒）2 钱

忍冬藤 4 钱　　　浮小麦 8 钱　炒栀子 3 钱　粉牡丹皮 3 钱

益元散（冲）4 钱　生苇茎 5 寸

[主治] 内蕴有热、外感风湿深入经络所致的痹证。

方五（北京四大名医萧龙友）

[组成] 生黄芪尖 4 钱　桑寄生 5 钱　　西秦艽 3 钱　　海风藤 5 钱

宣木瓜 4 钱　　当归须 4 钱　　小川芎 3 钱　　首乌藤 8 钱

忍冬藤 6 钱　　鲜佛手尖 4 钱　细生地黄 5 钱　茯神 4 钱

生甘草 3 钱　　生苇茎 5 寸

[主治] 肝旺脾虚、外感风湿所致痹证。

方六 （北京四大名医萧龙友）

[组成] 制乳香、制没药各 2 钱　　首乌藤 8 钱　　海风藤 6 钱　　金狗脊 5 钱
　　　　阿胶珠 4 钱　　　　　　蕲艾炭 3 钱　　山茱萸 3 钱　　大熟地黄 8 钱
　　　　枸杞子 6 钱　　　　　　川牛膝 3 钱　　土炒杭芍 7 钱　　炙甘草 2 钱

[主治] 肾虚精血不足，又感外邪所致痹证。

方七 （北京名医印会河）

[组成] 秦艽 9 克　　　独活 9 克　　　当归 15 克　　赤芍 15 克　　　川芎 9 克
　　　　地龙 15 克　　黄柏 15 克　　苍术 9 克　　穿山甲片 9 克　　没药 6 克
　　　　醋五灵脂 9 克　　桃仁 9 克　　红花 9 克

[功效] 理血祛风。

[主治] 风热痹中偏于风者。症见：疼痛游走不定、或痛而兼麻、并可见心烦口渴、午后低热等。

[方解] 当归、赤芍、川芎、桃仁、红花，理气以祛风去痛；五灵脂、没药、穿山甲、地龙，活血化瘀定痛；秦艽、独活，去风邪；黄柏、苍术，疗湿热。

[加减法] 风湿，加白茅根 30 克，土茯苓 30 克；类风湿，加乌蛇 30 克；湿重，加萆薢 15 克，薏苡仁 30 克。

方八 （北京名医印会河）

[组成] 桂枝 9 克　　生石膏（先下）30 克　　知母 9 克　　生甘草 9 克
　　　　紫草 30 克　　赤芍 15 克

[功效] 清气凉血。

[主治] 风热痹中偏于热者。症见：痛处有明显的灼热感，或出现结节性红斑及关节漫红肿痛，或强直变形屈伸不利，心烦尿赤，严重者有大热、大渴、多汗，舌红苔黄，脉洪大等。

[方解] 石膏、知母，清气热；赤芍、紫草，凉血、活血、解毒；桂枝、甘草，祛风缓痛。

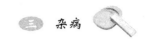

［加减法］红肿甚者，加大青叶 30 克；病久病深，加地龙 15 克，乌蛇 30 克。

方九（北京名医印会河）

［组成］制川乌、草乌各 6 克　麻黄 6 克　细辛 6 克

木瓜 9 克　　　　稀莶草 15 克　白芍 15 克

［功效］温经散寒。

［主治］寒湿痹中偏于寒者。症见：固定疼痛、有收束感、痛多在骨节间，喜蜷卧，肢冷，时欲近炉取暖，喜加衣被。

［方解］川乌、草乌、麻黄、细辛，温散风寒，除冷痛；木瓜、稀莶草，舒筋利湿；白芍敛阴和血以治痛，又可防止温热药物损耗营血。

［加减法］腰痛，加桑寄生 12 克；上肢痛，加桂枝 9 克，姜黄 9 克；下肢痛甚，加牛膝 9 克，防己 9 克。

方十（北京名医印会河）

［组成］白芷 9 克　　　焦苍术 9 克　厚朴 9 克　　　炙麻黄 9 克

炒薏苡仁 30 克　木瓜 9 克　　鸡血藤 30 克　稀莶草 15 克

［功效］温化寒湿。

［主治］寒湿痹中偏于湿者。症见：痛处有沉重感、痛在肌肉为甚、痛中有胀麻感、严重时关节肿胀。

［方解］白芷、苍术、厚朴、麻黄，温散寒湿，薏苡仁、木瓜、鸡血藤、稀莶草，祛风湿，舒筋活血。

［加减法］寒甚痛剧，加川乌、草乌各 6 克，细辛 4.5 克，以散寒去痛。

方十一（北京名医印会河）

［组成］独活 9 克　　　川续断 9 克　　秦艽 9 克　　　防风 9 克

川芎 6 克　　　芍药 9 克　　　桂枝 9 克　　　杜仲 9 克

茯苓 15 克　　　稀莶草 15 克　　细辛 4.5 克　　牛膝 9 克

［功效］逐风利湿祛寒。

［主治］风寒湿痹。症见：寒热交错、风湿相兼、周身骨节痛。

［方解］独活、秦艽、防风、桂枝，散风除湿；芍药、川芎，理血祛风；细辛，散寒；茯苓、豨莶草，去湿；杜仲、川续断、牛膝，补肾、强筋骨。

方十二（北京名医印会河）

［组成］黄柏 15 克　　苍术 9 克　　制南星 6 克　　桂枝 9 克　　防己 9 克
　　　　威灵仙 9 克　桃仁 9 克　　红花 6 克　　　龙胆草 9 克　川芎 9 克
　　　　白芷 9 克　　羌活 9 克

［功效］清热利湿、活血祛风。

［主治］湿热痹中以肩背上肢痛为主者。

［方解］本方用黄柏、龙胆草、苍术，燥湿清热；桂枝、防己、威灵仙、羌活、白芷，祛风胜湿；桃仁、红花、川芎，理血祛瘀，以祛风定痛，取治风先治血之意；制南星，祛经隧之痰，因湿与热蒸，易成痰而阻于筋膜深处也。

［加减法］病久，加䗪虫 9 克，地龙 15 克，乌蛇 30 克，以化久瘀，通经隧。

方十三（北京名医印会河）

［组成］黄柏 15 克　　　苍术 12 克　牛膝 9 克　　　薏苡仁 30 克
　　　　草薢 15 克　　　木通 6 克　　滑石（包）15 克　泽泻 15 克
　　　　车前子（包）9 克　木瓜 9 克　青黛（包）6 克

［主治］本方治湿热痹中疼痛偏重于下肢者。

［方解］本方用苍术、黄柏，清热燥湿；薏苡仁、木通、草薢、滑石、车前子、泽泻，利湿清热；牛膝、木瓜，强筋骨、利关节；青黛，清热解毒。

方十四（北京名医刘渡舟）

［组成］羌活 8 克　　独活 8 克　　苍术 10 克　白术 12 克　生地黄 12 克
　　　　知母 10 克　黄柏 10 克　白芍 12 克　当归 12 克　牛膝 10 克
　　　　炙甘草 6 克　木通 10 克　防己 15 克　木瓜 10 克　槟榔 10 克

［方解］方用苍术、黄柏、木通、防己、槟榔，以清热利湿；当归、牛膝、

木瓜，活血通经；生地黄、知母、白芍，清热养阴；二活，祛风胜湿，使邪从表散。本方清热而不碍湿，祛湿而不伤阴，服之即使湿热去、经脉通、气血和，而痹证自除。

[按语] 本方刘老常用于湿热下注所致的腰、腿及下肢关节疼痛，若湿热较重，可加龙胆草、茵陈以增强其清热利湿之力。

方十五（蒲辅周）

[组成] 乌头 50 克　　干姜 25 克　高良姜 25 克　白胡椒 25 克
　　　　北细辛 25 克　肉桂 25 克　丁香 25 克

共研细末，每用 1 匙，加白面 1 匙，和匀，用生姜、葱白，煎汁调成膏状，摊于布上，贴患处，固定 1 夜，晨起去之。

方十六（蒲辅周）

[组成] 桑枝 1 两（甜酒 1 两拌炒）　小黑豆 5 钱　松节 5 钱
　　　　加牛膝 3 钱，骨碎补 3 钱，更好。

[功效] 补肾通络。

[主治] 痹证中以筋病为主者。

方十七（蒲辅周）

[组成] 羌活 1 钱　升麻 1 钱　　独活 5 分　苍术 5 分　防风 5 分
　　　　甘草 5 分　威灵仙 5 分　茯苓 5 分　当归 5 分　泽泻 5 分
　　　　加黄柏（酒炒）5 分，薏苡仁 3 钱，木瓜 5 分，更佳。

[功效] 祛湿、祛风。

[主治] 着痹。

方十八（蒲辅周）

[组成] 苍术 2 钱　草乌 2 钱　黑附子 2 钱　全蝎 5 钱　天麻 3 钱
共为细末，每服 2 钱。此方可加独活、木瓜。

[功效] 祛风湿、息风止痛。

[主治] 适用于内伤生冷、外中风寒、筋骨疼痛，终年不能行走者。

（九）失眠

失眠，是指睡眠时间不足或质量差，表现为晚上难以入眠，白天则头晕脑涨，精神萎靡，注意力不集中，给人的精神和体力带来很大的损害。

方一（国医大师颜德馨）

[组成] 黄芪 15 克　　党参 15 克　　当归 15 克　白术 15 克
　　　　茯苓 15 克　　熟酸枣仁 15 克　远志 6 克　　木香（后下）6 克
　　　　石菖蒲 9 克　　首乌藤 30 克　　黄连 3 克　　柏子仁 20 克
　　　　合欢皮 30 克

[服法] 每日 1 剂，水煎服。

[功效] 益气补血、健脾养神、疏肝。

[主治] 心脾两虚所致失眠。

[方解] 黄芪，味甘，性温，归脾、肺经，补气升阳、强健脾胃。党参，味甘，性平，归脾、肺经，补中益气、养血生津。白术，味甘、苦，性温，归脾、胃经，能缓胃消谷、健脾补气。茯苓，味甘、淡，性平，归心、肺、脾、肾经，补中益气、养心安神。石菖蒲，味辛，性温，归心、肝、脾、胃经，开心窍、通心神、辟秽恶、利清阳，善辟秽涤痰而卫宫城，宣心思之结而通神明。远志，味辛、苦，性微温，归心、肺、肾经，善交通心肾、宁心安神。首乌藤，味甘、微苦，性平，归心、肝经，养心安神。合欢皮，味甘，性平，归心、肝、肺经，补阴养血、解郁安神。柏子仁，味甘，性平，归心、脾、肾经，滋养心脾、安神定志。酸枣仁，味甘酸，性平，归心、肝、胆、脾经，养肝醒脾、滋养安神。木香，味辛、苦，性温，归脾、胃、大肠经，能醒脾开胃、疏肝理气。当归，味甘、辛、微苦，性温，归心、肝、脾经，养血活血补血。黄连，味苦，性寒，归心、肝、胆、胃、大肠经，可清肺热、泻心火、安心神。

方二（广州名医卢集森）

[组成] 大红枣 20 枚　葱白 7 根

红枣用水泡发，将葱白（连须）洗净备用。将红枣放铝锅内，加水适量，用猛火烧沸，约 20 分钟后，再加入葱白，继续用小火煎熬 10 分钟即成。

[功效] 补益心气、养血安神。

[主治] 患神经衰弱、失眠多梦，记忆力减退、食欲欠佳、食后腹胀等病症宜服此汤。癌症者宜。

方三（广州名医卢集森）

[组成] 桂圆肉、枸杞子各 20 克　红枣（去核）10 枚　粳米 60 克

共放砂锅内，加水适量，文火煮粥。

[服法] 晨起空腹和睡前各服食 1 次。

[功效] 清心除烦、养血安神。

[主治] 适用于心烦意乱、坐卧不安、头晕目眩、心悸失眠等。

方四（广州名医卢集森）

[组成] 核桃仁、黑芝麻各 30 克　茯苓 20 克　粳米 60 克

将前 3 味捣碎，与粳米同放砂锅内，加水适量，文火煮粥，代早餐食。

[功效] 补肾养血。

[主治] 心肾亏虚所致的心悸、失眠、健忘、多梦、阳痿、早泄、腰膝酸软等。

方五（广州名医卢集森）

[组成] 煅石决明、煅龙骨、煅牡蛎各 30 克　糯米 100 克

先加水煎煮以上 3 味药，去渣取汁，以药汁煮糯米为粥，入红糖适量，代早餐食。

[功效] 平肝潜阳、镇惊安神。

[主治] 对女性更年期头痛、耳鸣、头晕目眩、心神不安、心悸怔忡、失眠

多梦、自汗、盗汗等有良效。

方六（广州名医卢集森）

[组成] 红枣 10 枚　桂圆肉 40 克　鸽心 6 个　盐少许

① 鸽心剖开，洗干净。红枣和桂圆肉洗干净。红枣去核。② 瓦煲加入清水，用猛火煲至水开，放入以上材料，改用中火继续煲 2 小时，加少许盐调味，即可饮用。

[功效] 补血强身、养心镇静。

[主治] 健忘失眠。

方七（北京名医董建华）

[组成] 淡豆豉 12 克　炒栀子 12 克　薏苡仁 15 克　杏仁 9 克
京半夏 9 克　带皮茯苓 18 克　川朴 9 克　藿香 9 克
酒黄芩 9 克　大豆卷 50 克　佩兰 9 克　鲜荷叶 0.5 张

[服法] 每日 1 剂，水煎服，忌食黄酒及醪糟。

[主治] 失眠证属湿热蕴阻中宫、心肾不交者。

方八（北京名医方药中）

[组成] 南沙参 15 克　当归 12 克　麦冬 12 克　法半夏 12 克
生地黄 30 克　首乌藤 30 克　薏苡仁 30 克　生石膏 30 克
甘草 6 克　川楝子 10 克　竹叶 10 克　大枣 10 克

[功效] 滋阴养肝兼清肺胃。

[主治] 阴虚内热、由肝及脾所致的失眠。

（十）心悸

心悸怔忡的产生多由虚和饮所致。《圣济总录》言："虚劳惊悸者，心气不足，心下有停水也"，无论是血虚气少，心神失养，还是饮停心下，水气凌心，均可致心悸怔忡病。虚证应"安养心神……当以扶元气为主"(《景岳全书》),停饮应化饮祛邪。中医认为培中升清可健脾胃助运化,能培补元气,使心气充则气血调和,能化湿祛饮,使阳气足则饮消神凝。

方一(北京名医曹启富)

[组成]党参 15 克　　西洋参 10 克　麦冬 10 克　　五味子 5 克
　　　　茯苓 10 克　　熟地黄 15 克　大枣 4 枚　　生黄芪 15 克
　　　　炒山药 15 克　陈皮 6 克　　炙甘草 10 克　焦曲 6 克
　　　　荆芥 6 克

[功效]祛邪正复、心悸症减。

[方解]方中党参、茯苓、山药、炙草、大枣,健脾培中;生黄芪,益气升阳;西洋参、麦冬、五味子、熟地黄,育阴;荆芥,升散可升举清气。诸药配合,使心气充、心阴足,而心神安宁,诸证得解。

方二(北京名医曹启富)

[组成]炙甘草 30～45 克　党参 12～30 克　生地黄 30 克
　　　　桂枝 9～30 克　　　阿胶 9～15 克　　麦冬 12～15 克
　　　　麻仁 10～12 克　　大枣 7～10 克　　生姜 3～9 克
　　　　苦参 15～20 克　　丹参 15～30 克　　黄连 9～12 克

[服法]每日水煎 1 剂。

[功效]宁心定志、调整心律。

方三(四川名医李斯炽)

[组成]金银花 9 克　花粉 12 克　知母 9 克　芦根 9 克　冬瓜仁 12 克
　　　　茯苓 9 克　泽泻 6 克　　木通 6 克　神曲 9 克　厚朴 9 克
　　　　甘草 3 克　枳实 9 克

[功效]宣泄湿热、透表通利。

[主治]心悸。

方四（北京四大名医萧龙友）

[组成] 生黄芪皮 5 钱　　米炒台参 4 钱　真郁金 3 钱　合欢花 5 钱

焦冬术 5 钱　　　盐砂仁 3 钱　　朱茯神 5 钱　焦鸡内金 3 钱

佛手片 3 钱　　　桑寄生 5 钱　　当归须 4 钱　酒黄芩 3 钱

生赤芍 4 钱　　　大桂木 3 钱　　炙甘草 3 钱　烧大枣 3 钱

桂圆（去壳）3 枚　荔枝（去壳）3 枚

[主治] 思虑过度、肝脾两伤所致的心悸。

方五（北京四大名医萧龙友）

[组成] 灵磁石（先煎）5 钱　北沙参 4 钱　朱茯神 4 钱

远志肉 3 钱　　　柏子仁 3 钱　干生地黄 4 钱

山茱萸（去核）3 钱　桑寄生 5 钱　首乌藤 1 两

枸杞子 4 钱　　　女贞子 4 钱　生甘草 3 钱

桂圆肉 3 钱　　　生藕节 3 枚　朱枣仁 3 钱

[主治] 心虚有热所致心悸。

方六（四川名医李斯炽）

[组成] 沙参 12 克　　当归 9 克　　熟地黄 9 克　白芍 12 克

何首乌 15 克　山药 12 克　法半夏 9 克　广陈皮 9 克

菟丝子 12 克　炒枣仁 9 克　甘草 3 克　　磁石（火煅醋淬）9 克

[功效] 补心气、养阴疏肝。

[主治] 心气不足、阴亏肝郁所致心悸。

方七（四川名医李斯炽）

[组成] 党参 9 克　　柏子仁 9 克　生地黄 9 克　丹参 9 克

石斛 9 克　　　菟丝子 9 克　山药 9 克　　茯神 12 克

五味子 3 克　麦冬 9 克　　甘草 3 克

[**功效**] 补气育阴、交通心肾。

[**主治**] 气阴两虚、心肾不交之心悸。

方八（四川名医李斯炽）

[**组成**] 玉竹 12 克　　太子参 9 克　　石斛 12 克　　柏子仁 12 克

薤白 9 克　　朱麦冬 9 克　　火麻仁 15 克　　桑寄生 12 克

丹参 9 克　　知母 9 克　　女贞子 12 克　　刺蒺藜 9 克

厚朴 9 克　　甘草 3 克

[**功效**] 育阴补气、疏肝运脾。

[**主治**] 气阴两虚、肝郁脾滞之心悸。

方九（四川名医李斯炽）

[**组成**] 丹参 9 克　　沙参 9 克　　玄参 9 克　　柏子仁 9 克

麦冬 9 克　　白芍 9 克　　牡蛎 9 克　　龙骨 9 克

首乌藤 12 克　　甘草 3 克　　天冬 9 克　　山药 9 克

[**功效**] 甘寒育阴。

[**主治**] 心阴不足、心阳偏亢之心悸。

方十（四川名医李斯炽）

[**组成**] 桂枝 6 克　　茯苓 12 克　　白术 9 克　　苍术 9 克

厚朴 9 克　　当归 9 克　　黄芪 9 克　　秦艽 9 克

黄柏 9 克　　甘草 3 克　　炒枣仁 9 克　　木瓜 6 克

[**功效**] 补益气血、温肾除湿。

[**主治**] 气血不足、水湿内停之心悸。

（十一）头痛

头痛是以头部疼痛为主的疾病。大致包括西医学的高血压、神经衰弱、三叉神经痛、贫血、脑震荡后遗症及一部分脑实质病变在内。外感热病（急性传染病）中，亦多有头痛，不属本病讨论范畴。

方一（四川中医李斯炽）

[组成] 党参 15 克　熟地黄 15 克　鹿角霜 12 克　淫羊藿 12 克
枸杞 9 克　　菟丝子 9 克　　枣皮 9 克　　补骨脂 9 克
龟甲 9 克　　茯苓 9 克　　　砂仁 9 克　　桂木 6 克　甘草 3 克

[功效] 补肾养肝助气。

[主治] 肝肾亏损，阴精阳气两虚，髓海不足，虚阳上越所致头痛。

方二（四川中医李斯炽）

[组成] 女贞子 15 克　墨旱莲 15 克　生地黄 9 克　首乌藤 15 克
牡丹皮 6 克　　石决明 12 克　钩藤 9 克　　白芍 9 克
谷芽 9 克　　　六神曲 9 克　　甘草 3 克

[功效] 滋养肝肾、平肝健脾。

[主治] 适用于肝肾阴虚、肝旺克脾所致头痛。

方三（四川中医李斯炽）

[组成] 钩藤 12 克　　白芍 12 克　刺蒺藜 12 克　牡丹皮 9 克
金铃炭 12 克　薤白 6 克　　菖蒲 6 克　　厚朴 9 克
知母 9 克　　　豆卷 9 克　　木通 6 克　　茯苓 9 克

[功效] 本方平肝敛肝、疏肝醒脾、清除湿热。

[主治] 肝阴亏损、肝脾气滞兼夹湿热所致头痛。

方四（四川中医李斯炽）

[组成] 菊花 9 克　　蝉蜕 6 克　　薄荷 6 克　　枯黄芩 9 克
钩藤 12 克　　珍珠母 9 克　白芍 9 克　　防风 9 克
甘草 3 克　　　僵蚕 9 克　　白芷 6 克

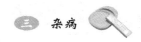

[功效] 清肝平肝解表。

[主治] 素有肝热又为外寒所束所致头痛。

方五（四川中医李斯炽）

[组成] 滑石 12 克　　芦根 9 克　　　　知母 9 克　　黄芩 9 克
　　　　薏苡仁 9 克　　木通 6 克　　　　瓜壳 12 克　　法半夏 9 克
　　　　甘草 3 克　　　冬瓜仁 12 克　　石菖蒲 6 克

[功效] 清热利湿。

[主治] 湿热困脾所致头痛。

方六（四川中医李斯炽）

[组成] 白芍 12 克　　生地黄 9 克　　防风 9 克　　　菊花 9 克
　　　　蝉蜕 6 克　　　桑叶 9 克　　　葛根 9 克　　　蚕沙 9 克
　　　　山药 12 克　　甘草 3 克　　　钩藤 12 克　　法半夏 9 克

[功效] 养肝平肝、祛风热、和胃气。

[主治] 肝阴亏损、外感风热所致头痛。

方七（四川中医李斯炽）

[组成] 生地黄 9 克　　百合 12 克　　　知母 9 克　　　玄参 9 克
　　　　当归 9 克　　　火麻仁 12 克　　苏子 9 克　　　山药 15 克
　　　　谷芽 9 克　　　甘草 3 克　　　朱麦冬 9 克　　法半夏 9 克

[功效] 养心肺之阴、降气健胃。

[主治] 心肺阴亏、胃失和降所致头痛。

方八（四川中医李斯炽）

[组成] 党参 12 克　　　生黄芪 15 克　　炒苍白术各 10 克　　炙甘草 3 克
　　　　石菖蒲 10 克　　半夏 10 克　　　葛根 15 克　　　　陈皮 10 克
　　　　当归 10 克　　　淮山药 10 克　　制黄精 10 克

砂仁（后下）3克　炮姜3克　　苦丁茶10克

[功效] 升阳。

[主治] 清阳不升之头痛。

方九（北京名医印会河）

[组成] 川芎9克　荆芥9克　防风9克　细辛5克　白芷9克
　　　　羌活9克　菊花9克　僵蚕9克　苦丁茶9克

[功效] 疏风散热。

[主治] 风寒头痛。症见：头痛遇寒则甚、痛连项背、恶风寒、口不渴、鼻塞，苔薄白，脉浮。

[方解] 川芎、荆芥、防风，理血散风；羌活、细辛、白芷，温散寒湿；僵蚕、菊花、苦丁茶，清散风热，而除头痛。

[加减法] 头目胀痛，加夏枯草15克；偏头痛，加柴胡9克，黄芩9克；项强，加葛根15克。

方十（北京名医印会河）

[组成] 羌活9克　独活9克　川芎9克　　蔓荆子9克
　　　　防风9克　升麻9克　生苍术9克　白芷9克
　　　　生姜9克　藁本9克　细辛4.5克

[功效] 升阳散湿。

[主治] 风湿头痛。症见：头痛沉重感明显、肢体困重、腰膝酸胀、有下坠之感、恶风寒，苔白腻，脉濡软无力。

[方解] 羌独活、苍术、白芷、藁本、防风，祛风胜湿；川芎，理血治头痛；生姜、细辛，温散风寒；蔓荆子、升麻，升清阳以除湿浊。

方十一（北京名医印会河）

[组成] 柴胡9克　黄芩9克　半夏9克　青皮9克　　枳壳9克
　　　　竹茹9克　龙胆草9克　栀子9克　　龙齿（先下）30克

珍珠母（先下）30 克　　首乌藤 30 克　制南星 6 克　天竺黄 9 克

[**功效**] 除痰降火。

[**主治**] 痰厥头痛。症见：头痛沉胀昏晕、乱梦失眠、心烦脘闷，苔腻，脉弦。

[**方解**] 本方用柴胡、黄芩、龙胆草、栀子，清降肝胆之热，使不能炼液为痰；半夏、制南星、竹茹、天竺黄，清除痰热；青皮、枳壳，行气以除湿痰；龙齿、珍珠母、首乌藤，镇定潜阳，使肝胆之火得以潜降，则能安寐而减少梦境。

方十二（北京名医印会河）

[**组成**] 柴胡 9 克　　天花粉 15 克　　当归 15 克　　炮甲片 9 克　　桃仁 9 克
红花 9 克　　川大黄 6 克　　水蛭 9 克　　䗪虫 9 克　　川芎 9 克
赤芍 30 克

[**功效**] 活血化瘀。

[**主治**] 血瘀头痛。症见：头痛有压迫感、昏沉眩晕、口干不欲饮水、胸胁堵闷，一般都有外伤病史，舌青暗，脉细涩。

[**方解**] 本方用桃仁、红花、柴胡、当归、赤芍、川芎，理肝经血瘀；穿山甲、水蛭、䗪虫，化久瘀、理伤损；大黄，破血结；天花粉，生津益血。

方十三（北京名医印会河）

[**组成**] 吴茱萸 9 克　党参 15 克　生姜 9 克　大枣 5 枚
白芍 15 克　甘草 9 克

[**功效**] 温肝去痛。

[**主治**] 厥阴头痛。症见：巅顶头痛、甚则呕吐痰涎，苔白，脉沉细肢冷。

[**方解**] 本方用吴茱萸、生姜，温肝和胃；党参、甘草、大枣，补脾以和肝胃；白芍，平肝舒挛，以除头痛。

方十四（北京名医印会河）

[**组成**] 川芎 9 克　生甘草 9 克　柴胡 9 克　　黄芩 12 克　黄连 6 克
羌活 9 克　防风 9 克　　赤芍 15 克　苦丁茶 9 克　夏枯草 15 克

生姜 9 克　竹茹 9 克

[功效] 清解少阳。

[主治] 少阳头痛。症见：偏头痛、口苦耳鸣、自觉寒热往复、呕吐黄苦，苔黄舌红，脉弦略数。

[方解] 本方用川芎、赤芍，和血除痛；柴胡、黄芩，清泄少阳之热；黄连、生姜、竹茹，和胃清降痰热；羌活、防风，散风邪于上；苦丁茶、夏枯草，散风热之邪。

方十五（国医大师颜德馨）

[组成] 羌活 9 克　川芎 9 克　生地黄 15 克　白芍 9 克　桃仁 9 克
　　　　当归 9 克　红花 9 克

[服法] 每日 1 剂，水煎服。

[功效] 祛风活血。

[主治] 邪风久羁入络、血瘀阻于清窍所致的头痛。

[方解] 方中生地黄，以滋阴养血填精为君药；当归，味辛、甘，性温，补血养肝、和血调经为臣药；佐以白芍，和营养肝、缓急止痛；使以川芎，活血行滞。四药相合，则补中有通、补而不滞，可活血养血、通络止痛。在方中又配用了桃仁、红花这两味药物，以取其桃红四物汤（《济阴纲目》）之义，以活血破瘀、通络止痛。在方中又配伍了羌活、川芎两味药物，羌活，味辛、苦，性温，归膀胱、肝、肺、肾经，发散风寒、祛风止痛。川芎，味辛，性温，归肝、胆经，疏肝解郁、散寒祛风。

方十六（国医大师郭子光）

[组成] 全蝎（水洗去盐）10 克　地龙 10 克　僵蚕 10 克
　　　　荆芥 10 克　防风 10 克　细辛 3 克　白芷 15 克
　　　　薄荷 15 克　羌活 10 克　川芎 10 克

[服法] 每日 1 剂，水煎服。3 剂。

[功效] 搜风通络、逐瘀止痛。

[**主治**] 风邪入络、脉络瘀阻所致的头痛。

[**方解**] 在方中用荆芥、防风、细辛、白芷、羌活、薄荷，味辛走散，以搜风邪为君药；全蝎、地龙、僵蚕，味辛走散入血分，温行血脉、逐瘀通络为臣药；川芎，味辛，性温，归入肝经，搜风通络、活血止痛为佐。诸药合用，共奏搜风通络、活血止痛之功。

方十七（山东名医王铁民）

[**组成**] 炙黄芪 30 克　人参 3～5 克　枣仁 10 克
　　　　粳米 100 克　白糖适量

将黄芪、人参切成薄片，用冷水浸泡半小时，入砂锅煎沸，改用小火煎浓汁，取汁前半小时入枣仁；取汁两份于每日早晚同粳米加水适量煮粥；粥成后入白糖，稍煮即可食用。

[**功效**] 补气止痛。

[**主治**] 气虚头痛。

方十八（山东名医王铁民）

[**组成**] 猪脑髓 1 个　天麻 10 克　绍酒 7 克　川芎 10 克　姜汁 2 克
　　　　味精 1 克　白芷 7 克　精盐 1 克　鲜汤适量

将天麻、川芎、白芷洗净，烘干研成粉末，放入蒸碗内，猪脑花挑净血丝，洗净入碗内，加绍酒、味精、姜汁、精盐及鲜汤 150 毫升，用湿绵纸封住碗口，置钢精锅内蒸熟即成，佐餐食。

[**功效**] 滋肾、补脑、止痛。

[**主治**] 肾虚头痛。

方十九（山东名医王铁民）

[**组成**] 芹菜 400 克　水发香菇 50 克　干淀粉、菜油、调料各适量

芹菜择去叶、根，洗净切段，盐渍 10 分钟，清水漂洗，沥干；香菇切片，淀粉、醋、味精加水 50 毫升兑成芡汁待用；炒锅内菜油烧至冒烟无泡沫，放入芹菜

煸炒 2～3 分钟，投入香菇片，迅速炒匀，加酱油，炒 1 分钟，淋入芡汁，速炒起锅，佐餐食。

[**功效**] 平肝潜阳。

[**主治**] 肝阳上亢所致头痛。

方二十（山东名医王铁民）

[**组成**] 蔓荆子 90 克　酒 500 克

将蔓荆子研为粗末，浸泡酒中，7 天后使用。

[**服法**] 每日 3 次，每次服 10～20 毫升，温服为佳。

[**功效**] 疏散风热、清利头目。

[**主治**] 风热头痛。

方二十一（山东名医王铁民）

[**组成**] 红花 10 克　川芎 10 克　川牛膝 10 克　白酒 500 克

选上等川红花、川牛膝、川芎，后两味切片，备用。将以上 3 味装入盛酒瓶中，浸泡 7 天。

[**服法**] 每日早、晚空腹饮用，每次不得超过 15 毫升。

[**功效**] 活血化瘀、通经止痛。

[**主治**] 血瘀经络之头痛、身痛、心痛、月经疼痛及跌打损伤所致的痛症。

方二十二（山东名医王铁民）

[**组成**] 白萝卜 300 克　海带 100 克

将海带洗净，用温水浸泡 5 小时以上，连同浸泡之水一起装入砂锅内，先武火煮沸，再文火煨炖。将萝卜切片，待海带煮沸后下入砂锅同煮，直至烂熟。

[**服法**] 空腹将海带萝卜汤一起服下，可当菜吃，连服数月，疗效始显著。

[**功效**] 健脾化痰、除浊解腻。

[**主治**] 痰浊头痛。

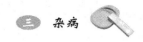

方二十三（北京名医关幼波）

[组成] 首乌藤 30 克　　旋覆花 10 克　　生赭石 15 克　　生石膏 30 克

　　　　钩藤 15 克　　　生地黄 10 克　　白芍 30 克　　　当归 10 克

　　　　川芎 10 克　　　香附 10 克　　　木瓜 10 克　　　佩兰 10 克

　　　　藕节 15 克　　　牛膝 15 克　　　石斛 15 克

[服法] 水煎服。

[功效] 养血平肝、息风止痛。

[主治] 顽固性头痛、神经性头痛。临床治疗多例，一般服 14 ～ 30 剂后诸症消失。

[按语] 本方对西医诊断为血管性头痛效果尤佳。用生石膏于内伤头痛，旨在有热可清、无热可平，与生地黄、川芎、当归、白芍配伍，相辅相成。香附、木瓜等诸药合用，缓中有通、通中有充，体现了"若欲通之，必先充之"的治疗特点。

方二十四（北京名医关幼波）

[组成] 天麻 9 克　　川芎、茯苓各 3 克　　鲜鲤鱼 500 克

　　　　黄酒、姜、葱各适量

鲜鲤鱼去内脏洗净，切成 4 块，加入川芎、茯苓蒸 1 小时，取汁待用。将天麻片夹入鱼片中，放入黄酒、姜、葱，兑上药汁，上笼蒸 30 分钟。

[主治] 对神经性偏头痛及肢体麻木，神经衰弱的头痛等，有辅助疗效。

方二十五（北京名医关幼波）

[组成] 西洋参、雪耳各 20 克　　猪舌 1 条　　蜜枣 2 枚　　盐少许

① 猪舌放入开水中稍煮 5 分钟，取出，刮去猪之舌苔衣和黏液污秽，洗干净，切成块。雪耳浸透发开，洗净。西洋参、蜜枣洗净。西洋参切片。② 瓦煲内放清水，用猛火煲至水开，放入材料，改用中火煲 2 小时，加盐调味，即可。

[主治] 适用于头痛体虚、常流鼻血者，补而不燥。

方二十六（北京名医关幼波）

[组成] 生地黄18克　　枣皮12克　　山药12克　　牡丹皮9克　　茯神9克
　　　　泽泻12克　　　白芍15克　　川芎6克　　　当归9克　　　天麻15克
　　　　菊花9克　　　龙齿24克　　黄芪18克

[功效] 滋肾养肝、益气生血。

[主治] 肝肾亏虚，上实下虚，血虚失养，气乱于上所致头痛。

方二十七（佚名）

[组成] 干生地黄150克　　白芍50克　　　当归50克　　　川芎40克
　　　　潼蒺藜100克　　　白蒺藜100克　　决明子100克
　　　　煅石决明100克　　女贞子100克　　石斛100克
　　　　蝉蜕50克　　　　谷精珠50克　　　建曲100克　　　菟丝子50克
　　　　桑叶50克　　　　黄菊花50克　　　枸杞子50克　　　覆盆子50克
　　　　青葙子50克　　　茺蔚子50克　　　夜明砂（炒香）50克

共为粗末和匀，分30包，每剂约40克。

[服法] 每天1包，纱布包煎服。

[功效] 补血养阴、滋阴壮阳。

[主治] 阴阳失调、气血两虚的头痛。

方二十八（佚名）

[组成] 全蝎21个　　地龙6条　　土狗3个　　五倍子5钱
　　　　生南星1两　生半夏1两　白附子1两　木香3钱

为细末，加1/2面粉，用酒调成饼，摊贴太阳穴，纱布包固定。

[功效] 息风、止痛。

[主治] 对头痛疗效甚佳。

方二十九（佚名）

[组成] 桑叶2钱　　　菊花2钱　　　　僵蚕2钱　刺蒺藜3钱

川芎1钱5分　　藁本1钱5分　　牡丹皮1钱5分

炒栀子2钱　　　龙胆草1钱5分　玄参2钱　甘草1钱

荷叶3钱　　　　石决明（煅）五钱　木通1钱五分

[主治] 头痛证属肝胆火旺，外感风邪者。

方三十（佚名）

[组成] 焦栀子1钱　川芎1钱　　　制香附1钱　神曲2钱

白芍2钱　　　菊花1钱5分　白蒺藜3钱　桑叶2钱

天麻2钱　　　钩藤2钱　　　石决明（先煎）4钱

[主治] 头痛证属肝热脾湿，阳郁风动者。

（十二）眩晕

眩晕一病的发生与肝、脾、肾三脏的功能失常密切相关，而三者中又与肝的关系最为密切。肝五行属木，其性升发，喜条达而恶抑郁，主疏泄气机，调畅情志。若肝失疏泄，则升降失度，出入无节，病及清窍，则致眩晕发作。再者，肝为刚脏，体阴而用阳，全赖阴血养润，而阴血易枯，故肝风易动。如肝之疏泄功能失常，相乘于脾，则脾失健运，气血生化乏源，气血不足，不能上养清窍，亦可引起眩晕。此外，肝肾同源，若患者一年事已高，先天之本渐衰，日久而致水不涵木，肝失濡养，肝阳上亢，亦可引起眩晕。颜德馨教授认为，眩晕的病因病机虽多变，但总以虚实为纲。虚为病之本，实为病之标。然虚有气虚、血虚、阴虚、阳虚之分，实有风、寒、瘀、火、湿、痰之别。它们既可独见，亦可并见。临床所见之证往往虚实错杂。因此，临床诊辨眩晕应详加辨析，抓住病因病机的关键所在。一般而言，病程久者多偏于虚，虚者以精气虚者居多，精气虚者，宜填精益髓、滋补肾阴；气血虚者，宜补气养血、滋养肝肾。病程短者多偏于实，实证以痰火者多见，痰湿中阻者，宜燥湿化痰；肝火亢盛者，宜清肝泻火；肝阳上亢者，宜平肝降逆。总体而言，本病的发生多以阴虚阳亢者居多，治疗当以滋阴潜阳为要。

方一（裘沛然）

[组成] 制半夏 30 克　　大蜈蚣 5 条　　川芎 60 克　　当归 45 克

熟地黄 60 克　枸杞子 30 克　山药 50 克　　生白术 45 克

白芷 30 克　　龙胆草 30 克　熟附块 24 克　全蝎 15 克

远志 15 克　　茯苓 60 克

上药共研细末，装入胶囊。

[服法] 每日 2 次，每次 4.5 克，开水送服。

[功效] 燮理阴阳、祛风清头目。

[主治] 症见：正偏头痛、眩晕。

方二（北京名医杨凤玲）

[组成] 天麻 10 克　　猪脑 1 个　　清水适量

放瓦陶器内加水炖熟服食，每日或隔日 1 次，3 ～ 4 次显效。

[功效] 祛风、开窍、通血脉。

[主治] 眩晕。

方三（北京名医杨凤玲）

[组成] 夏枯草 60 ～ 100 克　　猪瘦肉 30 ～ 60 克

加水适量，煮至肉熟即可。

[服法] 喝汤吃肉，每日 2 次。

[功效] 清肝火、散郁结、降血压。

[主治] 肝火上炎之眩晕。

方四（北京名医杨凤玲）

[组成]僵蚕9克　荆芥穗6克　羌活6克　白芷6克　明天麻6克
　　　　青皮9克　鸡蛋2枚

将上药与鸡蛋加水适量，共煮，待鸡蛋熟后去皮，再煮，令药味入透，取出鸡蛋即可食用。

[功效]祛风、止眩晕。

[主治]风邪所致头目眩晕。

方五（北京名医杨凤玲）

[组成]干菊花10克　陈粳米50克　冰糖少许　水500毫升

干菊花去蒂择净，磨成菊花末，先以陈粳米、冰糖加水，煮至米开汤未稠，调入菊花末，文火稍煮片刻，待粥稠停火，盖紧闷5分钟。

[服法]每日2次，稍温服。

方六（佚名）

[组成]珍珠母8钱　生牡蛎8钱　生龙齿7钱
　　　　灵磁石5钱（上四味同先煎）
　　　　北沙参5钱　真郁金3钱　首乌藤1两　小川芎3钱
　　　　川牛膝4钱　宣木瓜5钱　桑寄生1两　甘草梢3钱
　　　　带心莲子15粒

[主治]肝旺肾虚、湿热内蕴所致的眩晕。

方七（四川名医李斯炽）

[组成]女贞子12克　墨旱莲12克　生地黄9克　石斛9克
　　　　石决明12克　雅黄连4.5克　白芍12克　乌梅炭3枚
　　　　刺蒺藜12克　牡丹皮6克　甘草3克　麦冬9克

[功效]养阴、潜阳、疏肝。

[主治] 阴虚阳亢、肝气不舒所致眩晕。

方八（四川名医李斯炽）

[组成] 玄参 9 克　　生地黄 9 克　　桑枝 18 克　　　白芍 12 克
　　　　牡蛎 12 克　浮小麦 18 克　刺蒺藜 12 克　茵陈 9 克
　　　　连翘 15 克　甘草 3 克

[功效] 养阴潜阳、疏肝、兼除湿热。

[主治] 阴虚阳亢，兼有湿热所致眩晕。

方九（四川名医李斯炽）

[组成] 桂木 6 克　苍术 9 克　白术 9 克　　法半夏 9 克　厚朴 9 克
　　　　砂仁 6 克　茯苓 9 克　炒苡仁 12 克　泽泻 9 克　　甘草 3 克

[功效] 温脾主运、化痰行水。

[主治] 湿气困脾，水不化运，聚液成痰而致的头眩心悸。

方十（四川名医李斯炽）

[组成] 菊花 9 克　刺蒺藜 9 克　蚕沙 9 克　　防风 9 克
　　　　白芍 9 克　黄柏 9 克　石决明 12 克　女贞子 12 克
　　　　甘草 3 克　当归 9 克　川芎 6 克

[功效] 养血益肝、潜阳息风、调和阴阳。

[主治] 肝脏阴血不足，阳亢上风，上扰清窍而致眩晕。

方十一（四川名医李斯炽）

[组成] 党参 12 克　黄芪 12 克　茯神 9 克　　枣仁 9 克　法半夏 9 克
　　　　当归 9 克　白芍 9 克　菟丝子 9 克　龙骨 9 克　甘草 3 克

[功效] 益中养阴镇逆。

[主治] 中气不足，肝血素虚，经后冲脉亏乏，肝失所养，又值春季，风气动而上逆，发为上病。

方十二（山东名医王铁民）

[组成] 天麻 10 克　猪脑 1 个　清水适量

[服法] 放瓦陶器内加水炖熟服食，每日或隔日 1 次，3～4 次显效。

[功效] 祛风、开窍、通血脉。

[主治] 眩晕。

方十三（山东名医王铁民）

[组成] 黑芝麻、蜂蜜各适量　鹌鹑蛋 5 个

将鹌鹑蛋打入碗中，加入黑芝麻 15 克，蜂蜜 10 克，清水适量，用筷子搅匀，加水蒸熟即成。

[服法] 于晨 1 次顿服，连服数日。

[功效] 益精补血、补肝肾。

[主治] 肝肾阴虚所致眩晕。

方十四（山东名医王铁民）

[组成] 僵蚕 9 克　　荆芥穗 6 克　羌活 6 克　　白芷 6 克

明天麻 6 克　青皮 9 克　　鸡蛋 2 枚

将上药与鸡蛋加水适量，共煮，待鸡蛋熟后去皮，再煮，令药味入透，取出鸡蛋即可食用。

[功效] 祛风、止眩晕。

[主治] 风邪所致头目眩晕。

方十五（山东名医王铁民）

[组成] 天麻 30 克　老母鸡 1 只　生姜 3 片　冷开水 1250 毫升（约 5 碗量）

天麻稍浸泡，洗净；老母鸡宰洗净，去脏杂、尾部，切块。一起与生姜放进炖盅内，加入冷开水，加盖隔水炖 3 小时便可。用盐调味，此量可供 3～4 人用。

[主治] 对眩晕或经常反复者有辅助治疗的作用。

方十六（蒲辅周）

[组成] 人参 2 两　白术 2 两　菊花 2 两　枸杞子 2 两
　　　　　山药 2 两　茯苓 10 两　麦冬 3 两　生地黄（绞取汁）20 斤

共为细末，入地黄汁，蜂蜜 3 两，同煎，拌炒前 7 味药，令干，炼蜜为丸，梧子大。

[服法] 每服 50 丸，温酒下，可加至百丸，久服补益。

[功效] 益气补阴。

[主治] 气阴两虚所致眩晕。

（十三）中风

中风，是中年人的常见病，有发病率高、死亡率高、致残率高的特点，此病对中年人（尤其是中年后期）的健康构成了较大的威胁。中风又称脑卒中，急性脑血管疾病或脑血管意外，即以突然发生的意识障碍和肢体瘫痪为主要临床表现的一种急性脑血管疾病。

中风一般分缺血性与出血性两大类：缺血性中风包括一次性脑缺血发作、脑血栓形成和脑栓塞；而出血性中风包括脑出血和蛛网膜下腔出血。

方一（四川名医李斯炽）

[组成] 生地黄 12 克　牡丹皮 12 克　泽泻 12 克　茯苓 12 克
　　　　　山药 15 克　酸枣仁 12 克　牡蛎 12 克　龙骨 12 克
　　　　　石菖蒲 9 克　远志肉 6 克　竹茹 12 克　白芍 12 克

因病情危重，急煎，频频灌服。

[功效] 滋养肾阴、潜阳息风、豁痰开窍。

[主治] 对中风者有效。

方二（四川名医李斯炽）

[组成] 女贞子12克　白芍12克　玉竹12克　牡蛎12克
　　　　石决明9克　石菖蒲6克　远志6克　知母9克
　　　　地龙6克　甘草3克　钩藤12克　莲心6克

[功效] 养肝潜阳、豁痰开窍、潜心行血。

[主治] 肝阴素亏、阳亢生风、心窍痹阻所致的脑溢血。

方三（北京四大名医萧龙友）

[组成] 生黄芪5钱　空沙参4钱　枳椇子4钱　白鲜皮5钱
　　　　首乌藤1两　合欢花4钱　朱茯神4钱　炒栀子4钱
　　　　肥知母3钱　川贝母3钱　粉牡丹皮4钱　地肤子4钱
　　　　盐黄芩、盐黄柏各3钱　甘草梢3钱　生藕节5枚

[主治] 血燥、脾肺两虚、肾气不足所致的中风。

方四（北京四大名医萧龙友）

[组成] 珍珠母（先煎）1两　老箭芪5钱　台党参4钱
　　　　川牛膝4钱　桑寄生5钱　补骨脂4钱　骨碎补4钱
　　　　金狗脊（去毛）4钱　全当归5钱　首乌藤1两
　　　　焦冬术4钱　山茱萸4钱　茯神4钱　甘枸杞4钱
　　　　大熟地黄1两（砂仁2钱研拌）　生甘草3钱

[主治] 脾肾两虚、肝阳太旺所致的中风。

方五（北京四大名医萧龙友）

[组成] 灵磁石（先煎）7钱　生箭芪4钱　生桑枝4钱　忍冬藤4钱
　　　　西秦艽3钱　干生地黄5钱　真郁金3钱　黑玄参4钱
　　　　天花粉4钱　甘草梢3钱　羚羊角3钱
　　　　犀牛角3钱（二味研细末冲服）　方至宝丹1丸（匀2次药送下）

[主治] 热极生风所致的中风。

方六（北京名医印会河）

[组成] 大黄（后入）9克　枳实9克　厚朴9克　羌活9克　菖蒲9克
安宫牛黄丸或至宝丹1丸，先以开水灌下。

[功效] 通便泄热。

[主治] 热闭所致脑出血。症见：突然昏倒、不省人事、面红目赤、呼吸气粗、痰声辘辘、大便闭结，舌质红、苔黄燥，脉弦数有力。

[方解] 大黄通便泄热，兼泻血闭；枳实、厚朴，行气泄闭；羌活散风；菖蒲豁痰开窍。加至宝丹或安宫牛黄丸清心凉血、开窍醒脑以治昏迷。

[加减法] 痰甚，加贝母9克，竹沥（冲）30克；大便不实，但服至宝丹或安宫牛黄丸，不需汤药通便；牙关紧闭，用通关散搐鼻取嚏。

方七（北京名医印会河）

[组成] 人参15克　熟附片15克　五味子9克　麦冬12克

[功效] 益气回阳。

[主治] 阳气虚脱。症见：猝然昏迷不省人事、目合口开、呼吸气微、手撒遗尿、四肢不温，脉弱。

[方解] 人参，补气；附子，回阳；五味子、麦冬，生津敛气，以固脱。

方八（国医大师张学文）

[组成] 天麻10克　　决明子15克　菊花12克　　豨莶草15克
　　　　川芎10克　　地龙10克　　桂枝6克　　　赤芍10克
　　　　红花6克　　　桑寄生15克　路路通15克　生山楂15克
　　　　伸筋草15克

[服法] 每日1剂，水煎服。

[功效] 清肝活血。

[主治] 肝阳亢与血瘀而致脑梗死。

[**按语**] 天麻, 味甘, 性平, 归肝经, 厚重坚实, 明净光润, 走肝经气分, 为养阴滋液息风之药, 且能抑肝阳、平肝木, 为平肝息风之上品。决明子, 味甘、苦、咸, 性微寒, 归肝经, 清肝疏风、益肾开目。菊花, 归入肝经, 味辛、苦、甘, 性凉, 可升可降, 清肝息风明目。赤芍, 味苦, 微寒, 归肝经, 泻肝凉血, 且善下气, 入血分; 红花, 活血通经、和血止痛; 川芎, 行气开郁, 性最疏通, 善行血中之气滞、通行十二经脉; 地龙, 味咸, 性寒, 归肝、肾经, 大寒, 其性下行, 凉血清热, 能通血脉、利关节、消瘀滞。生山楂, 味酸, 性温, 走血分, 善化瘀血而不伤新血, 开郁气而不伤正气。如此相伍, 则瘀去络通、血和风息, 诸症自愈。豨莶草, 味辛、苦, 性寒, 归肝、肾经, 走窜开泄, 其性猛烈, 能祛风湿、调血脉、通经络、利关节, 为治脑卒中之上品。路路通、伸筋草, 祛风通络止痛。如此配伍, 则通经活络、舒筋止痛, 经络通则气血和, 气血和则百脉畅, 百脉畅则诸症自愈。桑寄生, 味苦、甘, 性平, 归肝、肾经, 平补肝肾、通经活络。桂枝, 味辛、甘, 性温, 善于通心阳、暖脾胃、煦肝血、行气血、通经络。

方九（北京名医王永炎）

[**组成**] 全瓜蒌 30～40 克　胆南星 6～10 克　生大黄 10～15 克　芒硝（分冲）10～15 克

[**服法**] 水煎服。

[**功效**] 清热化痰、通腑导滞。

[**主治**] 急性缺血性脑卒中。

[**按语**] 临床治疗 158 例, 治疗 15 天, 总有效率为 82.30%, 其中显效率 51.3%。急性缺血性脑卒中凡有瘀血、痰浊, 用本方治疗, 可使腑气通畅, 痰热积滞降解, 气血得以运行, 起到改善症状, 维护正气, 杜绝病情恶化的作用。

方十（北京名医王永炎）

[**组成**] 菊花 10 克　　丹参、草决明、山楂、豨莶草各 15 克　白蒺藜 18 克　鸡血藤 20 克　地龙 12 克　水蛭 3 克　何首乌 30 克

[**服法**] 清水煎服，重症每日 1 剂，轻症隔日 1 剂，15 日为 1 个疗程，也可制成片剂、丸或散剂长期内服。

[**功效**] 清肝活络、滋阴息风。

[**主治**] 短暂性脑缺血发作、高血压病、高脂血症、动脉粥样硬化症，证属肝肾阴虚、肝阳上亢、肝热血瘀、脉络痹阻型者。

[**方解**] 本方菊花、白蒺藜、草决明，专入肝经，为清肝热、平肝阳、息肝风之品，脑卒中先兆多属肝热阳亢用之最宜；山楂、何首乌，滋肾阴、降血脂，改善血管粥样硬化；加之伍用鸡血藤、豨莶草、丹参、地龙、水蛭，以活血化瘀、疏脉通络，降低血液黏稠度，可针对性地防治偏身麻木，短暂性言謇，舌紫脉涩之症。

方十一（北京名医王永炎）

[**组成**] 天麻 9 克　大枣 5 枚　鸽子 1 只　调味品适量

将天麻切片，大枣去核，鸽子去毛杂洗净，把天麻、大枣同放入鸽腹内，置碗中，调味后加清汤适量，上笼蒸熟服食，每日 1 剂。

[**功效**] 养阴柔肝。

[**主治**] 肢体麻木及中风后遗症者。

方十二（北京针灸大师杨甲三）

[**选穴**] 组一：百会、神庭、本神、风池、风府、大椎。

　　　　 组二：神门、列缺、曲池、合谷、阳谷。

　　　　 组三：照海、悬钟、太冲、三阴交、足三里、丰隆。

[**操作**] 先刺风池、风府、大椎，得气后针尖固定，行捻转泻法，不留针；再刺百会、神庭、本神，行捻转补泻；再刺神门、列缺、照海、三阴交、足三里，行捻转补法；再刺曲池、合谷、阳谷、太冲、丰隆，行捻转泻法。每次留针 20 ～ 30 分钟。

（十四）中风后遗症

中风是中老年人常见的急危重症，致死、致残率较高，在存活者中，有大约80%的患者会留有不同程度的功能障碍，即中风后遗症。中风后遗症最常见的就是患者一侧肢体偏瘫、一侧肢体感觉障碍、一侧视力障碍、言语障碍、吞咽障碍、认知障碍、大小便障碍等，给患者和家属带来了巨大的痛苦和不便。

方一（北京名医刘渡舟）

[组成] 母鸡（约1000克）1只　盐、黄酒、味精各适量

当归、川芎、白芍、熟地黄、党参、黄芪、白术、茯苓各6克

将以上中药冲洗干净后以黄酒100毫升浸泡半小时，母鸡宰杀去毛杂后洗净，将浸泡的中药放盆内拌匀，撒盐、酱油、姜丝、味精等调料，放入鸡腹内。用牙签将鸡腹封口，放蒸锅内蒸至鸡肉熟烂即可，出锅后将鸡腹内的中药去掉，吃鸡肉即可。

[服法] 每天1次，一般1只鸡可以吃2～3天。

[按语] 鸡肉营养丰富，其中含大量的蛋白质、脂肪及钙、磷、铁、维生素A、维生素C、维生素E等；党参可降低总胆固醇及低密度脂蛋白，升高高密度脂蛋白；白术所含脂肪酶能促进脂肪分解，所含多种有机酸能提高蛋白酶活性，有降压、降脂作用；茯苓利尿，能增加尿素及氧化物的排泄，有降糖、降压、降脂作用；当归、川芎等有降脂、活血作用。

方二（陕西名医陶根鱼）

[组成] 西洋参3～6克　黄芪15～20克　当归10～12克

川芎12～15克　水蛭3～6克　地龙10～12克

三七粉3～6克　远志6～10克　菖蒲6～10克

冰片0.3克

[服法] 黄芪、当归、川芎、水蛭、地龙、远志、菖蒲等药，先用水浸泡20

分钟（以水没过药为准），然后用武火（大火）煎开后改用文火（小火），煎煮30分钟，共煎2次。西洋参文火另煎。二煎液兑西洋参液，冲服三七粉、冰片。

[功效] 益气活血、醒脑开窍。

[主治] 中风（脑梗死、脑出血）后遗症、血管性痴呆、脑萎缩。

[方解] 方中黄芪，补气，使气旺以促血行，祛瘀而不伤正。西洋参，助黄芪补气，补气而不伤阴。当归，活血养血，有祛瘀而不伤好血之妙。川芎、三七粉、水蛭，助当归活血祛瘀。地龙，通络。远志、菖蒲，安神益智、开通心窍。冰片，香窜善行，无处不到，通诸窍，更能清心醒脑。诸药合用共奏益气活血、醒脑开窍之功。

方三（北京名医谢海洲）

[组成] 羌活10克　竹沥30克　生姜汁10克　防风9克　桔梗9克
　　　　附子6克　羚羊角1克　酸枣仁15克　天麻12克　甘草6克

[按语] 方中羌活，为"动"药，可以鼓动、串通，为引经药。竹沥，是涤痰的主药，是烧鲜竹而取出的沥，是一种油与水的混合体，性凉，对患者不一定合适，但若加几滴生姜汁，就转温了，对久痰、老痰、顽痰可以取效。防风有散风、御风的作用，现代称为祛风剂，实际可散风、治风，如口眼㖞斜称为风证，感冒也称为风证，感冒的风轻，一般用防风、苏叶、荆芥、薄荷等即可散风，口眼㖞斜的风较重，用防风祛风也是引经、引导的意思。附子属温热药，羚羊角是凉药，视病情是寒是热，热性病用寒凉药，寒凉病用温热药。酸枣仁，可以醒脑，可以安神，可以帮助开窍。天麻为息风药，风在上则头晕，在脑际则昏迷，天麻有息风通络开窍、帮助祛痰的功能。甘草，可健脾胃，为辅佐药。

生姜汁怎么做呢？就是将鲜姜切成碎末，加几滴水，然后用纱布（民间用豆包布，一种粗白布）压榨，挤出汁液，按滴计数，15～16滴相当于1毫升。一般30毫升竹沥加5滴生姜汁即可。

方四（国医大师颜德馨）

[组成] 生蒲黄9克　　通天草9克　水蛭3克　　桃仁9克

川黄连 2.4 克　　石菖蒲 9 克　　海藻 9 克　　　葛根 9 克

石决明 30 克　　钩藤 9 克　　决明子 30 克　生山楂 15 克

地锦草 30 克　　苍术 9 克

[**服法**] 每日 1 剂，水煎服。

[**功效**] 平肝化瘀。

[**主治**] 肾不足，气阴本亏，肝阳挟痰浊上扰，清窍受蒙所致的脑梗死。

[**方解**] 石决明，镇浮阳，清利头目、凉肝潜阳，而育阴。决明子，清肝化瘀、益肾通肠。钩藤，泻火定风、消痰安神。黄连，能清肝火、泻心火，清火以息风。如此相伍，则肝阴得补，肝阳得制，肝火得清，诸风得止，诸症自愈。水蛭，破血攻积、通脉。桃仁，散瘀攻血、通窍凉血。生蒲黄，活血化瘀、行气止痛。地锦草，清热解毒、凉血通脉。如此相伍，则瘀去脉通，血活窍开，诸症自愈。生山楂，行瘀、化痞、通络；海藻，通经、破积、消痰；苍术，燥湿健脾、行气和中，以绝生痰之源。石菖蒲，开窍辟秽、安神醒脑、化湿开胃。葛根，为阳明经药，兼入脾经，与化痰药相配伍，能引药入脑，增加脑血流量，软化脑血管。通天草，其气轻清上逸，与活血药相伍，能引药入脑，剔除脑络新旧瘀血，使瘀去络通，脑窍开复。如此相伍，祛痰浊以通脑络，醒心脑以复神明，共成祛痰化瘀、疏通脉道、平肝息风之剂，瘀去脉通，窍清风息，诸症自愈。

（十五）痫证

痫证是以突然仆倒，昏不知人，口吐涎沫，两目上视，肢体抽搐，或口中如作猪羊叫声等神志失常为主要临床表现的一种发作性疾病。又称癫痫，俗称羊痫风。本病的病因与病机，或由先天禀赋不足，气血虚弱，神气内乱；或由七情失调，常因剧烈的惊恐等情志刺激，气血逆乱上扰心神；或因忧思恚怒久而不解，气郁化火、生痰，阻蔽心包，或由脾肾不足，精气虚少，而心神失养；亦有因外伤或出生时难产等，使头部受伤，瘀血内停，阻塞清窍所致。

痫证，大致相当于现代医学所谓癫痫；主要包括癫痫大发作、癫痫小发作，以及癫痫精神运动性发作等。

方一（北京四大名医萧龙友）

[组成] 首乌藤 1 两　西秦艽 3 钱　　桑寄生 4 钱　生杭芍 5 钱
　　　　海风藤 8 钱　忍冬藤 8 钱　　当归须 5 钱　生桑枝 5 钱
　　　　宣木瓜 4 钱　干生地黄 8 钱　小川芎 3 钱　佛手片 3 钱
　　　　生甘草 3 钱　鲜茅根 1 两　　生藕节 5 枚

[主治] 肝热脾虚、虚风内动所致的痫证。

方二（北京四大名医萧龙友）

[组成] 龙胆草 3 钱　钩藤 2 钱　　天麻 2 钱　柴胡 2 钱　黄芩 2 钱
　　　　赤芍 2 钱　　胆南星 2 钱　远志 2 钱　地龙 2 钱　甘草 1 钱

[功效] 清肝泄热、祛痰定搐。

[主治] 适用于突然昏倒、面色发红、手足抽搐、口吐涎沫、片刻即醒、一如常人、平时眠食正常、二便无异，舌苔正常，脉象平和。

[加减法] 痰多、大便干燥，加青礞石 3 钱，熟大黄 2 钱；头痛，加天竺黄 2钱，野菊花 3 钱；纳差、腹胀，加炒神曲 3 钱，枳实 2 钱；热重、烦躁，加连翘3 钱，山栀子 3 钱。

方三（北京四大名医萧龙友）

[组成] 太子参 3 钱　钩藤 2 钱　　天麻 2 钱　　茯苓 3 钱　菖蒲 2 钱
　　　　远志 2 钱　　生白芍 3 钱　生牡蛎 3 钱　生麦芽 3 钱
　　　　炙甘草 1 钱

[功效] 养血柔肝、益气补脾。

[主治] 适用于癫痫经常发作。症见：脾胃虚弱、面黄肌瘦、发作时四肢逆冷、发作后四肢无力、懒进饮食、睡眠不安，舌质红、苔薄黄，脉细数。

[加减法] 四肢逆冷较甚、自汗，加制附片 2 钱，桂枝 2 钱；大便清溏，加陈皮 2 钱，干姜 2 钱。

方四（北京四大名医萧龙友）

[组成] 石莲子3钱　连翘3钱　姜半夏2钱　胆南星2钱　橘红3钱
　　　　枳实2钱　　茯苓3钱　菖蒲2钱　　竹茹1钱　　甘草1钱
　　　　天麻2钱　钩藤2钱

[功效] 清心涤痰、理气和中。

[主治] 癫痫发作较为频繁。症见：突然昏倒、面色或青或白、手足抽搐、口吐涎沫、片刻即醒、醒后头昏、痰多、饮食时好时坏，睡眠不安，舌苔白滑，脉弦数。

[加减法] 抽搐较甚，加僵蚕3钱，地龙2钱，去竹茹、枳实；汗多、气短，加太子参3钱，生龙骨3钱，生牡蛎3钱，去枳实；烦躁不安，加酸枣仁3钱，去姜半夏；大便干燥，加全瓜蒌3钱。

（十六）癫狂

癫与狂都是精神失常的疾病。癫证以沉默痴呆、语无伦次、静而多喜为主要特征。而狂证以喧扰不宁、躁妄打骂、动而多怒为特征。癫证与狂证在症状方面尚不能截然分开，又能相互转化，故两者常并称。此证尤多见于青壮年。

癫狂的病因病机，常以阴阳失调、七情内伤、痰气上扰、气血凝滞为主要因素。此外，尤须注意的是，癫狂与先天禀赋和体质强弱亦有密切关联，如禀赋素足，体质健壮，阴平阳秘，即使受到七情刺激亦只有短暂的情志失常，并不发生疾病。反之，禀赋先有不足，体质单薄，遇有惊骇悲恐，意志不遂，则往往七情内伤，阴阳失调而发病。这种禀赋不足往往是家族性的，故患者常可见家族病史。

方一（国医大师程莘农）

取大陵、神门、内关、百会、四神聪保心宁神、开窍益智，癫证刺宜平补平泻法，狂证刺宜泻法。

方二（重庆名医张锡君）

[组成] 陈皮9克　　　半夏9克　　茯苓10克　甘草4克

枳实12克　　胆南星9克　郁金9克　　白矾（烊化）3克

蚤休9克　　　石菖蒲9克　香附9克

[功效] 理气解郁、化痰开窍。

[主治] 痰气郁结、上扰清窍、蒙蔽心神、神志逆乱所致的癫狂。

方三（重庆名医张锡君）

[组成] 全蝎、朱砂（水飞）、水蛭各30克　蜈蚣15条　磁石40克

白矾、郁金、川芎、胆南星、川贝母各15克

上药共研细末，过筛混匀，分成90小包。

[服法] 每服1包，每日3次，白开水送下。

[功效] 息风涤痰、活血化瘀、镇惊止痉。

[主治] 痰瘀阻窍、肝风上扰所致癫痫。

（十七）紫癜

紫斑是皮肤或黏膜出血的表现，由于血液淤积的缘故，经过氧化反应作用变成紫色血斑，压之不褪色，医学上称为紫癜，它在临床上是一种常见的皮肤症状。

单纯性紫斑：多发生于中青年女性的下肢，提示血液凝固功能障碍。其原因与女性体内的雌激素水平紊乱有关，紫斑多在月经期间出现，或者加重。

血小板减少性紫癜：血小板在凝血过程中起着重要作用，如其数量或质量异常都可引起皮下出血；免疫功能障碍能产生一种自身抗体，即抗血小板抗体，能够破坏血小板，使其数量减少造成皮肤黏膜出血。此外，由于感染的原因，致病微生物产生毒素损害毛细血管壁或破坏血小板造成皮肤出血。其他疾病如骨髓造血功能障碍、再生性障碍性贫血、肿瘤等都可造成皮肤黏膜出血。

过敏性紫癜：因感染、食物、药物等引起的毛细血管的变态反应，导致血管

壁的通透性显著增加所致。除上述疾病外，还有血友病的紫斑。

中医认为，离经之血不循常道泛溢于肌肤，称为紫斑。这种紫斑与外伤形成的紫斑有所不同，主要是其病因病机，就症状而言，外伤性紫斑局部有明显肿胀压痛，而且治则亦有差异。

方一（四川名医李斯炽）

[组成] 生地黄 9 克　　牡丹皮 9 克　　石膏 12 克　知母 9 克

荆芥 6 克　　　地肤子 12 克　木通 6 克　　金银花 9 克

土茯苓 15 克　甘草 3 克　　　防风 9 克

方二（四川名医李斯炽）

[组成] 炒防风 19 克　　炙黄芪 15 克　　炒赤芍 10 克

炒牡丹皮 10 克　牛角腮 5 克　　生槐花 15 克

红枣 10 枚　　　大生地黄 15 克　炙甘草 5 克

[服法] 一般服用 15 剂即可。如反复发作者则须连进本方 30 剂。服药期间忌海鲜，辛辣食物。若发肾小球肾炎者当视具体证候按肾炎辨治。

[功效] 消风凉血、散瘀宁络、佐调卫气。

[主治] 肌衄（过敏性紫癜）

[方解] 方中炒防风为祛风要药，可祛头面及周身之风邪；生槐花，功能凉血，祛血中之风热，两药相伍共奏消风宁络之功；炒赤芍，为清热凉血、活血散瘀之佳品；生地黄，滋阴清热、凉血止血；牡丹皮，功专散瘀；牛角腮，为黄牛或水牛角中的骨质角髓，味苦，性温，为止血祛瘀之品，疗血证之要药。上药合伍，共奏凉血散瘀之功；炙黄芪、炙甘草、红枣，和营血，配防风更益卫气。

方三（北京名医赵绍琴）

[组成] 蝉蜕、片姜黄各 6 克　大黄 1 克

小蓟、僵蚕、炒槐花、白茅根各 10 克

[按语] 血小板减少性紫癜，临床表现为全身皮肤瘀点瘀斑、黏膜及内脏出

血，常反复发作。其发病与血液中血小板数量减少和毛细血管功能障碍有关。因其出血倾向伴见血虚症状较明显，临床常辨为虚证出血，属气不摄血、脾不统血或气血双亏。赵师认为，本病虽可表现出一些血虚征象，但究其病机，乃血分郁热，热迫血妄行则出血，热与血结则成瘀，故多见脉数舌红。治疗不可温补，只宜凉血化瘀，可用升降散加凉血化瘀之品。

方四（北京名医赵绍琴）

[组成] 黄芪、党参、当归各 20 克　　肉蔻、熟地黄、肉桂各 18 克

山药 15 克　仙鹤草 30 克　　熟附块、阿胶（烊化）各 12 克

[服法] 除阿胶外，一起入锅水煎，煎好药后，将药汤汁冲服阿胶，每日 1 剂，分 2 次服。

[功效] 温补脾肾。

[主治] 原发性血小板减少性紫癜。

方五（北京名医赵绍琴）

[组成] 黄芪、党参各 30 克　甘草 9 克

白术、茯苓、当归、酸枣仁、炙远志、桂圆肉、广木香、大枣各 12 克

[服法] 水煎服。

[服法] 益气养血、健脾和中。

[主治] 脾虚型原发性血小板减少性紫癜。

方六（北京名医赵绍琴）

[组成] 仙鹤草根 10 ～ 100 克　红枣 50 ～ 100 克

牡蛎、甘草、连翘、丹参各 10 克

[服法] 水煎服，10 剂为 1 个疗程。

[功效] 益气养血、清热解毒、活血祛瘀。

[主治] 血小板减少性紫癜。

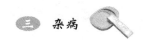

（十八）口眼喎斜

口眼喎斜是指口目歪斜而不能闭合的症状而言，又称"面瘫""吊线风""歪嘴风"等。

方一（重庆名医张锡君）

[组成] 天麻 15 克　　　　　甘草 9 克　　生白芍 20 克　石斛 15 克

制白附子 8～10 克　　　蜈蚣粉 1 克（渐加量至 2～4 克冲服）

全蝎粉（冲服）2～4 克　蝉蜕 15 克　僵蚕 12 克　生甘草 6 克

[功效] 滋阴、祛风化痰通络。

[主治] 适用于风痰入络、阴分不足所致的面瘫。

方二（重庆名医张锡君）

① 荆芥 15 克，防风 10 克，鱼鳔（切碎）15 克，黄酒 500 毫升，蜜蜡 30 克，将以上药同置于一瓷碗中，放在盛水的锅内，微火煮至鱼鳔、蜜蜡化开，然后将浮于汤面的荆芥去掉，温服，一次饮完，剩下的再服用时再加热，服后要避风一周；② 把蓖麻子 1000 克，脱力草汁 500 毫升捣成泥状，敷于患侧下颌关节及口角处，厚约 0.3 厘米，外加纱布固定，每日换药一次。就这样，每 7 天为 1 个疗程，3 个疗程即痊愈。

方三（重庆名医张锡君）

[组成] 天麻、南星、地龙、白僵蚕、白及各 7.5 克

巴豆（去皮）5 粒　共为粗末

鲜姜 500 克，捣碎取汁，调药末敷面部。

[用法] 左歪敷右侧，右歪敷左侧，七八小时即可取下。敷药期间禁食。服药前使患者微发汗，避风 1 周。

（十九）血尿

血尿是指尿中红细胞排泄异常增多，超过了正常的界限，主要是由血液经过病损的肾小球、肾小管或尿路混入尿中形成的。成人新鲜尿液离心以后尿沉渣镜检，每个高倍视野的红细胞不应该超过 3 个，如果超过 3 个或 12 小时尿液沉渣红细胞数超过 50 万个，即可诊断为血尿。所以尿常规检查报告提示红细胞 0 ~ 3/HP（高倍视野）属正常范围。

方一（佚名）

[组成] 黑槐子末 2 克　大黄末 2 克　鸡蛋 1 枚
将二味药共放于鸡蛋中搅匀，白面糊口煮熟。
[服法] 每服 2 枚，每日 1 次，停 2 日，服后多喝开水。
[功效] 凉血、清热、泻火。
[主治] 血淋。

方二（佚名）

[组成] 芥菜 1500 克
将芥菜洗净，捣烂取其汁，加热至沸。
[服法] 每次服 60 克，每日 3 次。
[功效] 凉血、止血。
[主治] 小便溺血。

方三（佚名）

[组成] 乱发若干　麝香少许　米醋适量
将乱发烧为灰，不拘多少，为末。
[服法] 入口少许，每服 6 克，用米醋泡汤用下。
[主治] 本方出自《朱民集验方》，适用于血淋。

方四（佚名）

[组成] 茄叶适量

将其熏干为末。

[服法] 每服 6 克，温酒或盐汤下，隔年者大为佳妙。

[主治] 本方出自《男女奇效良方》，适用于血淋。

方五（佚名）

[组成] 生藕节 500 克　白冬瓜条 250 克

两者洗净切片。

[服法] 加水煮汤，代茶饮。

[主治] 血淋。

方六（佚名）

[组成] 玉米须 30 克　灯心草 10 克　车前子 10 克　猪小肚 1 个

将玉米须、灯心草、车前子先用砂锅加水煎煮，取汁煮猪小肚（切小块），加食盐少许。

[服法] 喝汤食猪小肚，连服 3～5 日。

[主治] 血尿。

方七（北京名医苏中）

[组成] 东北人参（另煎兑入）10 克　党参 15 克　肉桂 6 克

　　　　制附片 15 克　　熟地黄 30 克　山茱萸 10 克

　　　　白术 15 克　　　牡丹皮 10 克　云茯苓 30 克

　　　　泽泻 10 克　　　淫羊藿 10 克　仙茅 6 克　　芡实 6 克

　　　　金樱子 10 克　　伏龙肝（先煎取，上清液煎药）60 克

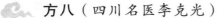

方八（四川名医李克光）

[组成]灵磁石（先煎）4钱　台党参4钱

制厚朴（小川黄连1钱同炒）2钱

生白芍4钱　　沉香曲（布包）3钱

干生地黄（砂仁2钱研拌）4钱

干枸杞3钱　　淡苁蓉4钱　　火麻仁4钱

郁李仁4钱　　真郁金3钱　　小青皮（盐炒）3钱

云茯苓4钱　　佛手片3钱　　生甘草2钱

[主治]尿血证属肝肾两虚者。

（二十）鼻出血

鼻出血，包括局部和全身两大类，出血部位大多在鼻中隔前下方的黎氏区，此处有汇集成网状的血管，表面黏膜菲薄，很容易因情绪波动、疲劳、挖鼻孔、发热、上呼吸道感染等诱因，使毛细血管充血扩张、损伤出血。

方一（北京名医谢海洲）

[方法]取大蒜1枚，去皮捣如泥，每用指甲大小量团敷双足心涌泉穴，外用胶布固定，6～8小时后去掉（或足心感觉烧灼疼痛时取下）每日1次，连用3～4次。

[按语]李时珍在《本草纲目》中对此方法的效果曾有形象的描述，他这样写道："有一妇，衄血一昼夜不止，诸治不效，时珍令以蒜涂足心，即止，真奇效也。"现许多人使用该方法治疗鼻衄疗效好，尤其是对于因为上火而经常反复出现流鼻血的患者，用此法治疗3～4次可彻底治愈。中医理论认为此方法可以引热下行。人们在临床实践中还发现，本方法不仅可以治疗流鼻血，而且对于咯血、上消化道出血也有较好的效果。上海瑞金医院1977年曾用大

蒜配伍硫黄、肉桂等药物共捣敷贴足心，治疗肺结核、支气管扩张引起的咯血，取得满意的效果，其中有的病例曾用垂体后叶素治疗无效，后改用本法后血止。大蒜对皮肤有较强的刺激作用，使用时应特别注意敷贴时间，如万一因为掌握不好而引起局部起疱，应注意局部消炎，对症处理防止感染。

方二（北京名医谢海洲）

[组成] 鲜藕 200～250 克　生侧柏叶 60 克

将鲜藕洗净，切片，放入铝锅内，加水烧沸，文火煮 20 分钟取汁，再将侧柏叶捣蛋汁兑入藕汁中，搅匀，酌加白糖。

[服法] 代茶饮。

[主治] 血热所致鼻出血。

方三（北京名医谢海洲）

[组成] 三七末 5 克　藕汁 1 杯　鸡蛋 1 枚　食盐、素油各适量

鸡蛋打入碗中，加清水、三七末、藕汁、食盐、素油，调匀，蒸作蛋羹食。

[功效] 本方有止血功效。适用于各种出血证。

[按语] 本方出自《同寿录》，原方用于"吐血"，为治疗出血证代表方。络脉损伤，血不循径，可治多种出血症，治宜止血为先。本方以三七、藕汁为主，三七能化止血，藕汁止血散瘀，两者合用，则止血之力更强；以鸡蛋为辅佐，止血兼养血。诸料合用，共成止血之方。本方止血，并能活血化瘀，具有止血不溜瘀的特点，对出血兼有瘀滞者尤为适宜。孕妇不宜食用。

方四（北京名医谢海洲）

[组成] 鲫鱼（约 150 克）1 条　豆腐 200 克　生石膏 30 克

将鱼宰好洗净后，与豆腐石膏同放入锅内，加水适量煲 1 小时，以盐调味即可食用；幼儿可只饮汤不吃渣，以防鱼骨鲠喉。

[功效] 清肺热、降胃火、止鼻血。

方五（当代名医干祖望）

[组成] 党参 10 克　　焦白术 10 克　　当归 10 克　　茯神 10 克

酸枣仁 10 克　　藕节炭 10 克　　侧柏叶 10 克　　血余炭（包）10 克

黄芩 9 克　　　甘草 3 克

[功效] 养心健脾、益气摄血、佐凉血止血。

[主治] 鼻衄症属心脾两虚，统血无权者。

方六（当代名医干祖望）

[组成] 生、熟地黄各 12 克　　　玄参 10 克　　　桑白皮 12 克

牡丹皮 6 克　　　　　　白茅根 12 克　　　荆芥炭 10 克

藕节炭 10 克　　　　　侧柏炭 10 克　　　血余炭（包）10 克

黄芩 6 克　　　　　　　焦山楂 10 克　　　甘草 3 克

[功效] 养阴清热、凉血止血。

[主治] 阴虚鼻衄。

方七（当代名医干祖望）

[组成] 龙胆草 3 克　　　　　焦山栀 6 克　　　黄芩 9 克

生地黄 12 克　　　　　当归 10 克　　　　柴胡 4 克

珍珠母（先煎）24 克　　藕节炭 10 克　　　血余炭（包）10 克

仙鹤草 10 克　　　　　菊花 10 克　　　　泽泻 10 克

[功效] 清肝泻火、凉血止血。

[主治] 肝火鼻衄。

方八（当代名医干祖望）

[组成] 生石膏（先煎）20 克　　肥知母 10 克　　连翘 10 克

黄芩炭 10 克　　　　　牡丹皮炭 10 克　　侧柏叶 10 克

仙鹤草 10 克　　　　　藕节炭 10 克　　　甘草 3 克

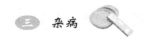

　　　　　生大黄（后下）5 克　　芦根 30 克　　　　当归 10 克

[功效]清泄肺胃之热，兼以凉血止血。

[主治]胃热鼻衄。

方九（当代名医干祖望）

[组成]生石膏（先煎）20 克　　肥知母 10 克　　黄芩 10 克　　菊花 10 克
　　　侧柏叶 10 克　　　　　藕节炭 10 克　　当归 10 克　　仙鹤草 10 克
　　　焦山楂 10 克　　　　　白芍 10 克　　　生甘草 3 克

[功效]清泻肺热、凉血止血。

[主治]肺热鼻衄。

（二十一）便血

　　此病大便中带血，大便色黧黑，或带有鲜血，日常伴有大便不畅，干结难解。现代医学中的肠道疾病、痔疮或癌肿等常见便血。中医学认为便血有肠风、脏毒之分，大便色黄或状如柏油者为脏毒，出血部位多在胃、十二指肠；而血色鲜红者为肠风，出血部位多在直肠、肛门，临床常用的治疗便血的偏验方如下。

方一（北京名医刘福奇）

[组成]鲜荷蒂（即荷叶中心部位）去茎 5 个

将其洗净，剪碎，加水适量，煎煮 1 小时，取汤，酌量加冰糖少许。

[服法]温饮，每日 2～3 次。

[主治]湿热蕴结所致便血。

方二（北京名医刘福奇）

[组成]花椒若干　　冬瓜皮少量

将花椒炒黄，与冬瓜皮共研末。

[服法]每服 1～2 克，每日 3 次。

［主治］本方对便血有效。

方三（北京名医印会河）

［组成］槐花9克　鲜侧柏叶30克　黑荆芥9克
　　　　地榆9克　黑升麻9克　　枳壳8克

［功效］清热止血。

［主治］肠风下血。症见：大便畅行、便后出血、血色深红，舌红，脉数。

［方解］槐花、地榆、侧柏叶，有清热凉血之功，用以止血；荆芥、升麻，炒黑用者，去其升散之副作用也；枳壳，宽肠理气，意在反佐，故宜轻用。

方四（北京名医印会河）

［组成］黑香附12克　炮良姜6克　乌贼骨30克
　　　　灶心土（煎汤代水）120克　白及9克

［功效］温涩止血。

［主治］脾胃虚寒便血。症见：血色深黑光亮、如沥青状，故又名柏油便，亦有血粪夹杂色如黄酱者，则为血出较缓；面唇淡白、心悸头眩、四肢不温，脉迟细，苔薄色淡，常见于有胃痛病史之患者，故多为上消化道溃疡引起。

［方解］黑香附、高良姜，炒黑用使其温性平和，且能收敛止血；乌贼骨、白及、灶心土，同有收敛止血作用，故阴寒性之胃肠道出血用之，止血效果较为明显。

方五（北京名医印会河）

［组成］人参3克　三七3克　云南白药0.5克
前两味药研为细末，同云南白药同服。

［服法］每日服3次。

［主治］便血量多者。

方六（北京名医印会河）

［组成］豆腐渣、红糖各适量　食油少许

用热油将豆腐渣翻炒至焦脆，晾干研末。

[服法] 每服 15 克，每日 3 次，用红糖水送下。

[主治] 长期便血，久治不愈者。

方七（北京名医印会河）

[组成] 苍术 15 克　熟地黄 12 克　五味子 3 克　干姜 3 克

[服法] 每日 1 剂，水煎服，分 2 次服。

[主治] 腹急痛之便血者。

（二十二）水肿

水肿是指以头面四肢的浮肿症状为主的疾患而言。病久，才能使肿势延伸入腹而见腹水。这与臌胀患者，先见腹水腹大，而后肿延四肢者，截然不同。本病在西医可包括急性肾炎、慢性肾炎、心力衰竭水肿、营养不良性水肿等。中医认为，水肿是由肺、脾、肾的气化功能失调，或三焦不利引起。因肺气失于宣降，则水道（三焦）不能通调；脾虚不能健运，则水湿难以运化；肾气不能蒸化，则气水无由到互化；三焦不能通利，则水气交阻，水道不通。以上几种因素，都能使水湿停留于体内，外不得开泄出于皮毛而为汗，内不能下入于膀胱化为尿，因而发为水肿。治疗之法，首重宣畅气机，通调水道，使水湿能从正常渠道化为汗、尿，排出体外。

肺病致水肿，多见寒热无汗、咳喘等症，肿胀以上半身为重。治疗重在开降肺气，以利三焦水道之畅通无阻。开肺气常用：麻黄、杏仁、桔梗、浮萍、紫菀、款冬花、白芷、前胡、荆芥、薄荷、秦艽等；降肺则常取：石膏、桑白皮、知母、黄芩、甘草、半夏、陈皮、橘红等药。且开之与降，往往相依为用，相反相成，如麻黄开宣肺气，却又能定喘降肺，通三焦而利尿；石膏降肺，却有时用于解肌发汗，发降为开，这就有赖于严密的配伍作用。

脾病致水肿，多见唇舌淡白，面色不华，小便不利，身重困倦等证。治疗主要在于补脾健运，发利水湿。补脾常用：党参、黄芪、鲤鱼、莲子、扁豆、炙甘草等；健脾则常以：白术、茯苓、薏苡仁、赤小豆、猪苓、泽泻、车前、冬瓜皮、大腹皮、玉米须等为主。

肾病致水肿，多见腰痛，腰膝痿软，四肢不温，腰以下肿甚，脉迟细等证。治疗主要在于益肾补精。益肾常用：肉桂、附子、补骨脂、川续断、杜仲、熟地黄、山茱萸等药；补精则常取：鹿角、紫河车、菟丝子、潼蒺藜、覆盆子、淫羊藿等。

三焦水肿，病多属实，以水势延伸入腹为主要标志，腹水较为明显，二便不畅。治疗之法，首重攻水下气。攻水常用牵牛子、商陆、紫蝴蝶花根等；下气乃取枳壳、槟榔、青皮、厚朴、蔻仁、木香等。

随着科学的不断发展，近年来又出现了以行瘀解毒为主之方，治疗急慢性肾炎水肿者，意取链球菌变态反应病（急慢性肾炎多属此类）属"数变"之畴，数变乃风之为病特征，而治风则须先治其血，故桃仁、红花、当归、赤芍、丹参、川芎等乃为常用之药。又因肾炎毕竟有炎症存在，故清热解毒之山豆根、蒲公英、土茯苓、蚤休、白茅根、板蓝根、地丁等都能发挥其作用。今日之以益肾汤治疗急慢性肾炎水肿，已取得良好效果，此疗效，首先应归功于中西医结合。

方一（四川名医李斯炽）

[组成] 白术 12 克　茯苓 15 克　山药 15 克　法半夏 9 克
厚朴 9 克　陈皮 9 克　生姜皮 9 克　陈艾炭 6 克
红糖 30 克　菟丝子 6 克　淫羊藿 9 克

[功效] 补脾温肾。

[主治] 脾肾阳虚、水湿上犯所致的水肿。

方二（四川名医李斯炽）

[组成] 牡丹皮 6 克　白芍 15 克　青皮 9 克　雅黄连 6 克
苦黄芩 9 克　茯苓皮 18 克　泽泻 12 克　防己 9 克
大腹皮 9 克　甘草 3 克

[功效] 疏肝运脾、清热利湿。

[主治] 正气不足、肝郁脾滞、湿热中阻所致的水肿。

方三（四川名医李斯炽）

[组成] 薤白9克　　法半夏9克　　桂木头4.5克　茯苓9克
广陈皮6克　　苍术9克　　炮姜6克　　吴茱萸4.5克
厚朴花9克　　生姜皮6克　甘草3克

[功效] 通阳化气、运脾燥湿。

[主治] 气血不足、脾肾阳虚夹湿所致水肿。

方四（四川名医李斯炽）

[组成] 麻黄6克　黄芪12克　防己9克　杏仁9克
生姜2片　大枣3枚　甘草3克

[功效] 祛风利湿。

[主治] 内有水气，表虚为风所致的水肿。

方五（四川名医李斯炽）

[组成] 杏仁9克　　厚朴9克　　刺蒺藜12克　木通6克
桑枝10克　金铃炭12克　甘草3克

[功效] 补脾利湿。

[主治] 肾阳虚兼湿热所致水肿。

方六（北京名医聂莉芳）

[组成] 鲤鱼（约半斤重）1尾　黄芪30克　赤小豆30克
砂仁10克　　　　生姜10克

先以适量水煎药，30分钟后将去内脏并洗净后的1尾鲤鱼放入药锅内，鱼药同煎，不得入盐，开锅后以文火炖40分钟，取出即得。

[按语] 本方为食疗方，可配合药物治疗。适用于脾肾气阴两虚，以气虚为主，水湿内停的肾病水肿患者。临床表现如：肢体浮肿、尿少色清、神疲乏力、大便溏薄、纳差，舌淡胖嫩、边有齿痕、苔薄白，脉沉弱。患者水肿较甚

时，应在服用利水中药的同时，配合本方。一旦肿退或留有微肿时，则可单进本方以善后调理。方中黄芪在水肿明显期应以生者为宜，转入恢复期以炙黄芪为佳。

方七（北京名医刘厅福）

[组成] 泽泻粉 10 克　粳米 100 克　水 1000 毫升

先将粳米淘洗干净，入锅加水，用旺火烧开，再转用文火熬煮成稀粥，待米开花后调入泽泻粉，再稍煮成。

[服法] 每日 2 次，温热食用，3 天 1 个疗程。不宜久服，可间断服用。

[功效] 健脾利湿、利水消肿。

[主治] 适用于水湿停滞、小便不利、水肿、下焦湿热带下、小便淋湿等症。

方八（北京名医刘厅福）

[组成] 薏苡仁、糙米各半杯　猪肚半个

先将猪肚用水洗净，切成细丝。然后将猪肚、薏苡仁和糙米一起放入锅中，水分则依个人喜爱的浓稠度增减，熬煮成粥。

[功效] 薏苡仁具有利尿消炎的作用，可以帮助排出体内多余的水分，改善水肿，而糙米中的食物纤维，则可促进胃蠕动，帮助消化，两者合用可减肥。

（二十三）尿失禁

尿失禁是小便不能自禁。有睡中尿炕的则为遗尿。两者同为肾虚下元不固，膀胱约束无力引起，但也有一部分是心脾气虚和瘀血引起的。

方一（北京名医印会河）

[组成] 菟丝子 9 克　五味子 9 克　桑螵蛸 25 克　益智仁 9 克

山药 15 克　附子 9 克　肉苁蓉 9 克　羊脬（煎汤代水）1 具

[功效] 温肾固摄。

[主治] 肾虚下元不固之尿失禁。症见：小便不能自禁、或睡中无梦自遗、头晕腰痠、四肢清冷、形寒欲近温，舌淡结白，脉迟细。

[方解] 菟丝子、桑螵蛸、益智仁、五味子，固肾缩小便；附子、肉苁蓉，温阳以摄小便；山药，补脾，以助统摄；羊脬，以脏补脏，以补膀胱。

[按语] 本方是肾虚不能约束膀胱，并包括膀胱本虚约束无力在内。因膀胱与肾相开表里，膀胱之虚，常由肾虚引起，而治疗膀胱之虚，则主要经固肾为主。此亦虚证治脏，实证治腑之意。

方二（北京名医印会河）

[组成] ① 桂枝 9 克　　炒白芍 12 克　　甘草 9 克　　煅龙牡各 30 克
　　　　桑螵蛸 30 克　益智仁 9 克　　生姜 9 克　　大枣 3 枚
　　　　② 桂附八味丸（即六味地黄丸加肉桂、附子），每晚睡前服 10 克。

[功效] 安神养胃。

[主治] 心肾气虚之尿失禁。症见：因梦遗尿、形寒肢冷、心悸头昏，舌淡苔白，脉细。

[方解] 本方用桂枝汤温养气血，调和阴阳表里；龙骨、牡蛎，镇心而去梦境；桑螵蛸、益智仁，缩小便。加桂附八味丸，补肾气以助膀胱固摄小便。

[按语] 凡因梦遗尿者，率先用此，疗效甚好。

方三（北京名医印会河）

[组成] 桃仁 12 克　红花 9 克　当归 15 克　生地黄 12 克
　　　　赤芍 15 克　川芎 9 克　蟅虫 9 克　琥珀末（分吞）3 克

[功效] 祛瘀活血。

[主治] 瘀血小便不禁。症见：少腹痛拒按、小便不能自己控制、经常滴沥而下，舌紫，脉沉涩，多有跌仆损伤史。

方四（北京名医印会河）

[组成] 黄芪 15 克　　党参 12 克　　白术 9 克　　陈皮 9 克

益智仁9克　　五味子9克　　升麻9克　　　柴胡9克

桑螵蛸30克　当归15克　　炙甘草6克

[功效] 补脾益气。

[主治] 脾气不升之尿失禁。症见：少腹坠胀、小便滴沥自遗、面色不华、肢体困倦、甚则出现虚肿或轻度浮肿，唇舌淡白。

[方解] 本方用补中益气汤，升举脾阳，治少腹坠胀；加桑螵蛸、益智仁、五味子，固肾缩尿。

（二十四）腰痛

腰痛系指腰部一侧或两侧疼痛。腰为肾之外候，是足太阳经、督脉、带脉循经之处，因此，腰痛与肾、经脉的关系密切。

1.风寒腰痛　风寒外袭，侵犯腰部，筋脉凝滞，气血不畅引起腰痛。

2.风湿腰痛　居住潮湿，或冒雨涉水，风湿之邪浸淫腰部，黏滞筋脉引起腰痛。

3.寒湿腰痛　久居冷湿之地，或冒雨涉水，劳汗当风，衣着湿冷，寒湿之邪侵犯腰部。寒邪凝滞收引，湿邪黏滞不化，致腰部筋脉受阻，气血运行不畅而引发腰痛。

4.湿热腰痛　长夏之际，湿热交蒸，或寒湿蕴结日久，郁而化热，转为湿热，湿热浸淫，阻遏筋脉引起腰痛。

5.气滞血瘀腰痛　失志急怒，郁闷忧思，或强力举重，闪挫跌仆，或久坐气血运行不畅，或妇女经血不调，而致气滞血瘀，筋脉不利，引起腰痛。

6.肾虚腰痛　先天禀赋不足，加之劳累太过，或年老肾衰，或久病伤肾，房事过度，而致肾精亏虚，阴阳不足，筋脉失于温养濡润，不荣则痛。

方一（四川名医李斯炽）

[组成] 生地黄9克　枣皮9克　　山药12克　　茯苓9克

牡丹皮9克　泽泻9克　　知母9克　　金银花藤15克

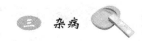

茅根 9 克　　车前草 12 克

[功效] 滋肾、清热、利湿。

[主治] 肾阴亏损兼夹湿热所致腰痛。

方二（四川名医李斯炽）

[组成] 沙参 15 克　　山药 15 克　　女贞子 15 克　　生地黄 12 克

柏子仁 9 克　　丹参 9 克　　茯神 9 克　　　天冬 9 克

白芍 9 克　　　枣仁 9 克　　远志 3 克　　　甘草 3 克

[功效] 养心安神、益阴生水。

[主治] 适用于心神阴亏、气血不足所致腰痛。

方三（四川名医李斯炽）

[组成] 女贞子 12 克　　沙苑子 9 克　　熟地黄 12 克　　　玉竹 9 克

牡蛎 12 克　　　龙骨 13 克　　制何首乌 12 克　　菟丝子 12 克

五味子 6 克　　山药 12 克　　柏子仁 9 克　　　白芍 9 克

茯苓 9 克

[功效] 滋阴潜阳。

[主治] 肝肾阴亏腰痛。

方四（四川名医李斯炽）

[组成] 生地黄 9 克　　白芍 12 克　　女贞子 12 克　　制何首乌 12 克

牡蛎 12 克　　　钩藤 12 克　　桑叶 9 克　　　代赭石 9 克

玉竹 12 克　　　龙骨 12 克　　甘草 3 克

[功效] 育阴潜阳。

[主治] 适用于心阴亏虚、浮阳上亢所致腰痛。

方五（四川名医李斯炽）

[组成] 苍术 9 克　　　炒扁豆 12 克　　茯苓 9 克　　泽泻 9 克

炮姜 6 克　　藿香 9 克　　木香 6 克　厚朴 9 克

法半夏 9 克　神曲 9 克　　甘草 3 克

[功效] 除湿温中、行脾健胃。

[主治] 脾肾受湿所致腰痛。

方六（四川名医李斯炽）

[组成] 干姜 9 克　茯苓 12 克　白术 12 克　甘草 3 克

[功效] 温肾祛寒。

[主治] 寒湿伤肾所致腰痛。

方七（四川名医李斯炽）

[组成] 党参 9 克　　黄芪 15 克　　当归 9 克　　　茯苓 9 克

白术 9 克　　白芍 12 克　　金铃炭 12 克　木香 6 克

延胡索 9 克　大枣 3 枚　　姜炭 6 克　　　甘草 3 克

[功效] 补益气血、疏肝行气。

[主治] 气血不足、肝郁气滞所致腰痛。

方八（国医大师方和谦）

[组成] 老鸭 1 只　核桃仁 4 两　荸荠 3 两　鸡肉泥 2 两

蛋清、玉米粉、料酒、盐、食油、葱、生姜、油茶末各适量

①将老鸭宰杀后用开水汆 1 遍，装入盆内，加入葱、生姜、料酒各少许，上笼蒸熟透取出凉凉，去骨，把肉切成两块；②把鸡肉泥、蛋清、玉米粉、料酒、盐调成糊；③把核桃仁、荸荠剁碎，放入糊内，淋在鸭子内腔肉上。将鸭子放入锅内，用温油炸酥，沥去余油，用刀切成长条块，放在盘内，四周撒些油茶末即可。

[功效] 补肾固精、温肺定喘、润肠。

[主治] 适用于肾虚所致咳嗽、腰痛、阳痿、大便燥结等症。

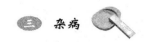

方九（国医大师方和谦）

［组成］乌豆 80 克　瘦肉 120 克　大枣 6 枚　桂圆肉 15 克

大枣去核，乌豆洗净，桂圆肉、瘦肉及清水放炖盅内，炖 2 小时，至熟透汤成即可。

［功效］养阴补肾、补气安神。

［主治］发白腰痛。

方十（国医大师方和谦）

［组成］枸杞 80 克　鸡蛋 2 个　鲜汤、盐、味精各适量

选用新鲜鸡蛋打入碗中，搅散，加盐、味精，用冷鲜汤调散成蛋糊。枸杞洗净，开水浸涨。将蛋糊之碗入笼，用旺火开水蒸约 10 分钟，撒上枸杞再蒸 5 分钟即成。

［功效］补肝肾、益精血。

［主治］消渴、腰痛膝痛等症。

方十一（国医大师方和谦）

［组成］当归 20 克　生姜 30 克　羊肉 500 克　黄酒、调料各适量

将羊肉洗净，切为碎块，加入当归、生姜、黄酒及调料，炖煮 1～2 小时。

［服法］食肉喝汤。

［功效］温中补血、补肾御寒。

［主治］老年人肾虚腰痛伴有面色苍白、畏寒怕冷等症。

四 中药应用宜与忌

（一）老人宜慎用清热药

人体阳气的充足与否，与其健康状况密切相关。60 岁以后的老年人，普遍表现为气血虚亏，常会出现怕冷、畏寒、易感冒的症状。此时如果贸然服用清热的寒性药物，必然会雪上加霜，加重病情。

老年人服用清热药，一旦出现腹泻、消化不良等消化系统症状，以及怕冷、肢体畏寒、小便清长、面色发白、头昏体沉等不适时，必须立即停止服药，并在医生的指导下，进行对症治疗。可以通过中药补气、健脾、益肾等方法来调理，服用一些平和、温性的药物来恢复自身的阳气，如人参、山药、白术、桂枝、黄芪等。药物剂量的多少，应根据自身的状况由医生辨证增减，不可盲目照搬硬套。当症状基本消除时，应停药改饮食调养，避免矫枉过正。多吃大米粥，可适当添加些糯米，多吃易消化的食物。

对于那些出现口鼻干燥、面色赤红、大便干燥等虚热体质的老年人，可在中医指导下，适量服用清热类中药。但老年人身体耐受性差一些，即使服用，也不能过度，一般宜减量 1/3。

（二）喝中草药茶饮要注意的问题

很多人都喜欢拿银杏叶、胖大海、甘草、草决明等中草药当茶饮，但是中草药不宜长期饮用，如果将中草药当茶饮的剂量过大或服用时间过长，都可能会发生不良反应。药店营业员在遇到欲买下列中草药当茶饮用的顾客时，应将可能发生的后果告诉顾客。

1.**银杏叶**　含有有毒成分，用其泡茶可引起阵发性痉挛、神经麻痹、过敏、出血和其他副作用，过敏体质及高血压患者更应慎用。

2.**胖大海**　只适于风热邪毒侵犯咽喉所致的嘶哑。因声带小结、声带闭合不全或烟酒过度引起的嘶哑，用胖大海治疗无效。而且，饮用胖大海会产生大便稀薄、胸闷等副作用，老年人及脾虚者更应慎用。

3.**甘草**　甘草所含甘草酸具有肾上腺皮质激素样作用，能够促进水、钠潴留和排钾增加，长期大量应用甘草，会出现水肿、血压增高、血钾降低、四肢无力等假醛固酮增多症，肾病患者必须慎用甘草。

4.**草决明**　对视神经有良好的保护作用，还有抑制葡萄球菌生长及收缩子宫、降压、降血清胆固醇的功效，对防治血管硬化与高血压有显著效果，但同时可引起腹泻，长期饮用对身体不利。

5.**野菊花**　性微寒，味甘苦，能够疏风明目，清热解毒。饮用野菊花茶后，少数人会出现胃部不适、胃纳欠佳、肠鸣等消化道反应，脾胃虚寒者和孕妇不宜饮用。

（三）注意有些中药会引起过敏

西药可引起过敏反应，医师众所周知。但是对于中药也能引起过敏，知者却不多。中药引起过敏往往与用法、用量关系不大，但与每个人的体质差异确有关。大多数人长期服用中药都没有事，但有一些患者在服中药后会马上出现过敏反应。中药引起过敏的现象在药典中也较少提及，因此更容易被患者所忽视。其实，中药煎剂、中成药及外用、肌内注射、静脉注射，均可引起过敏反应。中药引起的过敏反应主要有以下几类。

1.**全身过敏反应**　临床表现为四肢麻木、大汗淋漓、面色苍白、胸闷气短、血压下降等，也可以引起血管神经性水肿、哮喘等症状，严重者会出现休克，若抢救不及时，后果不堪设想。能引起此类过敏反应的药物有牛黄解毒丸，以及板蓝根、穿心莲、柴胡、复方丹参等注射液。

2.**皮肤过敏反应**　主要表现为荨麻疹、猩红热样皮疹、麻疹样皮疹、多形红斑、湿疹样皮疹。常见的致敏中药为：煎服的蒲公英、熟地黄、木香、砂仁、金钱草、瓦楞子、土鳖虫、天竺黄等；冲服的有生蜈蚣粉；中成药有复方丹参片、牛黄解毒丸（片）、犀黄丸、回天再造丸、六味地黄丸、小活络丹等；外敷的有五虎丹或石膏粉；肌内注射的有板蓝根、柴胡注射液等。

3.局部过敏反应　如口服六神丸、枇杷膏，可以引起喉头水肿。因此在使用自购药物前，应详细了解药物成分、性能及可能发生的毒副作用和过敏反应。

如果在服药时出现了上述过敏反应，应当立即停药，马上采取抗过敏治疗措施，症状较重者应及时到医院就诊。千万要注意区分中药引起的过敏和疾病出现的症状，不要把过敏反应看成是疾病加重而再加量用药，这样只会加重病情。要特别强调的是：使用中药针剂出现的过敏反应较多，症状较重。因此家庭中最好不使用，如果确实需要，应当到医院接受治疗，以免发生意外。

（四）中草药贮存有长短

人们常有这样的困惑：中草药是否像西药一样也有有效期？自己家里长期贮藏的一些中草药还能用吗？对于中成药，一般其有效期在3年左右，要是超过3年就不要用了。但对于中草药的有效期，目前国家还没有出台统一的标准，具体的药物要具体分析。

中草药大都经过干燥及炮制处理，一般可以保存较长时间，但有些药物存放时间过长，药效就会减退，还有一些容易挥发的药品保存时间更短。但不同的中草药依据其质地、储存条件的确存在着不同的有效期，如植物类、动物类的中草药材储存不当易变质，而矿物质类中草药储存不当易挥发，出现这些情况都会导致中药材疗效下降。有的中药材储存时间过长，虽然外观上没有发生霉变、虫蛀等现象，但疗效已降低。

从中药材的质地来看，它们的有效期有很大的区别。如黄连可以保存10年，陈皮是储存越久越好，而田七很坚硬，也不容易挥发。但枸杞等含有大量脂肪油的中药材，存放时间一长极易走油，再如藿香、薄荷、荆芥等，保存时间一长，它们所含有的挥发油就挥发了，有效成分就降低了。此外，中草药由于化学成分自然分解、挥发、升华而不能久贮的应特别注意，如松香，久贮后溶解度会降低，明矾、芒硝久贮易风化失水，洋地黄、麦角久贮有效成分易分解等。新鲜细辛的镇咳作用强，当储存6个月后就会失去镇咳效用。

（五）煎药方法

煎中药就是制备汤剂，为我国传统中药中古老、应用最广泛的中药制剂方法。由于制法简便、设备简单、服用方便、奏效迅速，特别是能适应临床中医辨证施治的需要，能充分发挥药物配伍的综合作用。直到今天，中药汤剂仍深受广大中医人员及患者的喜爱，因而煎服中药与患者及家庭有很大关系。

由于药物所含的化学成分不同，就决定了该中药具有不同的气、味。如辛味药多含有挥发油、皂苷及生物碱等；甘味药多含有糖类、苷类、氨基酸及蛋白质等；酸味药多含有有机酸、鞣质等；苦味药多含有生物碱、苦味质、苷类等；咸味药在矿物类药中多含有无机盐，在动物类药中多含有蛋白质、脂肪等。因此在临床上能否表现出中药煎剂应有的功效，主要有赖于对中药汤剂的制备是否合理，如煎煮中药的容器、水质、加水量、火候、煎煮时间及煎取次数等，可直接影响到中药的有效成分和辅助成分是否能被大量地煎出，且不受损失、不受破坏，毒性成分是否除去得最彻底等。单味中药有上述的煎法要求，复方还更有讲究，有先煎、后下、另煎、包煎、烊化、冲服、泡服、煎汤代水等特殊处理。

（六）特殊中药的煎法

有些特殊药，医生开处方时，在药物右上角标出先煎、后下、包煎、烊化、另煎、冲服等字样，煎煮时应特别注意。

1. **先煎**　介壳、矿石类药，如龟甲、鳖甲、代赭石、石决明、龙骨、牡蛎、磁石、生石膏等，因质地坚硬，有效成分不易溶出，可打碎先煎20～30分钟，再加入其他药同煎。对附子、乌头等毒副作用的药物，必须先煎45～60分钟，以降低毒性，保证安全用药。

2.**后下** 薄荷、青蒿、砂仁、白豆蔻等气味芳香，久煎有效成分易于挥发。钩藤、大黄、番泻叶等久煎，有效成分会被破坏，故此两类药物须在一般药物即将煎毕前 3～6 分钟再下。

3.**包煎** 对于赤石脂、车前子、海金沙、青黛、滑石、蒲黄、旋覆花等黏性强、粉末及带有绒毛的药物，宜先用小纱布袋包好，再与其他药物同煎，可避免药液混浊，或刺激引起咳嗽。

4.**烊化** 阿胶、龟胶、鹿角胶等为避免入煎粘锅，往往用水或黄酒加热化开后兑服。

5.**另煎** 对于人参、西洋参、鹿茸、羚羊角等贵重药品，往往单独另煎，单独服或兑入药汁中服用。

6.**冲服** 如羚羊粉、三七粉、牛黄粉、珍珠粉、芒硝等贵重而量小的药物或粉末药物，为了避免浪费，一般均不进行煎制，可用其他煎好的药液或开水冲服。

（七）什么煎药锅最好

什么样的煎药锅最好呢？首先谈谈煎药锅的标准要求，煎药锅应是化学性质稳定，不易与所煎药物内含的化学成分起化学反应，同时要求有较好的传热性能，受热均衡，不易煳底的煎药器具。李时珍在《本草纲目》中强调："煎药并忌铜铁器，宜用银器、瓦罐，洗净封固。"

现代研究证实，铜、铁、铝等金属做煎药锅，因其化学性质不稳定，易氧化不宜使用。铁锅中的铁元素易与中药的鞣质发生化学反应生成鞣酸铁，能使药液颜色变深。如诃子、地榆、苏木等所含的酚羟基化物与铁起化学反应，生成紫色、黑色或墨绿色沉淀物，药液可带有铁锈味，甚至引起服药者恶心、呕吐。铁和铝都能与黄酮类的中药发生化学反应形成难溶的化合物，铁与有机酸、苷类发生化学反应生成盐类等物质，都能影响汤剂的质量和疗效。铝锅虽然化学性能稳定，但与中药的有机酸产生化学反应形成的化合物进入人体，被吸收并蓄积在人的肝、肾、脑等组织中，使人体血清无机磷水平下降，可引起关节疼痛，软弱无力等。

有研究证实，肌萎缩性脊髓侧束硬化症、震颤麻痹症、老年性痴呆症等患者的神经元中，含铝量超过健康人的 2～3 倍。铜锅煎取中药，铜元素与中药某些成分发生反应可产生铜绿，对人体健康有一定的损害。所以，应忌用铁、铝、铜等金属器具作为煎药器具。

煎取中药最宜用砂锅，因砂锅化学性质稳定，不易与中药所含成分发生化学反应，煎出的汤剂质量好。砂锅传热性能缓和，受热均匀，散热又慢，因此煎中药选用砂锅或瓦罐最好。如果没有砂锅、瓦罐，也可选用不锈钢、玻璃和搪瓷器具作为煎药锅用。现在很多医院已经使用电子控制煎药柜，多以不锈钢锅煎药，自动调温、计时，打破了砂锅煎药一统天下的局面，提高了煎制中药汤剂的效率。

（八）中药材要怎么洗

有人认为，煎煮中药材应像加工蔬菜一样，需要先清洗。其实，不同情况应分别对待。

如果您购买的是药房按处方手抓配制的药材，打开后发现灰尘较多，甚至可能有泥沙，建议漂洗。

植物类药材各部分清洗方法不同。如金银花、菊花等花类药一般不能用水泡，因为花蕾的有效成分易溶于水中，降低药效，建议简单冲洗。植物的叶（如番泻叶）、果（如枸杞）、根茎（如三七、黄芪），在加工、炮制过程中易残留灰尘，可用清水漂洗 2 次，但不能长时间浸泡，以免损失药效。

需要提醒的是，粉末状、在配制时要研碎的药、动物类药材不建议清洗。

一些药厂为保障卫生，将药材做成小包装，如果在煎药前未发现霉变、腐烂，通常不必清洗或简单用清水冲洗即可。

如果在煎煮前已清洗，煎煮后发现有类似泥沙的物质，可能是药物成分；但如果药物很脏却没有清洗，煎煮后可能有泥沙残留。中药在煎煮前应用水泡一下，一般可先加冷水浸泡 30～60 分钟，让水分浸透药物，使药材质地变得疏松，其中的有效成分能充分溶解于水中。

（九）煎药前先用温水浸泡

患者请中医看病后，吃的多数是中药汤剂，汤剂是临床上应用最为广泛的剂型。为了提高汤剂的疗效，对中药的煎药历来都很讲究，如明朝医药学家李时珍说："凡物汤药虽品物专精，修治如法，而煎煮者，鲁莽造次，水火不良，火候失度，则药亦无功"。为了提高汤剂的疗效，必须重视中药的煎煮。中药煎前用沸水浸泡，既缩短煎煮时间，又指望中药有效成分多溶出，这实际上是缺乏科学的认识误区。

中药所含的蛋白质遇沸水泡会因骤然受热而凝固，并使细胞壁硬化，外层形成紧密的胞膜，阻碍内在成分充分溶出；中药所含高分子物质，遇沸水后易形成胶体，亦不利于有效成分渗出；中药切制、粉碎时，表面所留粉末因突然受热而糊化，阻碍药材毛细管通道，使水分难以渗入，成分溶解后又难以向外扩散，最终影响成分煎出。芳香性中药，如薄荷、紫苏、广木香、砂仁、豆蔻等，含挥发油及挥发性物质，遇热易挥发，则不仅忌用沸水泡，煎煮时更应后下。实验提示，中药煎前浸泡的最适合温度为 40～50℃，可泡 30 分钟，此条件既使药材湿润充分膨胀，又提高有效成分煎出率。

（十）煎药加水的效用

煎中药加水量非常重要，水量太少则煎煮时间过短，有效成分不易煎出；加水量过多，则煎药时间太长，能使药物有效成分破坏，又影响工作效率。中医学很重视煎药的加水量，《本草纲目》载有："今之小小汤剂，每一两用水二瓯为准，多则加，少则减之。如剂多水少，则药味不出；剂少水多，又煎耗药力也。"陶弘景则说："其水依方，略二十两药用水一斗，煮取四升，以此为准。"

煎药中药加水量应根据临床服药要求、方剂的药量及药物吸水性能而定，在煎制过程中还与蒸发量、煎煮时间长短等因素有很大关系。而水分的蒸发量又与火候大小，煎药锅的选择有关。火候大、蒸发快、煎煮时间过长、服用量大，都应需多加水，反之则水量少。砂锅比不锈钢、搪瓷锅蒸发慢，可少加水。处方中吸水性强的药较多或者药味多、药量大，则需多加水，反之则少加水。

最近有人研究煎中药的加水量有下面一组公式：

单位时间水分蒸发量＝（水量－煮沸一定时间的水量）／煮沸一定时间（分）

加水量＝原药重 × 吸水率 ×（药渣重－原药量）／原药重＋煎得量＋煎煮时间 × 单位时间蒸发量

这一公式只是作为研究或专门制剂应用，家庭的日常煎药不会这样计算加水量的。那么加水量到底多少为宜呢？实验证明，使用 5 ~ 10 倍量水煎中药较为适当，或者以药物体积为基础，水加到浸过药物体积为基础，水加到浸过药物 3 厘米就可以了。对于体积大，数量多，吸水强的方剂，应当加大水量或增加煎煮次数，同时增加煎出量，使有效成分溶解在药液中。

前人对治疗不同疾病而服用不同方剂，煎药的加水量还很有研究，吴球说："煎药要知补药、利药、行气药、行经药而用水。若煎补药以十分之水煎取四分，若煎利气药以十分之水煎至六分，若行经、行气、脾胃等药，只宜时取。"可见煎药的加水量与药物种类，火候，煎煮时间不同也应随之变化，不可一味执拘一定的加水量。

（十一）煎中药宜两次

煎煮中药次数古今都主张每剂药宜煎 2 次。明代李念義说："药渣再煎殊无古法，味有厚薄，气有轻重，若取二煎，且厚且重者，尚有功力，其轻者薄者，已无余味。"清代张锡纯认为："富贵之家服药，多不用次煎，不知次煎原不可废。"

现代很多实验证明，中药煎煮 2 次是有道理的。从化学成分研究看，大黄黄连泻心汤第 1 煎总蒽醌含量为 33.5%，第 2 煎仍高达 31.8%。浓度比重实验，四物汤第 1 煎比重 1.0265，第 2 煎为 1.0255，而第 3 煎比重明显下降则为 1.0089。从煎出物试验表明，黄芪第 1 煎占 44.7%，第 2 煎占 25.70%；高良姜第 1 煎占 43.9%，第 2 煎占 30.6%；大承气汤第 1 煎占 69.8%，第 2 煎占 19%。可见第 1 煎、第 2 煎所得的煎出物合并占总量为 70% ~ 80%，说明煎 2 次是非常必要的。动物试验以小白鼠 9 只口服大承气汤，第 1 煎有 7 只泻下，服第 2 煎也有 7 只泻下，服第 3 煎只有 3 只泻下。

也许有人认为，中药煎煮 1 次，煎的时间长一点不是也一样吗？实际上这样煎的汤剂质量要受到影响。因为中药饮片吸收水分后组织膨胀，加热煮沸，有效成分溶解出来为药液，开始时饮片内浓度大于煎液浓度，会继续溶出，但当内外浓度达到平衡时，就会停止溶解，1 次久煎不能代替 2 次分煎。如果只煎 1 次，有效成分留在药渣里，既不能达到治疗效果，也是一种很大的浪费。

一般中药煎 2 次，煎出药液总量最好 300 ~ 500 毫升。滋补药味厚气重，可以煎 2 ~ 3 次。对个别服药困难者，可多次分服或浓缩给药，但解表药不宜浓缩，应该煎多少服多少。如果中药味数多，剂量大，应当增加煎煮次数或者加大水量，一剂药煎出量可在 600 ~ 1000 毫升，分为两次服用。

（十二）谈谈煎药时间

煎药时间长短对煎剂质量有很大关系。《医学源流论》说："大都发散之药及芳香之药，不宜多煎，取其生而疏荡；补益滋腻之药，宜多煎，取其熟而停蓄"。明确强调"方药虽中病，而煎法失度，其药必无效。"解表药大多是植物的茎、叶，质地疏松，吸水力强，有效成分容易溶出，煎煮时间可短一些，第 1 次煎 5 ~ 10 分钟，第 2 次煎 10 ~ 15 分钟。煮沸后闻到药香即可，时间长了芳香气味消失，药效就差，服用三四剂也无效，如果煎煮得当，服药 1 剂甚至一次就能见效。滋补药多是植物的根、根茎及动物类，质地坚硬，吸水量少，有效成分不易溶解，煎煮时间需 30 ~ 40 分钟。一般性药物 1 次煎 20 分钟，所煎时间应从煮沸后开始计算。

传统的煎药的方法，第 1 煎时间长而第 2 煎时间短。现代煎药方法，主张第 1 煎时间最好短一些，把芳香挥发油等不宜久煎的成分先煎出来，含挥发油不宜久煎的药物还应后下，如钩藤降压成分，番泻叶泻下成分，鹤虱菜的驱蛔成分都不是耐热物质，均不宜久煎，以防有效成分被分解或破坏。第 2 煎时间应长些，使难溶成分煎出来，以两次煎液合并混匀分服。有些芳香药物如砂仁、蔻仁、肉桂，还可以研粉冲服，收效更好。对于有些有毒的药物如乌头、附子等应先煎、久煎，既可除去或减低毒性，又使解热镇痛作用不减，附子久煎还能增强强心作用。

（十三）服用中药小贴士

1. 服用中药要按时 不同的药物须不同的服药时间。这是因为每种药物在服用后，通过吸收，在体内一定浓度停留若干时间后排出体外。由于药物在体内停留，发挥治疗作用，排出体外的时间不一样。所以，有的需每隔 4 小时服一次，有的隔 6 小时，有的每隔 10 ～ 12 小时，有的是 24 小时服 1 次。一般药物大多是每天服 3 ～ 4 次，或每日 2 次。早上服的药到了中午药力已经过去或排出体外，就需要第 2 次服药，以继续保持体内药物的浓度。

有时候同一类药，在体内维持的时间也不一样。比如磺胺类药，如磺胺唑、磺胺嘧啶，在体内维持时间约 4 小时，所以，每隔 4 小时服 1 次；长效磺胺为 37 小时，需要 24 小时服 1 次。又如有些抗生素药物，每隔 6 小时服 1 次，可在体内维持有效浓度，需要日夜服用。

服药不但分次数，还要分饭前、饭后等。这是根据药物的性质，使之能发挥最好的治疗效果和减少副作用来决定的。饭前服用的药物大多是对胃刺激性不大，又需要在消化道局部和全身作用的药物。因为没有进食前，胃是空的，药物不受食物干扰，服后有利于吸收，能迅速发挥作用。如一些健胃药、滋补药、解痉药、收敛药、吸附药、制酸药、利胆药、止泻药等。

饭后服用的药物，大多是一些对胃有刺激性的药物，因为饭后服，胃里充满了食物、药物包埋、混合在食物中，减轻了对胃的刺激，如解热镇痛药中的阿司匹林、保泰松、吲哚美辛等和催眠镇静药苯妥英钠、三溴片、咖嗅合剂、氯丙嗪及一些强心药、抗高血压药、止咳平喘药、抗结核药、利尿药、维生素等，都应在饭后服用。

空腹服用的药物，主要是一些驱虫药和盐类泻药，目的是避免食物对药物的阻挠。如枸橼酸哌嗪、左旋咪唑、槟榔、南瓜子和硫酸镁等。

睡前服的药物：除用于催眠的地西泮、水合氯醛、美托拉宗等外，有些驱虫药也可在睡前服用。一些缓泻药，如酚酞、果导等，服后需 8～10 小时才致泻，宜在睡前服用。

2. 冷藏中药最好"热透" 首先，中药根据药性可分为寒、热、温、凉，寒凉药刺激脾胃，大量或长期服用可能造成胃寒，表现出腹痛怕冷喜暖、肠鸣腹泻等。

其次，药汤不够"暖口"也会伤及脾胃。如果药汤温度低于人体体温，药汤进入体内是一个吸热过程，胃肠道就可能产生不适。"冰箱冷藏室温度通常为 2～7℃，从这个环境里刚拿出来的中药要想用 90℃ 左右热水泡热到 40～45℃，水量可不能太少。"杨文华建议，最好提前半小时把袋装中药从冰箱里拿出来，然后在一个稍大些的容器里加 500 毫升热水。如果一拿出冰箱就要加热，最好多换一次热水以保证药汤"热透"。此外，喝下冷热不均的药汤也会导致胃肠不适，因此，换热水时可以把药袋拿起来摇一摇，使之均匀受热。

最后，患者的体质因素也不容忽视。本来就脾胃虚寒的人，对药汤温度的要求更高些，更要把药汤"热透"。还有一种方法是，将药汤倒入不锈钢锅加热到 70℃ 以上，稍凉凉些至"暖口"再喝下。

3. 服用滋补中药宜注意的方法

(1) 对证进补，切莫乱投。中医将人体虚弱的情况分为气虚、血虚、阴虚、阳虚，故进补时应"对号入座"，辨证用药。如有可能，应在医生的指导下，结合自己身体虚损的情况，选择不同的补药。对于无虚证者不可盲目进补，以免误补造偏，适得其反。

(2) 体质太虚，不宜大补。有些体质很弱的患者，在服滋补中药后，会出现消化不良、食欲减退、脘腹饱胀、喘闷不适等症状，即中医所常说的"虚不受补"。这是因为患者的脾胃运化功能本来就不好，再服用药性比较滋腻的补药，加重了其脾胃的"负荷"所致。遇到这种情况应暂停服补药或缓慢调补为是。当然，急症虚脱，则要大剂峻补。

(3) 外感施补，当心"流寇"。在进补期间，若感受外邪，如发生感冒等病，则应停止进补。此时施补无益于毒素的排出，并有留"邪"之弊。因此，在出现外感发热、咳喘、腹泻、疮疡等疾病时，一般不主张施补，因为滋补中药大多滋腻收敛，容易造成"闭门留寇"。

(4) 滋补中药，也要"忌口"。如服人参、党参忌萝卜；服地黄、何首乌忌葱、蒜；服甘草忌猪肉；服白术忌桃子、李子等。此外，在进补期间，不要过食油腻及生冷食物，以免有碍脾胃运化功能，影响药效。

(5) 按时服药，增强疗效。滋补中药的服用时间以早、晚饭前或空腹状态下为好，以便药物充分吸收，发挥最好疗效。

(6) 因时而宜，选进补药。四季气温、湿度的变化对人体的生理功能、新陈代谢会产生较大影响，因此，一般认为冬季是进补的"黄金时节"，效果也最好。当然，在天气温暖时并不是不能进补，但应选用一些性质平淡或偏凉的补药，如西洋参、太子参、生地黄、麦冬、百合等。当然，究竟应选择哪种药物，主要还是要依据服药者本身的情况，即寒、热、虚、实来决定。

(7) 口服补药，不可迷信。补药是为虚证而设，适当服用可增强体质，但对其不可过分迷信，因为服补药并不是"人人皆宜，多多益善"。如果盲目进补，既浪费了钱物，也无益于健康，甚至会发生补药"杀人"的后果。因此，在对症进补的同时，也应适当参加一些文体活动，做到"三分药疗，七分调理"，更利于身体健康。

4. 补品别在睡前吃 对于一些身体比较虚弱的中老年人来说，需要服用补血、补气类的滋补品。有些人喜欢把服用时间放在晚上睡觉前，觉得这样吸收会更好。

但是中国保健协会副会长吴大真提醒说，人到中老年，血液黏度会增加，加上睡眠也会使人的心率减慢、新陈代谢降低，如果在睡前服用含糖量较高的滋补品，会使血液黏稠度进一步增加，导致局部血液动力异常，有可能引发脑梗死等意外事件。因此，中老年人，尤其是患有高血压、高脂血症、冠心病和脑血管病的人，不要长期服含糖量高的滋补品，更不要在睡前服用。

5. 喝中药不能随便加糖 中药汤剂效果很好，但是比较苦，不用说孩子，就是大人喝着都难受。于是有人想，为掩盖难以下咽的苦味，可不可以在汤药里加点糖呢？这种只顾爽口的做法不宜提倡，否则轻者降低疗效，重者还会产生副作用。

在每个方剂中，组成的药物皆有"酸、苦、甘、辛、咸"的不同，药性也有"寒、热、温、凉"的差异。而糖类也具有一定的药性及疗效。例如，糖具有润肺和中、补脾缓肝的功效，可用来治疗肺燥咳嗽、口干舌燥、中焦虚、胃痛的病证，因此中医也把糖类作为一味中药。不过，它在临床使用中也有所禁忌。

首先，多食会助热，如果患者具有腹胀中满、湿热停滞体内、痰积聚在体内、舌苔厚腻等情况时，一般严禁加糖，以避免不良反应。有痰者也不宜服用。

其次，白糖性凉、红糖性温，如果把白糖加入温热药剂中，或把红糖加入寒凉药剂中，都会减弱药性，阻碍药效的充分吸收，影响疗效。

再次，中药的化学成分比较复杂，糖类特别是红糖，含有较多的铁、钙等元素，中药中的蛋白质和鞣质等成分可与之结合，发生化学反应。使药液中的一些有效成分凝固变性，继而产生浑浊、沉淀，不仅影响药效，而且危害健康。

最后，有些药通过利用苦味来刺激消化腺分泌，从而更好地发挥疗效。例如黄连，就是通过味觉分析器的兴奋，进而提高食欲中枢的兴奋，反射性地引起胃液分泌增加，从而发挥健胃的作用。如果加糖，就会失去这种作用，也就达不到治疗的效果了。

6. 中药巧服减苦味　众所周知，中药很苦，但服用得法就可以减少苦味。

中药煎好后，应注意把药汤晾一段时间。据有关专家发现，人的舌头味感与汤药的温度有一定的关系。当汤药的温度在37℃时，味感最苦，高于或低于37℃时，则苦味就会减弱。因此，服中药时，宜将汤药的温度降至37℃以下服用，这样你会觉得苦味明显减轻。

服药时，应将汤药迅速含至舌根部咽下，舌头是味觉感觉器主要分布地方，而舌尖部对味觉又最为敏感，故此，服药时减少药汤与舌尖部的接触和口中的停留时间，这样也会使你感到苦味大减。服完中药后，要及时喝些温开水，这样既有助于胃肠对药物更好吸收，又可清除口腔中苦味成分的残留。

7. 要按时服药　按时服药十分重要，因为不按时服药直接影响疾病治疗效果。到了服药的时间不服药，会使药物在人体内的有效浓度变低，不仅不能杀死细菌，还会使病菌对药物产生适应能力，从而形成抗药性。如果未到服药时间就提前服药，这样易使体内药物浓度增高而引起蓄积中毒。有些药物为了防止被胃酸破坏，需饭前服用，有些药物对胃肠道有刺激作用，需饭后服。故让饭前服的药不要饭后服，饭后服的药也不要在饭前服。让隔四小时服的药，就不要隔 6～7 小时服或隔 2～3 小时就服。总之，用药的时间是根据病情和药物性能而决定的，只有按时服药，才能奏效。

8. 中药最佳服用时间

(1) 补药宜饭前服，尤其是补肾药。我国古代《神农本草经》上也有说明："病在心腹以下者，先服药而后食。"

(2) 滋养阴血药宜入夜服用，因为夜为阴，入夜进养阴血药最合适。

(3) 健胃药宜饭后服，这样可以使药物和胃长时间接触，发挥最大的疗效。

(4) 安神药在睡前服下，药效才好。

(5) 杀虫药宜空腹服，可以使药物发挥最大疗效，也有利于虫体排出。

(6) 发汗药宜中午前服。

(7) 泻药宜空腹服，可以使药物较快地发挥作用。

(8) 催吐药宜清晨服用。

(9) 对胃肠有刺激的药宜饭后服。

(10) 治疟疾药宜发作时服用。

9. 喝中药，别吃五种食物　喝中药也有饮食禁忌。上海中医药大学附属曙光医院传统中医诊疗中心主任医师窦丹波举出了五种常见的禁忌食物：

白萝卜：有理气下气的作用，是可以"破气"的食物，不宜跟人参等补气的滋补温补类药同吃。

辣椒、姜蒜：辛辣刺激的食物，是正在服用清热凉血类中药患者的禁忌，因为药性相冲。

冰：脾胃不好的人都应该避免寒凉，尤其是在吃一些辛温发散的中药时。否则耗损脾胃功能，人体气血无法调和。

糯米：当你在服用健脾养胃的中药时，糯米也要避免，因为它不易消化。

芒果：属于中医里的"发物"，正在吃祛湿热的中药或改善过敏、皮肤病药物的患者，应该避免，否则容易使病情反复。

不过，窦主任强调，这些也并非绝对，白萝卜煮熟后，其破气的作用会小很多，无碍中药的药效发挥。患者吃中药，一定要先咨询中医。

10. 服中药时哪些食物不能吃 服中药期间，不要食用一些对药效有妨碍和对病情不利的食物。解放军 304 医院中医科主任高飞博士作了简单介绍。

一般来说，在服用清内热的中药时，不宜食用葱、蒜、胡椒、羊肉、狗肉等热性食物；在治疗"寒证"服用中药时，应禁食生冷食物；服发汗药忌食醋和生冷食物；服补药忌食茶叶、萝卜等。有些食物本身对某些病情不利，也不宜食用。如患疮、疖、肿毒及皮肤瘙痒等疾病的人不宜吃鱼、虾、牛羊肉等有腥膻味的食物，以免刺激，老百姓把这些食物称为"发物"，意思是说吃了这些东西有可能使病情复发。伤风感冒或出麻疹时，不宜食用生冷、酸涩、油腻的食物，特别是不能进补，以免影响解表，使风邪入里，加重病情。治疗因气滞而引起的胸闷、腹胀时，不宜食用豆类和白薯，因为这些食物容易引起胀气。服人参、黄芪时不宜同时食用萝卜，因为参芪是补气，而萝卜则通气。头昏、失眠、性情急躁者忌食胡椒、辛辣、酒等，伤寒、温湿忌食油腻厚味，痰湿阻滞、消化不良、泄泻、腹痛忌食生冷食物等。

中医古代文献中，还有不少关于中药相互之间或同食物之间相克的记载，被列为中药配伍禁忌。如常山忌葱；地黄、何首乌忌葱、蒜、萝卜；鳖甲忌苋菜；甘草忌鲢鱼；薄荷忌鳖鱼；茯苓忌醋；鸡肉忌黄鳝；蜂蜜忌生葱、豆腐；天冬忌鲤鱼；荆芥忌鱼、蟹、河豚、驴肉；白术忌大蒜、桃、李等。另外，由于疾病的关系，在服药期间，凡属生冷、油腻、腥臭等不易消化或有特殊刺激性的食物，都应忌口。

11. 中药汤内沉淀物能不能喝 煎好的中药汤剂盛在碗或瓶里，其底部常有泥糊状的沉淀物。这些沉淀物能不能喝？喝了怕有害，扔了怕浪费，是患者常有的疑虑。

中药汤剂的沉淀物是喝还是扔，是由汤剂中药物成分决定的。以黄连与甘草共煎为例：黄连的主要有效成分为小檗碱、甲基黄连碱等多种生物碱，而甘草的主要有效成分为甘草酸、甘草次酸等酸性成分。这两类成分的水中溶解度都较大，故用水煎煮时都能够很容易地从中药饮片中溶出。当两种药共煎时，各自进入水中的小檗碱和甘草酸，则有可能结合，形成水中溶解度较小的盐或复合物，以微细颗粒状固体悬浮于煎液中，使煎液变混浊，如果将此煎液放置，则可能沉淀到碗底，形成泥糊状物。黄连与甘草用水共同煎煮，如果甘草用量较大，所得汤液放置澄清，则上清液可以达到不苦，但抑菌效果大大降低。这表明，具有抑菌作用且味又极苦的小檗碱，被沉淀到碗底，即在泥糊样物中了。可见，如果将含有黄连和甘草的处方共煎时，所得汤液在碗中放置后，碗底沉淀的泥糊状物，若弃之不用，显然会影响药效。正确的做法，应是再往泥糊状沉淀物中加点水并搅拌，将此混浊液再服完。

到目前为止，还不能完全阐明哪些药物间所形成的难溶于水的物质，是有效还是无效，为了确保药效起见，还是不要将泥糊状物弃掉，尽可能服入为宜。虽然古代医家尚不知哪些化合物可能产生水中难溶解的物质，或者说尚不明了共煎中可能产生沉淀物的道理，但在临床实践中，人们却已注意到，不能轻易除去所产生的沉淀物。为此所采取的办法，是用有较粗网眼的滤器过滤药液，目的就是让沉淀物进入药液供服用。在今天，此法仍然沿用，即仅用一层粗纱布或网布过滤。总之，喝中药汤剂，虽然较混浊，但有其作用，切勿图好服而将中药汤液的"混底"轻易滤出或丢弃，煎出的汤剂全喝为好。

12. 如何处理服汤药导致的呕吐

(1) 鲜生姜 15 克，煨后煎服，然后再服汤药。

(2) 在汤药中加一定量的鲜姜汁同服。

(3) 服汤药后，舌下含服生姜汁，直到无恶心之感。

(4) 灶心土 20 克，煎汤后加入汤药中同服。

(5) 代赭石 10 克，煎汤后加入汤药中同服。

(6) 少量多次法：汤药温度要凉温适宜，应在 25℃左右。服时可先服一小匙，隔一段时间后再服第 2 匙并加量，直到不吐为止。

13. 中药不宜隔夜 有些人煎煮中药，喜欢把药液分成几次吃，当天服不完，就留到次日服。从专业角度来看，这种做法是不妥的。

中药里含有淀粉、糖类、蛋白质、维生素、挥发油、氨基酸和各种酶、微量元素等多种成分，煎煮时这些成分大部分溶解在汤药汁里。一般服法是趁温热时先服一半，4～6小时后再服一半。如果过夜服用或存放过久，不但药效降低，而且会因空气、温度、时间和细菌污染等因素的影响，使药液中的酶分解减效，细菌繁殖滋生，淀粉、糖类营养等成分发酵水解，以致药液发馊变质，服用后对人体健康不利。